Orthopädische Schmerztherapie

Orthopädische Schmerztherapie

Jürgen Krämer und Christian G. Nentwig

Unter Mitarbeit von
Stephan Bade, Heinz Laubenthal, Ulrike Theodoridis,
Klaus Wolber, Walter Zieglgänsberger

148 Einzelabbildungen, 57 Tabellen

Enke Stuttgart 1999

Prof. Dr. med. JÜRGEN KRÄMER
Prof. Dr. rer. nat. CHRISTIAN G. NENTWIG
Orthopädische Universitätsklinik
St. Josef-Hospital
Gudrunstraße 56, D-44791 Bochum

Mitarbeiter:

Dr. rer. nat. STEPHAN BADE
Apotheker
Mittelstraße 2, D-40721 Hilden

Prof. Dr. med. HEINZ LAUBENTHAL
Direktor der Universitätsklinik für Anästhesiologie
im St. Josef-Hospital
Ruhr-Universität Bochum
Gudrunstraße 56, D-44791 Bochum

Dr. med. ULRIKE THEODORIDIS
Neurologische Universitätsklinik im St. Josef-Hospital
Ruhr-Universität Bochum
Gudrunstraße 56, D-44791 Bochum

Dr. med. KLAUS WOLBER
Facharzt für Orthopädie
Marienplatz 79–81, D-88212 Ravensburg

Prof. Dr. med. WALTER ZIEGLGÄNSBERGER
Max-Planck-Institut für Psychiatrie
Klinisches Institut
Kraepelinstraße 10, D-80804 München

Die Deutsche Bibliothek – CIP-Einheitsaufnahme

Krämer, Jürgen:
Orthopädische Schmerztherapie / Jürgen Krämer und Christian G. Nentwig. Unter Mitarb. von Stephan Bade ... – Stuttgart : Enke, 1999
ISBN 3-13-117981-3

Wichtiger Hinweis:

Wie jede Wissenschaft ist die Medizin ständigen Entwicklungen unterworfen. Forschung und klinische Erfahrung erweitern unsere Erkenntnisse, insbesondere was Behandlung und medikamentöse Therapie anbelangt. Soweit in diesem Werk eine Dosierung oder eine Applikation erwähnt wird, darf der Leser zwar darauf vertrauen, daß Autoren, Herausgeber und Verlag große Sorgfalt darauf verwandt haben, daß diese Angabe dem *Wissensstand bei Fertigstellung des Werkes* entspricht. Für den Inhalt der einzelnen Artikel sind die jeweiligen Autoren verantwortlich.

Für Angaben über Dosierungsanweisungen und Applikationsformen kann vom Verlag jedoch keine Gewähr übernommen werden. *Jeder Benutzer ist angehalten,* durch sorgfältige Prüfung der Beipackzettel der verwendeten Präparate und gegebenenfalls durch Konsultation eines Spezialisten festzustellen, ob die dort gegebene Empfehlung für Dosierungen oder die Beachtung von Kontraindikationen gegenüber der Angabe in diesem Buch abweicht. Eine solche Prüfung ist besonders wichtig bei selten verwendeten Präparaten oder solchen, die neu auf den Markt gebracht worden sind. *Jede Dosierung oder Applikation erfolgt auf eigene Gefahr des Benutzers.* Autoren und Verlag appellieren an jeden Benutzer, ihm etwa auffallende Ungenauigkeiten dem Verlag mitzuteilen.

Geschützte Warennamen (Warenzeichen®) werden *nicht* immer besonders kenntlich gemacht. Aus dem Fehlen eines solchen Hinweises kann also nicht geschlossen werden, daß es sich um einen freien Warennamen handele.

Satz: Photocomposition Jung, F-67420 Diespach/Plaine
Filmsatz: 3,50/4,07 TimesTen, TypoScript
Druck: Druckhaus Götz GmbH, D-71636 Ludwigsburg

Umschlaggestaltung: Schlotterer & Partner, D-80469 München
Zeichnungen: Livia Scholz-Breznay, D-72810 Gomaringen und
Dr. med. Katja Dalkowski, D-91054 Buckenhof

5 4 3 2 1

Vorwort

Chronische Schmerzen sind weit verbreitet: Epidemiologische Schätzungen ergeben, daß in Deutschland zwischen 5 und 10% der Bevölkerung, d. h. 4–8 Mill. Bundesbürger, unter dauerhaften Schmerzen leiden. Fast die Hälfte dieser Beschwerden betrifft die Stütz- und Bewegungsorgane.

Diese Lage beschreibt auch ein ökonomisches Problem: Für die Volkswirtschaft entstehen als Folge dieser chronischer Schmerzen erhebliche Kosten durch die Inanspruchnahme des Gesundheitssystemes und durch die Anzahl ausgefallener Arbeitstage. Für die Bundesrepublik Deutschland liegen die Schätzungen bei einem Verlust von ca. 40 Milliarden DM jährlich.

Diese Zahlen sagen noch nichts aus über die massive Einschränkung der Lebensqualität und das erhebliche persönliche Leiden der betroffenen Patienten. Der schmerzbedingte Verzicht auf soziale, kulturelle und körperliche Aktivitäten bewirkt häufig eine einschneidende Verminderung der Lebensqualität und Lebenszufriedenheit. Die durch Dauerschmerzen hervorgerufene Verminderung der Lebensfreude führt nicht selten zum Suizid.

Für die Ursachenforschung, die Diagnostik und die Behandlung chronischer Schmerzen ist eine Zusammenarbeit verschiedener Disziplinen notwendig. An der Orthopädischen Universitätsklinik im St. Josef-Hospital in Bochum wurde auch aus diesem Grund vor einigen Jahren eine Abteilung für Verhaltensmedizin und Gesundheitspsychologie eingerichtet, die das Erleben und Verhalten von Patienten mit chronischen Beschwerden der Stütz- und Bewegungsorgane erforscht und psychologisch begründete Maßnahmen der Prävention, Behandlung und Rehabilitation durchführt. Ein Schmerzbewältigungsprogramm ist täglicher Bestandteil der stationären Orthopädischen Schmerztherapie.

Die im St. Josef-Hospital zusammengeführten Universitätskliniken für Anästhesie, Neurologie und Orthopädie, einschließlich der psychologisch-verhaltensmedizinischen Abteilung, führen regelmäßig interdisziplinäre Schmerzkonferenzen durch, um eine Optimierung der Zusammenarbeit bei der Versorgung chronischer Schmerzpatienten zu erzielen.

Die Erfahrungen aus dieser Einrichtung sind ebenso in die Gestaltung des Werkes eingeflossen wie die Kenntnisse, die aus der engen Zusammenarbeit mit in der Behandlung chronischer Schmerzen erprobter orthopädischen Praxen entstanden. Eine wichtige Rolle spielt in diesem Zusammenhang der Umgang mit Arzneistoffen und die Information von Ärzten und Patienten über deren Risiken und Nebenwirkungen.

Wir danken allen Experten dafür, daß sie uns bei der Gestaltung des Buches korrigiert und beraten haben.

Bochum, März 1999

Jürgen Krämer
Christian G. Nentwig

Inhalt

I. Allgemeiner Teil

1 Grundlagen

1.1 Einleitung: Spezielle Schmerztherapie

Der 99. Ärztetag hat 1996 die Zusatzbezeichnung **„Spezielle Schmerztherapie"** in die Weiterbildungsordnung eingeführt. Danach umfaßt die spezielle Schmerztherapie die gebietsbezogene Diagnostik und Therapie chronisch schmerzkranker Patienten, bei denen der Schmerz seine Leit- und Warnfunktion verloren und einen selbständigen Krankheitswert erlangt hat.

Zum Erwerb der Zusatzbezeichnung „Spezielle Schmerztherapie" ist neben einer 12monatigen ganztägigen Weiterbildung an einer Weiterbildungsstätte auch die Absolvierung eines interdisziplinären Kurses von 80 Stunden Theorie erforderlich. Lehr- und Lerninhalte für den theoretischen Weiterbildungskurs zur Zusatzbezeichnung „Spezielle Schmerztherapie" sind nach den Richtlinien zur Weiterbildungsordnung im Kursbuch „Spezielle Schmerztherapie" der Bundesärztekammer in Zusammenarbeit mit der Deutschen interdisziplinären Vereinigung für Schmerztherapie (DIVS) zusammengefaßt (Kursbuch Spezielle Schmerztherapie, 1997).

Entsprechend der Bedeutung und Häufigkeit von chronischen Schmerzen im Bereich der Stütz- und Bewegungsorgane nehmen im Kursbuch Rückenschmerzen und Schmerzen am Bewegungsapparat mit ihren verschiedenen Behandlungsmethoden in der Blockadetherapie, Physiotherapie einen breiten Raum ein. Psychologische Aspekte der Schmerztherapie sind dabei von besonderer Bedeutung.

Neben den gebietsbezogenen Kenntnissen zur Schmerztherapie im eigenen Fachbereich sollte der Schmerztherapeut auch über fachübergreifende Kenntnisse der Diagnose, Therapie und Prävention chronischer Schmerzen verfügen. Dazu gehören in erster Linie die verhaltensmedizinischen Grundlagen, die neuen Erkenntnisse zum Schmerzgedächtnis und zur Neuroplastizität, Mechanismen der Chronifizierung und die psychologischen Aspekte in der ärztlichen Anamnese und Diagnostik. Auch Kenntnisse der pharmakologischen Grundlagen der Analgetika mit ihren Nebenwirkungen sind für Schmerztherapeuten aller Fachgebiete unerläßlich.

Mit der Spezialausbildung soll gewährleistet sein, daß Patienten mit chronischen Schmerzen rechtzeitig eine sachgerechte Beratung und individuelle Therapie erhalten und somit einer weiteren Chronifizierung der Schmerzen entgegengewirkt wird (Kursbuch Spezielle Schmerztherapie, 1997).

1.2 Definitionen: Was ist orthopädische Schmerztherapie?

Orthopädie ist die Medizin der Stütz- und Bewegungsorgane (Orthopädie Memorandum, 1998).

Die Medizin der Stütz- und Bewegungsorgane beinhaltet die Erkrankungen und Verletzungen der Knochen, Bänder, Muskeln und Gelenke in allen Lebensabschnitten. In der offiziellen Definition der Weiterbildungsordnung zum Facharzt für Orthopädie heißt es genauer:

„Orthopädie umfaßt die Erkennung, Behandlung, Vorbeugung und Rehabilitation von angeborenen sowie erworbenen Formveränderungen und Funktionsstörungen, Erkrankungen und Verletzungen der Stütz- und Bewegungsorgane."

Das Spektrum der Orthopädischen Medizin reicht von Fehlbildungen der Wirbelsäule und Gliedmaßen über entzündliche Knochen- und Gelenkerkrankungen, Kinderorthopädie, orthopädische Onkologie, Rehabilitationsmedizin und technische Orthopädie bis zu Verletzungen und Verschleißschäden der Stütz- und Bewegungsorgane, einschließlich der sie begleitenden Schmerzzustände.

Wesentliche Abschnitte der konservativen Orthopädie betreffen die Schmerzbehandlung und

Wiederherstellung von Form- und Funktionsstörungen der Stütz- und Bewegungsorgane mit Verbänden, physikalischer Therapie, Chirotherapie, systemischer medikamentöser Therapie, lokalen Injektionen, Krankengymnastik sowie orthopädischen Hilfsmitteln (Orthopädie Memorandum, 1998).

Schmerz ist ein unangenehmes Sinnes- und Gefühlserlebnis (*Schmidt* und *Thews*, 1995).

Auf eine weitergehende Definition des Terminus Schmerz hat sich die International Association for the Study of Pain geeinigt; sie definiert den Schmerz als „ein unangenehmes Sinnes- und Gefühlserlebnis, das mit aktueller oder potentieller Gewebeschädigung verknüpft ist oder mit Begriffen einer solchen Schädigung beschrieben wird" (IASP, 1979).

Die Definition unterscheidet damit den Schmerz von anderen unangenehmen Empfindungen durch den Bezug zur körperlichen Schädigung. Durch den letzten Halbsatz wird auch der Schmerz berücksichtigt, für den zunächst keine Gewebeschädigung nachgewiesen werden kann. Diese Ergänzung ist besonders wichtig für einen Teil der Schmerzen, die als chronisch bezeichnet werden.

Weitere Empfindungsstörungen mit möglicher Warnfunktionen im Bereich der Stütz- und Bewegungsorgane sind z. B.:

- Hypästhesie: Herabgesetzte Berührungsempfindlichkeit
- Anästhesie: Keine Berührungsempfindlichkeit
- Dysästhesie/Parästhesie: Abnorme Empfindungen als sog. Ameisenkribbeln, Kribbelparästhesie oder Pelzigsein
- Hyperästhesie: Überempfindlichkeit auf Berührungsreize
- Hyperalgesie: gesteigerte Schmerzempfindlichkeit

Diese Empfindungsstörungen treten im Bereich der Stütz- und Bewegungsorgane mit und ohne Schmerzen auf, z. B. bei Nervenwurzelsyndromen, peripheren Nervenläsionen und in der Umgebung von Operationswunden. Häufig sind lokale Taubheitsgefühle und Empfindungsstörungen Residuen abgelaufener Nervenkompressionen. Mitunter kommt ihnen eine Alarmfunktion zu wie z. B. die Reithosenanästhesie beim Kaudasyndrom.

Nicht nur nach der Dauer unterscheidet man akute und chronische Schmerzen.

Akute Schmerzen im Bereich der Stütz- und Bewegungsorgane treten nach akuten Ereignissen auf, wie z. B. Gelenkkapseldehnung, Muskelriß oder Bandscheibenvorfall.

Der akute Schmerz setzt plötzlich ein und löst im Sinne der Warnfunktion eine sofortige Gegenreaktion aus, in der Regel eine Schonhaltung mit Muskelanspannung, um der Schmerzursache entgegen zu wirken.

Von **chronischen Schmerzsyndrom oder Chronizität von Schmerzen** der Stütz- und Bewegungsorgane spricht man, wenn der Schmerz ununterbrochen oder intermittierend über mehr als 3 Monate anhält. Typisch sind Arthroseschmerzen mit andauernder Gelenkkapselreizung oder Schulterschmerzen im Rahmen einer PHS (SAS) (s. S. 178f.), die monatelang anhalten und besonders nachts auftreten, wenn der Patient auf der betroffenen Schulter liegt.

Die größte Gruppe bilden chronisch rezidivierende Wirbelsäulensyndrome mit und ohne Ausstrahlung in die Extremitäten. Der Weg vom akuten zum chronischen Schmerz ist fließend und wird als Chronifizierung bezeichnet.

Chronifizierung

Akuter Schmerz → chronischer Schmerz

Chronifizierung von Schmerzen der Stütz- und Bewegungsorgane bedeutet: Übergang vom akutem zum chronischen Schmerz, wenn das Schmerzgeschehen mehr als 3 Monate anhält, seine Warnfunktion verloren hat und zunehmend psychologische Begleiterscheinungen mit veränderter Schmerzwahrnehmung und Schmerzverarbeitung aufweist. Die Beziehung zwischen der Intensität des Schmerzreizes (z. B. Gewebeläsion) und der Schmerzreaktion geht verloren.

Das Ausmaß der Chronifizierung wird bestimmt durch

- Schmerzdauer
- Schmerzausbreitung
- Ansprechen auf Medikamente
- Arzt-Patientenverhältnis
- Veränderungen im Erleben und Verhalten

Beispiel:
Eine chronifizierende Lumboischialgie dauert über mehrere Monate, wechselt laufend das Schmerz- und Ausstrahlungsmuster im Bein, braucht zur Schmerzlinderung immer stärkere Medikamente und führt zum Arztwechsel.

Von einem **chronischen Schmerzsyndrom** spricht man, wenn das Schmerzgeschehen weitgehend losgelöst von der schmerzauslösenden Ursache zum eigenständigen Krankheitsbild wird.

Begleiterscheinungen wie muskuläre Verspannungen, Fehlhaltungen und psychogene Reaktionen treten damit in den Vordergrund. Mitunter bleiben sie als selbständiges Krankheitsbild bestehen, selbst wenn die schmerzauslösende Ursache keine Rolle mehr spielt.

Das chronische Schmerzsyndrom wird auch als **„Schmerzkrankheit"** bezeichnet (u.a. *Eggle*, 1996; *Adler*, 1989) um zu verdeutlichen, daß der Schmerz selbst hier zu einem Krankheitsgeschehen geworden ist. Ein Nachteil des Gebrauchs dieses Terminus liegt darin, daß mit der Bezeichnung „Krankheit" häufig für den Patienten der Eindruck entsteht, er sei dem Krankheitsgeschehen hilflos ausgeliefert. Genau diese Interpretation des Schmerzgeschehens ist jedoch beim chronischen Schmerzsyndrom schädlich; umgekehrt muß der Patient gerade in aktiven Kontrollmöglichkeiten trainiert werden.

Beispiel für ein chronisches Schmerzsyndrom:
Die chronische lumbale Nervenwurzelirritation durch einen Bandscheibenvorfall oder durch eine laterale Spinalkanalstenose. Selbst wenn das Hindernis z. B. operativ beseitigt ist, besteht die Symptomatik weiter: Das Nervensystem hat den Schmerz gelernt (siehe Kapitel 1.6.2).

Orthopädische Schmerztherapie bedeutet: Behandlung von akuten und chronischen Schmerzen der Stütz- und Bewegungsorgane unter besonderer Berücksichtigung der Schmerzchronifizierung.

Mittel, die Orthopäden zur Therapie der unterschiedlichen Schmerzzustände einsetzen, sind neben den in der allgemeinen Schmerztherapie üblichen Analgetika, orthopädiespezifische Maßnahmen wie:

- Physiotherapie (Krankengymnastik)
- lokale Injektionen
- manuelle Therapie
- physikalische Therapie
- orthopädietechnische Hilfsmittel
- Operationen
- Bewegungsprogramme

Die orthopädische Schmerztherapie setzt nach dem schädigenden Ereignis direkt oder indirekt am somatischen Schmerzausgangspunkt an und soll die Chronifizierung des Schmerzgeschehens verhindern. Der Ablauf akuter Schmerz → Chronifizierung → chronischer Schmerz → chronisches Schmerzsyndrom wird schon in der Anfangsphase unterbrochen. Wenn die Unterbrechung nicht gelingt oder zu spät einsetzt, müssen bei der Therapie zunehmend psychologische Komponenten berücksichtigt werden.

Bei chronischen Schmerzen, beim chronischen Schmerzsyndrom und bei somatisierten psychogenen Störungen sind von Anfang an Psychologe und Orthopädie gleichermaßen gefordert. Rein psychogene Störungen erfordern primär den Einsatz des Psychologen. Parallel dazu schließt der Orthopäde organische Primärerkrankungen aus und achtet auf ggf. sekundär aufgetretene Funktionsstörungen.

1.3 Epidemiologie: wie häufig sind schmerzhafte Erkrankungen im Bereich der Stütz- und Bewegungsorgane?

Häufigste Ersterkrankung

Die erste ernsthafte Erkrankung im Leben eines erwachsenen Menschen, die ärztliche Hilfe erforderlich macht, betrifft in der Regel die Stütz- und Bewegungsorgane. Dazu zählen bandscheibenbedingte Erkrankungen wie Hexenschuß und Ischias, Folgen von Verletzungen, insbesondere am Knie und Fuß sowie erstmalig auftretende Symptome im Sinne einer beginnenden Arthrose (Orthopädie Memorandum, 1998).

Jährlich kommt es in Deutschland zu 1,1 Mio. Sportunfällen, die ärztlich versorgt werden müssen (*Gläser*, Bundesanstalt für Arbeitsschutz, 1995). Bei den orthopädischen Ersterkrankungen sind Wirbelsäule und Kniegelenk am häufigsten betroffen. Das Durchschnittsalter dieser Patienten liegt bei 22,8 Jahren (*Ludwig*, 1998). Aus der akuten Ersterkrankung entwickelt sich häufig ein chronisches Schmerzleiden, wenn der Chronifizierungsprozeß nicht konsequent unterbrochen wird.

Die volkswirtschaftliche Bedeutung orthopädischer Erkrankungen geht aus den relativen Häufigkeiten und ständigen Zunahmen von Wirbelsäulen- und Gelenkerkrankungen, Sportschäden, Osteoporosen und Rheumaerkrankungen in den Statistiken der Kranken- und Rentenversicherungsträgern hervor (Orthopädie Memorandum, 1998).

Schmerzhafte, degenerative Erkrankungen der Stütz- und Bewegungsorgane sind eine Volkskrankheit.

Die Vorrangigkeit orthopädischer Leiden spiegelt sich auch in der Statistik der Arbeitsunfähigkeitstage wieder: Die meisten werden durch Skelett- und Muskelerkrankungen verursacht (Statistisches Jahrbuch, 1996). Das Durchschnittsalter der Patienten mit den häufigsten Arbeitsunfähigkeitstagen wegen Erkrankungen des Muskel- und Skelettsystems liegt bei 41 Jahren.

Nach dem statistischen Jahrbuch überwiegen schmerzhafte orthopädische Erkrankungen, auch als Ursache der Rentengewährung beim Zugang wegen Renten- und Berufsunfähigkeit.

Unter den chronischen schmerzhaften Erkrankungen sind die degenerativen Leiden der Wirbelsäule und Gelenke nicht nur am häufigsten vertreten, sie nehmen auch überproportional zu. Mit dem Älterwerden des Menschen vermindert sich die Belastbarkeit seiner Stütz- und Bewegungsorgane. Es resultieren eingeschränkte Geh- und Stehfähigkeit, bis hin zur Dekompensation, gleichbedeutend mit Rollstuhl oder Bettlägerigkeit. Schmerzhafte Erkrankungen der Stütz- und Bewegungsorgane sind wesentliche Mitursache für Aktivitätsbegrenzung und Pflegebedürftigkeit (Orthopädie Memorandum, 1998).

Bei den Krankheiten und Behinderungen, die für die Feststellung von Pflegebedürftigkeit nach der neuen Pflegeversicherung anerkannt sind (§ 14 Abs. 2 SGB) werden chronische Schmerzkrankheiten der Stütz- und Bewegungsorgane zuerst genannt.

Häufigkeit chronischer Schmerzen

Wenn Patienten mit ihren Problemen an den Stütz- und Bewegungsorganen erstmalig den Arzt aufsuchen, zeitweilig arbeitsunfähig sind oder einen vorzeitigen Rentenantrag stellen, stehen eher die chronischen Schmerzen im Vordergrund. Funktionsbeeinträchtigungen, Deformierungen und Leistungseinbuße sind zweitrangig. An der Wirbelsäule ist es der Kreuzschmerz und nicht die mangelnde Rumpfbeugung, bei der Coxarthrose der Schmerz und nicht die Bewegungseinschränkung, welche den Patienten zum Arzt führen.

So gaben bei unserer Befragung 75,8 % der Patienten in orthopädischen Praxen an, den Arzt in erster Linie wegen Schmerzen aufgesucht zu haben. Eine entsprechende Befragung in Praxen anderer Fachdisziplinen ergab einen wesentlich geringeren Anteil primärer Schmerzpatienten (*Krämer*, 1996, ZfO).

Dementsprechend ist auch die Zusammensetzung der Patienten in den Schmerzambulanzen (*Hildebrand*, 1993).

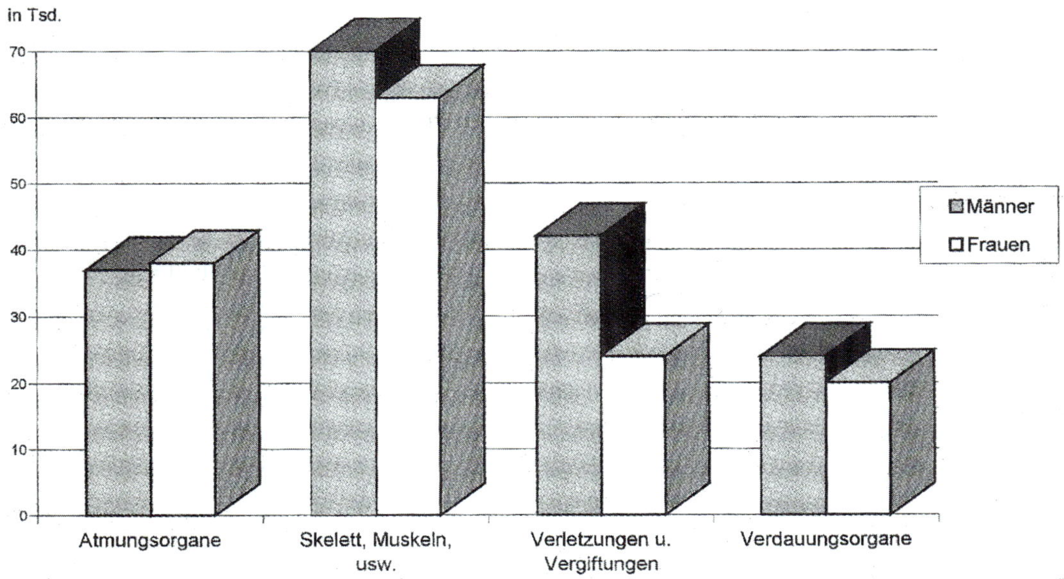

Abb. 1.1 AOK-BV Krankheitsartenstatistik. AU-Tage je 10.000 Pflichtmitglieder (ohne Rentner) nach Männer und Frauen (aus Orthopädie Memorandum 1998).

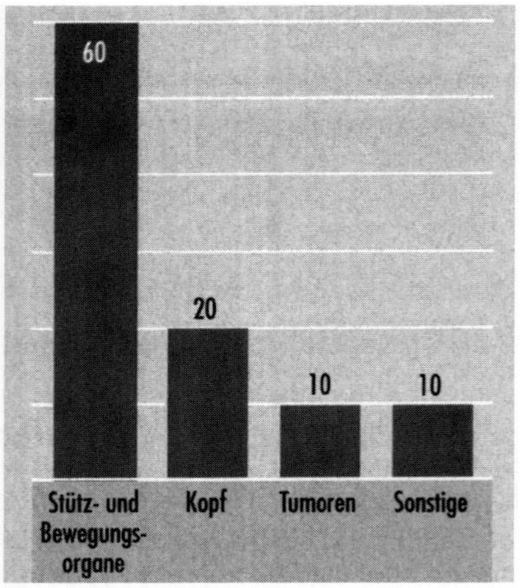

Abb. 1.2 Prozentuale Zusammensetzung der Erkrankungen, mit den Patienten die Schmerzambulanz aufsuchen (*Hildebrand*, 1993).

Wirbelsäule am häufigsten betroffen

Es gibt kaum einen Menschen, der nicht irgendwann im Laufe seines Lebens einmal an einem schmerzhaften Wirbelsäulensyndrom leidet.

Im frühen Erwachsenenalter sind es akute Kreuz- sowie Schulter-/Nackenschmerzen, die nur wenige Tage anhalten. Ein Arzt oder gar Facharzt wird in der Regel nicht sofort aufgesucht.

Jeder 3. Patient entwickelt chronisch-rezidivierende Schmerzen, die ärztliche Behandlung erfordern (*Krämer*, 1997).

Nur 0,25 % aller Patienten mit Kreuz- und Beinschmerzen durch Wurzelkompression müssen letztlich operiert werden (*Frymoyer*, 1992).

Der hohe Anteil von Wirbelsäulenerkrankungen in den Statistiken von Arbeitsunfähigkeit, Berentung, Krankenhausbehandlungen und vertragsärztlicher Behandlung geht auch aus Literaturangaben hervor: *Berger-Schmidt*, 1996; *Raspe*, 1993.

Statistische Erhebungen in Allgemeinpraxen, orthopädischen Praxen sowie orthopädischen Polikliniken haben ergeben, daß in allen Bereichen die Wirbelsäulensyndrome vorrangig sind (*Krämer*, 1997). Danach sucht jeder 10. Patient in der Allgemeinpraxis den Arzt wegen eines schmerzhaften Wirbelsäulensyndroms auf. In einer orthopädischen Poliklinik ist es jeder 3. und beim niedergelassenen Orthopäden sogar jeder 2. Patient. Unter den ambulant behandelten orthopädischen Leiden spielen die Schmerzerkrankungen der Wirbelsäule mit insgesamt 37,8 % eine dominierende Rolle. Wie häufig die einzelnen Extremitätenabschnitte Anlaß zu einer fachorthopädischen Behandlung geben, geht aus Abb. 1.3 hervor.

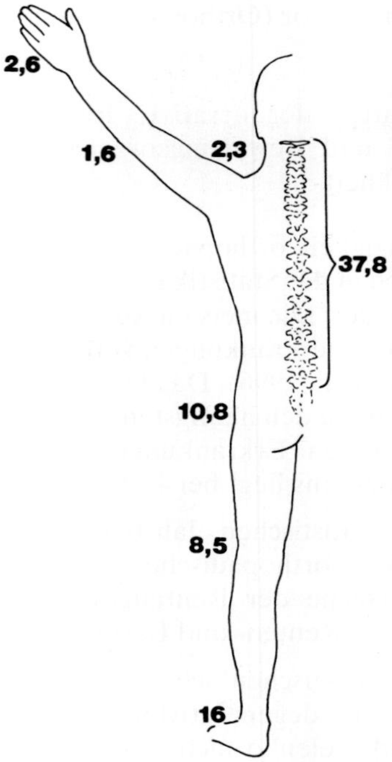

Abb. 1.3 Verteilung schmerzhafter Erkrankungen der Stütz- und Bewegungsorgane in orthopädischen Fachpraxen und Polikliniken (aus *Krämer*, 1997).

Die einzelnen Wirbelsäulenabschnitte sind unterschiedlich häufig von Schmerzsyndromen betroffen. Die Lumbalsyndrome überwiegen bei weitem mit 61,94 % vor den Cervicalsyndromen mit 36,1 %. Von der BWS gehen nur selten (1,96 %) Schmerzsyndrome als sog. Interkostalneuralgien aus. Männer sind von den Wirbelsäulensyndromen fast so häufig betroffen (47,2 %) wie Frauen (52,8 %). Bei den Cervicalsyndromen überwiegen die Frauen (60,6 %), bei den Lumbalsyndromen geringgradig die Männer (51,3 %). Bei den schweren Lumbalsyndromen mit radikulären Ausfällen, die eine stationäre Behandlung erfordern, überwiegen die Männer.

68 % der Patienten befinden sich zwischen dem 30. und 60. Lebensjahr, der Häufigkeitsgipfel liegt bei den 40–50jährigen Patienten. Frequenz und Intensität der schmerzhaften Wirbelsäulensyndrome nehmen nach dem 50. Lebensjahr ab (*Krämer*, 1997).

Bei den schmerzhaften degenerativen Erkrankungen der Extremitätengelenke beginnen die

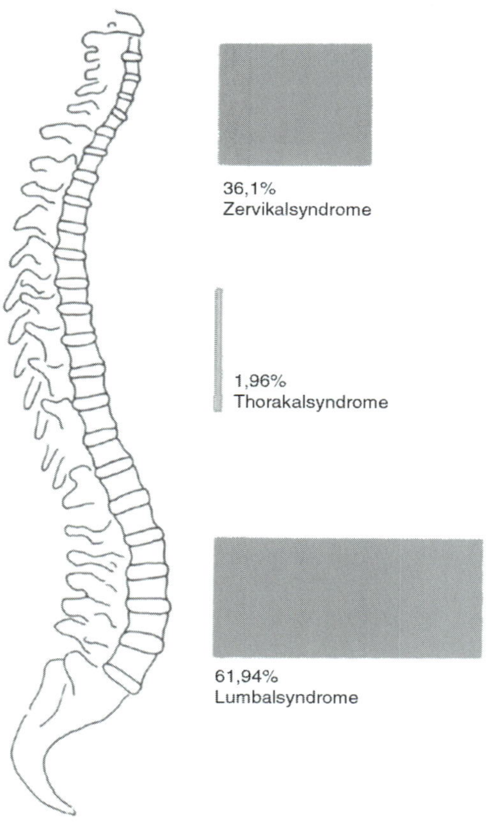

Abb. 1.4 Häufigkeit chronischer Schmerzen in den einzelnen Wirbelsäulenabschnitten bei ambulant behandelten Patienten (aus *Krämer*, 1997).

chronischen Schmerzen zwischen dem 50. und 60. Lebensjahr und nehmen dann ständig zu.

1.4 Physiologie der Nozizeption an Knochen, Muskeln, Sehnen und Gelenken

Von der Aktivierung der Nozizeptoren über die Weiterleitung nozizeptiver Impulse zur Schmerzwahrnehmung und den muskulären und vegetativen Reaktionen werden verschiedene Phasen durchlaufen. **Der Ablauf für das Schmerzgeschehen im Bereich der Stütz- und Bewegungsorgane ist spezifisch.** Schmerzen ausgehend von den Stütz- und Bewegungsorganen entstehen durch mechanisch entzündliche, thermische und chemische Reize, die auf Knochen, Muskeln, Sehnen und Gelenkkapseln einwirken. Wahrgenommen werden die schmerzverursachenden Reize im Großhirn. Auf spinaler Ebene erfolgt eine Schmerzreizverteilung u.a. auch auf das muskuläre System und auf das Vegetativum.

Die Physiologie der Nozizeption im Bereich der Stütz- und Bewegungsorgane geht davon aus, daß Schmerzen in der Peripherie des Muskel- und Skelettsystems ein in sich selbständiges Empfindungsspektrum aufweisen, mit einem weitgehend dafür spezialisierten nervösen Apparat.

Wenn ein adäquater, schmerzauslösender Reiz auf ein nicht vorgeschädigtes (sensibilisiertes, chronifiziertes) nozizeptives System trifft, ergibt sich der in Abb. 1.5 skizzierte Ablauf.

Noxe (schädigender Reiz), Nozizeptor und afferente Fasern bilden den Komplex der Schmerzentstehung. Die Verteilung erfolgt im Rückenmark auf den Cortex, auf das limbische System (Emotion), auf das Vorderhorn (Muskel- und Skelettsystem) und auf das vegetative Zentrum.

Zahlreiche Transmitter, Modulatoren und entsprechende Rezeptoren sind an nozizeptiven Vorgängen im zentralen Nervensystem beteiligt (*Schmidt*, 1997).

Das ursprüngliche Geschehen bei Erkrankungen der Stütz- und Bewegungsorgane findet in der Peripherie statt und dort findet sich auch der Ansatz für die orthopädische Schmerztherapie.

1.4.1 Die einzelnen Phasen der Schmerzentstehung

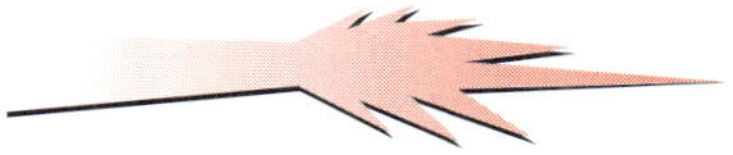

Noxen (1) als gewebeschädigende bzw. gewebebedrohende Reize aktivieren die Nozizeptoren der Knochen, Muskeln, Sehnen und Gelenkkapseln. Auf die Stütz- und Bewegungsorgane wirken in erster Linie mechanische, chemische und thermische exogene Noxen ein. Bei muskulären Reaktionen im Rahmen des Circulus vitiosus und auch bei dauerhaft psychischen Streßeinwirkungen ist der unmittelbare Auslöser unbekannt (**endogene Noxen**). Der Ablauf bis zur Schmerzwahrnehmung ist dann der gleiche.

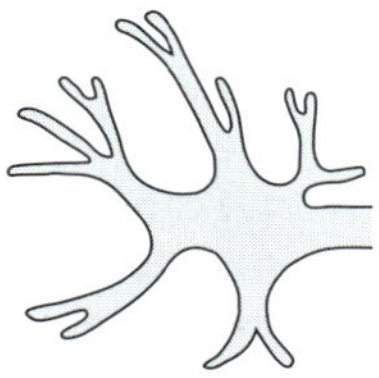

Nozizeptoren (2) sind meist unmyelisierende Nervenfasern (Schmerzrezeptoren), die aktiviert werden, wenn Noxen einwirken, d. h. sie haben eine Erregungsschwelle, die nur durch gewebeschädigende Reize überschritten wird. Die Ansprechbarkeit auf Noxen im Bereich der

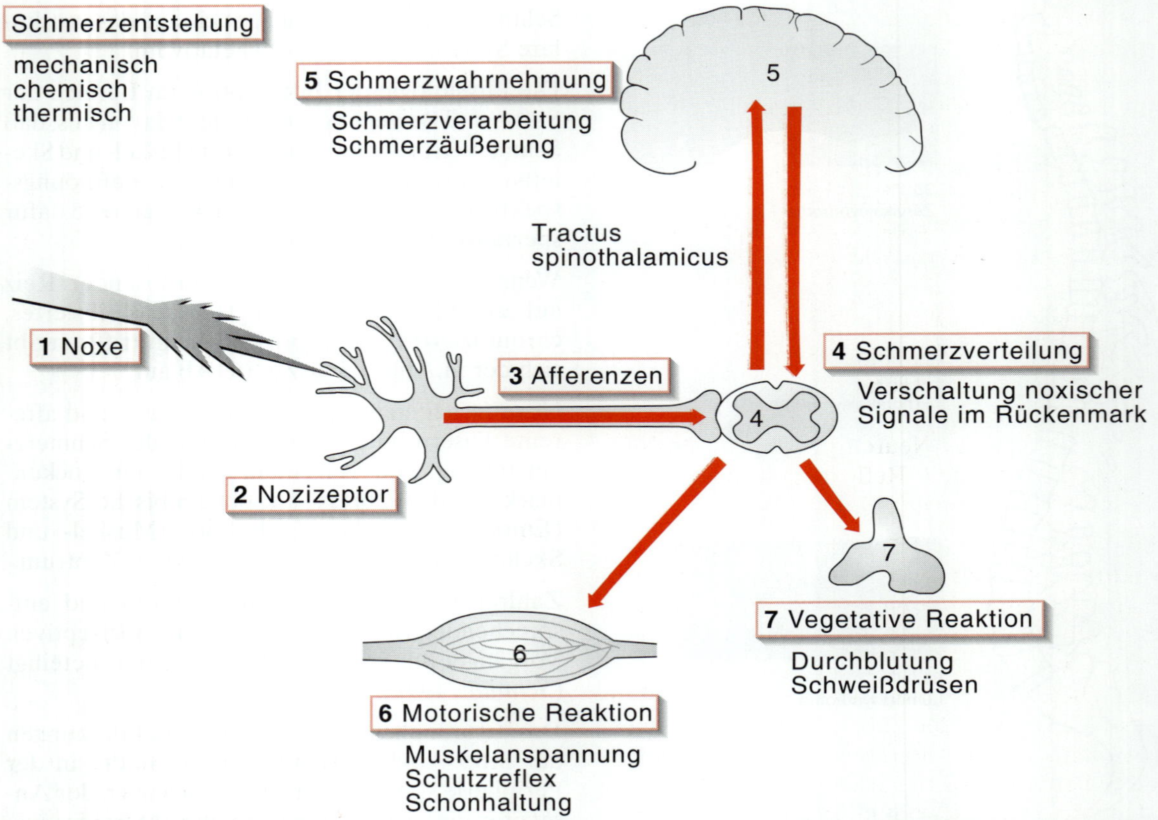

Abb. 1.5 Nozizeption und Schmerzverarbeitung an Knochen, Muskeln, Sehnen und Gelenken. Die Übergänge, z. B. Afferenzen – Rückenmark, sind symbolisch dargestellt.

Stütz- und Bewegungsorgane ist von der Nozizeptorendichte und deren Reizschwelle abhängig. Die Antwort (Impulsfrequenz) eines Nozizeptors steigt typischerweise mit zunehmender Intensität des noxischen Reizes bis zur Schädigung des Gewebes an (*Meßlinger*, 1997).

In Muskeln, Periost, Sehnen und Gelenkkapseln kommen vorwiegend polymodale Nozizeptoren vor, die auf mechanische, chemische und thermische Noxen reagieren.

Histologisch handelt es sich bei den Nozizeptoren der Stütz- und Bewegungsorgane meist um nicht korpuskuläre (freie) Nervenendigungen, die sich an kleine Blut- und Lymphgefäßen in Bindegewebsräumen und am Nerven selbst befinden als sog. Endoneurium (*Mense*, 1977).

Da Periost, Ligamente und Gelenkkapseln dicht mit Nozizeptoren versehen sind, stellen Schmerzzustände der Stütz- und Bewegungsorgane die zahlenmäßig stärkste Gruppe im somato-sensorischen System dar.

Bei diesen Strukturen, die zudem noch häufig verletzt und überlastet werden, sowie vorzeitig verschleißen, sind mit Schmerzen einhergehende orthopädische Erkrankungen insgesamt sehr häufig.

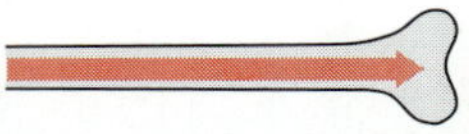

Afferente Fasern (3)
Von den Nozizeptoren wird der Schmerz über afferente Nervenfasern zum Rückenmark weitergeleitet. Die afferenten Axone sind dünn, im Vergleich zu den Hinterstrangafferenzen markhaltig (Aδ-Fasern) oder marklos (C-Fasern). Die afferenten Fasern der Eingeweide sind vergleichsweise überwiegend marklos.

1.4.2 Weiterleitung nozizeptiver Signale

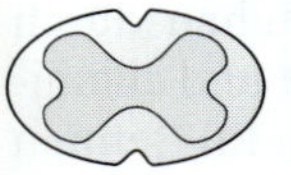

Rückenmark (4)
Die nozizeptiven Afferenzen (Aδ- und C-Fasern) bilden synaptische Kontakte an den Neuronen des Hinterhorns. Die Impulse führen an diesen Schaltstellen im Rückenmark zur Freisetzung

von erregenden Überträgersubstanzen, den Neurotransmittern, wie z. B. L-Glutamat und Substanz P. L-Glutamat gilt als der wichtigste Überträgerstoff im zentralen Nervensystem (*Zieglgänsberger*, 1993). Gemeinsam mit Neuropeptiden wie Substanz P vermittelt L-Glutamat die Erregungsübertragung dünner nozizeptiver Nervenfasern auf Nervenzellen, die Informationen vom Rückenmark weiterleiten. Die nozizeptiven Zuflüsse werden u.a. in folgende Richtungen vom Rückenmark weitergeleitet:

1. Über den Tractus spinothalamicus zu höher gelegenen Hirngebieten, (Limbisches System und Thalamus),
2. auf segmentale Neurone, die in motorische und in vegetative Reflexbögen eingebunden sind.

Die nozizeptiven Rückenmarkneurone, sog. multirezeptive Neurone, erhalten konvergenten Einstrom von mehreren Afferenzen aus demselben Organ oder aus verschiedenen Organen, z. B. Haut und Muskel, Haut und Viszeralorganen. Diese Organisation ist eine wesentliche Voraussetzung für den übertragenden Schmerz (*Schmidt*, 1997). Interneurone im Hinterhorn modulieren die Aktivität dieser multirezeptiven Neurone. Ihre Aktivität kann u.U. die Weiterleitung des nozizeptiven Signales reduzieren (Gate-Control-Theorie, s. S. 10).

1.4.3 Schmerzwahrnehmung

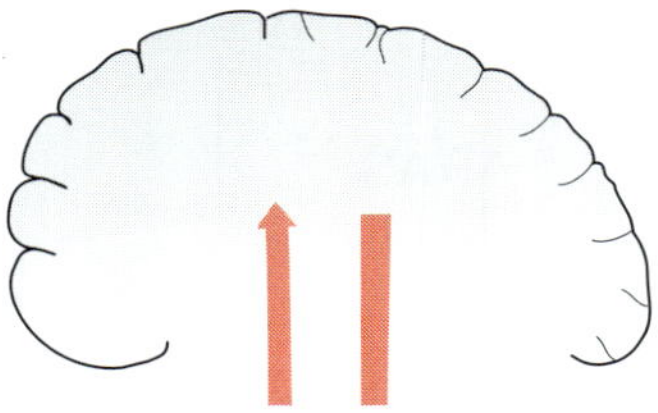

Cortex (5)
Die Schmerzimpulse werden über das aufsteigende Bahnsystem nach rostral weitergeleitet. Wahrnehmung und Verhalten bei Schmerz sind integrative Leistungen des zentralen Nervensystems. Teilaspekte des Schmerzgeschehens lassen sich einzelnen, zentralnervösen Strukturen zuordnen (*Zimmermann*, *Zieglgänsberger*, im Druck).

Im Hirnstamm werden die Schmerzinformationen in die Steuerung von Kreislauf und Atmung integriert. Dort finden sich auch absteigende Hemmungssysteme, die an der endogenen Schmerzkontrolle auf Rückenmarksebene mitwirken (*Zimmermann*, *Zieglgänsberger*, im Druck). Im ZNS sind ständig Hemmungssysteme in Aktion, die die Empfindlichkeit und Reaktionsbereitschaft regulieren. Die Aktivität dieser deszendenten und segmentalen hemmenden Systeme kann durch verschiedene schmerztherapeutische Maßnahmen verstärkt werden. Morphin aktiviert das endogene Hemmungssystems (*Zimmermann*, *Zieglgänsberger*, im Druck).

Die endogenen schmerzhemmenden Systeme sind aktivierbar durch elektrische Stimulation (TENS), Morphineinwirkungen, afferente Stimulation (Akupunktur) und psychische Einflüsse (Streß) und durch Bewegung (Sport und Gymnastik) (siehe Kapitel 6).

Schmerzreduktion durch Bewegung stellt ein besonderes Anliegen der orthopädischen Schmerztherapie dar.

1.4.4 Motorische Reaktion

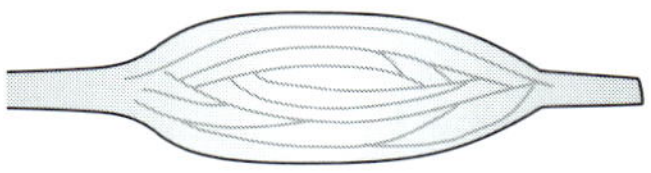

Muskel (6)
Noxische Reize führen zu motorischen Reflexen mit der Einnahme einer Schonhaltung und Schutzreflexen. Diese Aktionen sind meist primär mit einer Veränderung der Muskelspannung verbunden. Ein Teil dieser Reflexe ist spinal organisiert, andere sind über supraspinale Reflexbögen vermittelt (*Schmidt*, 1997).

Die Einnahme einer bestimmten Körperhaltung mit reflektorischer Anspannung bestimmter Muskelgruppen und Entspannung anderer Muskelgruppen stellt einen Schutzmechanismus des muskulo-skelettalen Systems dar und soll die Auswirkung von Noxen auf die Nozizeptoren verhindern. D.h. es ist im Rahmen der orthopädischen Schmerztherapie bei akuten Schmerzen durchaus sinnvoll, Fehlhaltungen und Muskelspannungen vorübergehend für einige Tage zu belassen, bis der Noxeneinstrom abgebrochen ist und sich die Nozizeptoren wieder beruhigt haben.

1.4.5 Vegetative Reaktion

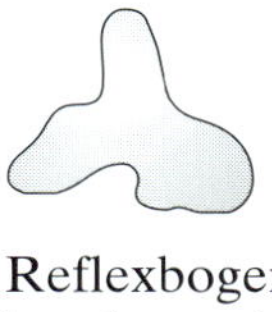

Vegetativum (7)
Die vegetative Reaktion auf einen noxischen Reiz an Knochen, Muskeln, Sehnen und Gelenken ist in einen spinalen Reflexbogen eingebunden. Noxischer Einstrom hat je nach seinem Ursprung unterschiedliche Wirkungen auf das Vegetativum. Im Bereich der Stütz- und Bewegungsorgane sind es in erster Linie reflektorische Durchblutungssteigerungen

oder -minderungen, die u.a. auch durch die parallel verlaufende Muskelkontraktion bzw. -kontraktur verursacht werden. Die physiologische Muskelpumpe wird beeinflußt. Je nach Mitbeteiligung des Vegetativums entstehen auch Temperaturunterschiede der Haut, Feuchtigkeitsunterschiede durch Schweißdrüsenbeeinflussung sowie Empfindungsstörungen.

1.5 Psychologie der Nozizeption

In der psychologischen Beschreibung des Schmerzerlebens und Schmerzverhaltens werden drei Ebenen unterschieden:

A die psychophysiologische Ebene
B die motorische Ebene
C die subjektive Ebene

A: Die psychophysiologische Ebene

Die psychophysiologische Ebene besteht aus den physiologischen Prozessen der Nozizeption. Sie beginnt mit der Erregung der Nozizeptoren bzw. nozizeptiven Neurone und beinhaltet die Vorgänge der nozizeptiven Afferenz von der Peripherie über die Modulation im Hinterhorn des Rückenmarks, die Weiterleitung in aufsteigenden Bahnen über die Verschaltungen im Thalamus, die Verzweigungen in der Formatio reticularis und im limbischen System bis hin zur bewußten Schmerzwahrnehmung auf corticaler Ebene.

Hinterhorn des Rückenmarkes (4)
In der Substantia Gelatinosa wird das afferente nozizeptive Neuron synaptisch mit den aufsteigenden T-Bahnen verbunden. *Melzack* & *Wall* (1965) vermuten hier den von ihnen postulierten Gate-Control-Mechanismus, der u.a. eine Hemmung der nozizeptiven Aδ- und C-Afferenzen durch die Wirkung gleichzeitiger nicht-nozizeptive Afferenzen der Aγ-Neuronen. Das Prinzip der Modulation der Nozizeption durch nichtschmerzhafte Afferenzen hat sich nicht durchgehend bestätigen lassen (*Zimmermann*, 1984); dennoch kann dieser Mechanismus didaktisch anschaulich zur Begründung der Notwendigkeit von motorischer und sozialer Aktivität für chronische Schmerzpatienten eingesetzt werden.

Formatio Reticularis (5a)
Durch neuronale Verbindungen der nozizeptiven Afferenz mit dem aufsteigenden retikulären, aktivierenden System erhält die Schmerzwahrneh-

Psychophysiologie der Nozizeption

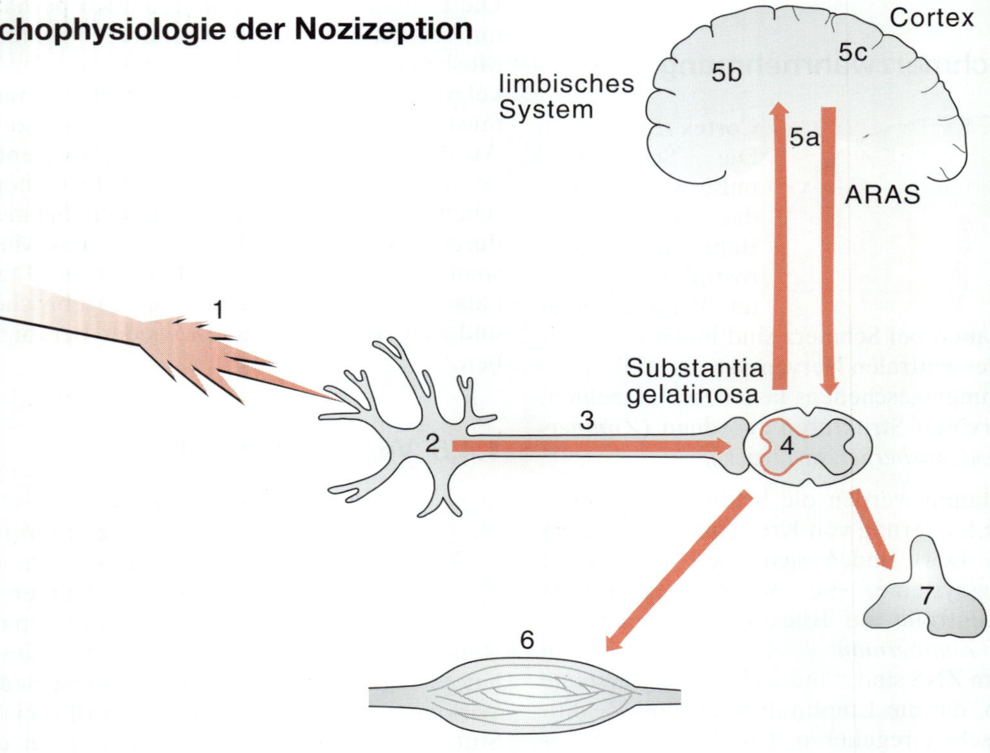

Abb. 1.6 Psychophysiologische Prozesse der Nozizeption.

mung eine steuernde Funktion für physiologische Aktivation, die psychologische Wachheits- und Aufmerksamkeitskontrolle. Dieser Prozeß bewirkt z. B. das Aufwecken durch schmerzhafte Stimulationen während des Schlafes.

Limbisches System (5b)
Bei der Vernetzung der nozizeptiven Afferenz mit Strukturen des limbischen Systemes erhält die Schmerzwahrnehmung einen Teil der emotionalen und motivationalen Komponente.

Cortex (5c)
Die Großhirnrinde ist der Ort der bewußten Wahrnehmung der nozizeptiven Afferenz: der somatosensorische Cortex. Auf corticaler Ebene findet auch die weitere kognitive Verarbeitung der Schmerzinformation statt. Die Interpretation und Bewertung des Schmerzes, Ursachenerklärungen und Erwartungen.

B: Die motorische Ebene

Die motorische Ebene besteht aus

- dem reflektorischen Zurückziehen eines Körperteiles von der Quelle der schmerzhaften Stimulation: die „nozifensive" Reaktion,
- Veränderungen der Körperhaltung (z. B. dem Einnehmen von Schonhaltungen),
- Veränderungen der Ausdrucksmotorik, wie etwa dem mimischen Ausdruck des Schmerzerlebens und
- einer Steigerung des gesamten Muskeltonus.

Diese Ebene der Schmerzreaktion kann erfaßt werden durch die Beobachtung des offenen Verhaltens und durch elektromyografische Messungen (EMG).

C: Die subjektive Ebene

Die subjektive Ebene besteht aus dem inneren Erleben des Schmerzes. Sie beinhaltet die Interpretation des Schmerzes, die Gedanken, Erwartungen, Vorstellungen und Gefühle, die mit dem Schmerzerleben einhergehen.

Ein Teil des subjektiven Schmerzerlebens kann direkt erfaßt werden durch die Beobachtung der verbalen Äußerungen und des Klageverhaltens des Betroffenen. Andere Teile des subjektiven Erlebens sind nur indirekt über Schmerzskalen und andere Papier/Bleistift-Verfahren meßbar (siehe auch Kap. Psychologische Schmerzdiagnostik, Seite 35ff.).

Innerhalb der subjektiven Ebene werden drei Dimensionen der erlebten Schmerzqualität, die relativ unabhängig voneinander variieren können, unterschieden:

- Sensorisch-diskriminative Komponente
  Sie bezieht auf die Lokalisation des Schmerzes und die Beschreibung der sensorischen Schmerzqualität, etwa als „pochend", „stechend" oder „ziehend".
- Emotional-affektive Komponente
  Diese Komponente entspricht dem gefühlsmäßigen Eindruck des Schmerzes und ist gekennzeichnet durch Adjektive wie „quälend" oder „grausam".
- Evaluative Komponente
  Diese Komponente entspricht der Interpretation und Bewertung des Schmerzerlebens auf der Grundlage vorangegangener Schmerzerfahrungen. Ein Schmerz vergleichbarer Intensität und Qualität kann durchaus unterschiedlich empfunden werden, abhängig davon wie der Schmerz bewertet wird.

Beispiel:
Der z.T. erhebliche Schmerzeindruck, der durch das Stoßen des Ellenbogens gegen einen harten Widerstand entsteht, wird aufgrund der Erfahrung, daß diese Schmerzempfindung nach kurzer Zeit von selbst aufhört, meist als relativ erträglich bewertet. Setzt der gleiche Schmerz überraschend im Bereich der LWS ein, so fehlt eine Basis für die Interpretation der Empfindung als harmlos und die Wahrnehmung des Schmerzes unterscheidet sich wesentlich.

Die evaluative Komponente wird mit Adjektiven beschrieben auf der Dimension zwischen „störend" und „unerträglich".

Wenn auch die drei Ebenen der Physiologie, der Motorik und des subjektiven Empfindens Aspekte ein und derselben Schmerzempfindung beschreiben, so ist doch der **Zusammenhang zwischen diesen Ebenen oft erstaunlich gering**.

So berichten einige Patienten verbal eine sehr hohe Schmerzintensität (subjektive Ebene), jedoch das mimische Ausdrucksverhalten und die Körperhaltung (motorische Ebene) wirken unauffällig.

Teilweise werden Schmerzen an Körperstellen berichtet (subjektive Ebene) und Bewegungseinschränkungen beobachtet (motorische Ebene), die bei der orthopädischen Untersuchung nicht zu objektivieren sind.

1.6 Chronifizierung der Schmerzen und Ansätze für die orthopädische Schmerztherapie

1.6.1 Unterscheidung zwischen akutem und chronischem Schmerz

Die Bezeichnungen „Chronifizierung" oder „Chronizität" legen die Vermutung nahe, daß sich der akute Schmerz vom chronischen vor allem durch seine **zeitliche Dauer** unterscheidet. Tatsächlich jedoch ist die zeitliche Dimension nur eines der Unterscheidungskriterien, und keineswegs das wichtigste. Im Verlauf des Prozesses der Chronifizierung wandeln sich **Schmerzerleben** und **Schmerzverhalten** zu einer grundsätzlich anderen Qualität.

Während der akute Schmerz vor allem durch seine Alarmfunktion gekennzeichnet ist, die vor zusätzlich schädigenden Aktivitäten warnt und den Heilungsprozeß ermöglichen oder erleichtern soll, hat der chronische Schmerz diese Funktion meist verloren. Statt dessen hat der chronische oft ganz andere Funktionen im Leben des Patienten übernommen. Er wird zu einem wichtigen Aspekt des Selbstbildes und bestimmt in vielfacher Weise die Lebensführung des Patienten von der Interaktion mit seinen Lebenspartnern bis hin zum Verhalten in berufsbezogenen Situationen und in der Freizeitgestaltung.

Abb. 1.7 veranschaulicht gegenüberstellend den vermuteten zeitlichen Verlauf von akutem und chronischem Schmerz.

Zeitlicher Verlauf

Der **akute Schmerz** beginnt mit dem Eintritt des Traumas und erreicht sein Maximum zeitgleich mit dem Moment der stärksten Gewebeschädigung. Parallel zum organischen Heilungsverlauf nimmt der akute Schmerz ab und verschwindet mit dem erfolgreichen Abschluß des Heilungsprozesses vollständig.

Demgegenüber entwickelt sich der **chronische Schmerz** gleichsam „im Schatten" des akuten Schmerzes, um sich dann relativ unabhängig von der organischen Rekonvaleszenz zu stabilisieren. Die Frage, ab wann etwa ein Rückenschmerz als chronisch bezeichnet werden muß, ist unterschiedlich beantwortet worden. Die Vorschläge für den notwendigen Zeitraum der Schmerzdauer gehen von sechs Monaten (*Flor & Turk*, 1984) über drei Monate („subakuter" Schmerz) bis hin zur Dauer von nur sechs Wochen (*Quebec Task Force*, 1987).

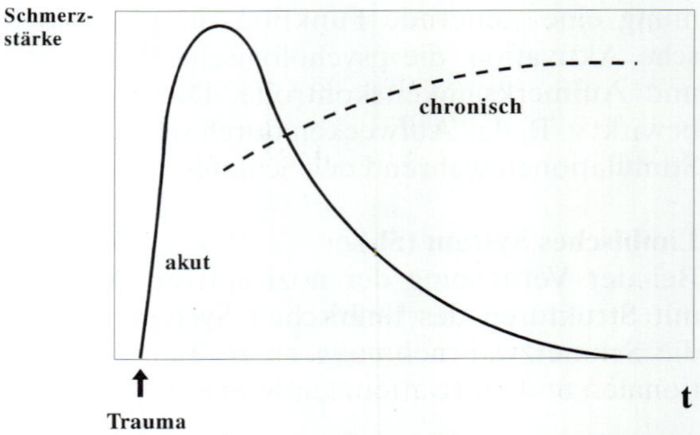

Abb. 1.7 Zeitlicher Verlauf von akutem und chronischem Schmerz.

Alarmfunktion

Der **akute Schmerz** setzt kurz vor oder unmittelbar mit der Gewebeschädigung ein. Er warnt vor weiteren schädigenden Einwirkungen. Nach eingetretener Schädigung signalisiert er die Notwendigkeit der Ruhigstellung oder Schonung des betroffenen Körperteiles, um so günstige Bedingungen für die Heilung herzustellen.

Der **chronische Schmerz** hat seine Warnfunktion verloren. Er bleibt trotz eingetretener organischer Rekonvaleszenz bestehen und scheint dem Patienten nach wie vor anzuzeigen, daß Ruhe und Schonung notwendig seien. Durch die so herbeigeführte Einschränkung motorischer und sozialer Aktivitäten wird der chronische Schmerz zusätzlich stabilisiert.

Schmerzwahrnehmung

Während der akute Schmerz eher lokal begrenzte Areale betrifft, berichten chronische Schmerzpatienten über zunehmend mehr Bereiche, an denen sie den Schmerz verspüren. Dieses Schmerzbild wird als „multilokulär" bezeichnet; der Terminus „Panalgesie" wird zur Beschreibung einer Schmerzempfindung benutzt, die der Patient am ganzen Körper verspürt.

Akute Schmerzen werden meist in bestimmten Situationen (Tageszeiten, Körperhaltungen) verspürt; mit zunehmender Chronifizierung nimmt die Anzahl der schmerzhaft erlebten Situationen zu und die Zeiträume, über die hinweg der Schmerz berichtet wird, dehnen sich aus.

Schmerzverhalten

Patienten mit chronischen Schmerzen unterscheiden sich oft auch in ihrem Krankheitsverhalten von Personen mit akuten Schmerzen, d. h. sie

- wechseln häufiger den Arzt (Doctor-Shopping),
- nehmen mehr und stärkere Analgetika,
- haben häufiger stationäre Klinikaufenthalte und operative Eingriffe.

Oft zeigt sich eine allgemeine Verminderung der Aktivitäten des chronischen Schmerzpatienten: Er trifft seltener Freunde und Bekannte, er zieht sich aus dem beruflichen Leben zurück, er betreibt weniger Sport und geht weniger aus. Die verbleibenden Aktivitäten focussieren sich um Schmerz und Krankheit. **Die Rolle des Kranken bzw. des Schmerzpatienten wird zum lebensbestimmenden Inhalt.**

Psychologische Faktoren

Patienten mit **chronischen Schmerzen** unterscheiden sich darüberhinaus in einer Reihe von emotionalen und kognitiven Variablen von Patienten mit akuten Schmerzen.

Die dauerhafte Einwirkung starker Schmerzen verändert die **Lebensqualität** der Patienten. Sie verzichten aufgrund der Schmerzen auf eine Reihe von vorher betriebenen angenehmen Aktivitäten, etwa in den Bereichen Freizeit und Sport. Die deutlich verminderte Lebensqualität führt zu einer Verminderung der **Lebensfreude** und gesteigerten Gefühlen von Traurigkeit und Depressivität bis hin zur Depression mit Suizidgefahr.

Tabelle 1.1 Unterschiede zwischen akutem und chronischem Schmerz.

	Akut	Chronisch
Dauer	bis 6 Wochen	spätestens nach 6 Monaten
Alarmfunktion	ja	nein
Lokalisation	mono- oder bilokulär	multilokulär, Panalgesie
schmerzauslösende Situation	präzise definiert	ständige Schmerzen
Anzahl der Ärzte	1	mehr als 3
Anzahl der Klinikaufenthalte	–	mehrere
Psychologische Faktoren	–	erhöhte Depressivität u. Ängstlichkeit

Der dauernde Zustand gedrückter Stimmung führt wiederum zu erhöhter Sensibilität in der Schmerzempfindung.

Verständlicherweise machen sich viele Patienten bei andauernder Schmerzwahrnehmung Sorgen um ihre berufliche und private Entwicklung. Die **Ängstlichkeit steigt an** und führt ebenfalls zu einer **Verminderung motorischer und sozialer Aktivitäten.**

Viele Patienten entwickeln mit zunehmender Schmerzdauer ein Gefühl der Hilflosigkeit gegenüber ihrer Erkrankung und den Schmerzen. Sie gewinnen den Eindruck, daß sie selbst nicht mehr dazu beitragen können, den Heilungsverlauf zu beeinflussen, und fühlen sich als hilfloses Opfer ihrer Schmerzen und Erkrankung.

Je intensiver der Prozeß der Chronifizierung vorangeschritten ist, um so stärker werden Schmerzerleben und Schmerzverhalten durch psychologische Prozesse kontrolliert:

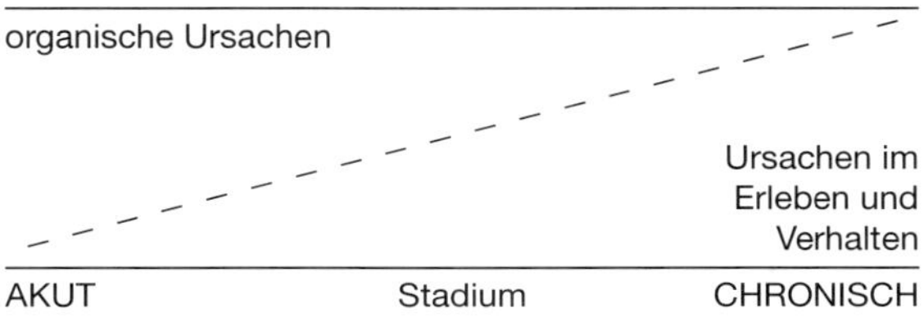

Abb. 1.8 Chronifizierung und psychologische Prozesse.

Auf welche Weise psychologische Prozesse zur Chronifizierung der Schmerzen beitragen, wird in Kap. 1.6.5 beschrieben.

1.6.2 Vom akuten zum chronischen Schmerz: Sensibilisierung von Nozizeptoren

Wenn Nozizeptoren durch Noxen in bestimmtem Umfang gereizt werden, geben sie ein adäquates Signal bis zur kortikalen Schmerzwahrnehmung weiter, wo eine ebenso adäquate Schmerzverarbeitung und Schmerzreaktion erfolgt. Dieser Ablauf von der Schmerzentstehung bis zur Schmerzwahrnehmung kann an verschiedenen Stellen durch exogene und endogene Einflüsse entkoppelt werden.

Nozizeptoren können z. B. durch exogene Noxen und endogene Entzündungsmediatoren wie Bradykinin, Histamin, Prostaglandine, Interleukine und andere, so stark und vor allem rezidivierend aktiviert werden, daß sie ihre Reizschwelle herabsetzen und damit sensitiver werden.

Es gibt im Bereich der Stütz- und Bewegungsorgane keine Schmerzadaptation, d. h. man kann sich nicht an Schulter-, Knie- oder Kreuzschmerzen gewöhnen. Schmerzschwellenmessungen weisen eher auf eine Sensibilisierung der Nozizeption bei andauernder Reizeinwirkung hin (*Schmidt*, 1997).

Die Sensibilisierung von Nozizeptoren erfolgt z. B. bei Entzündungsprozessen unterschiedlicher Genese, wie Verletzungen, aktivierter Arthrose, Infektionen oder Rheuma. Bei der gleichzeitig stattfindenden zellulären Reaktion von Entzündungsvorgängen kommt es zur Aktivierung von Makrophagen z. B. durch Lymphokine, die wiederum durch verschiedene Antigen-Stimuli aus T-Lymphozyten freigesetzt werden.

Die Makrophagen bilden **Prostaglandine**, **Leukotriene** und **Zytokine**, die die Entzündungsreaktion an andere Zellen (Endothel, Fibroblasten) weitervermitteln (*Zimmermann*, 1991).

Durch Zusammenwirkung von zwei Entzündungsmediatoren, z. B. Prostaglandin, E2 und Bradykinin entsteht eine Potenzierung der Wirkungen (*Mense*, 1981).

Sensibilisierte Nozizeptoren der Stütz- und Bewegungsorgane sprechen aufgrund ihrer herabgesetzten Reizschwelle schon auf geringste äußere Einwirkungen wie normale Gelenkbewegungen, Wärme, Kältereize und klimatische Veränderungen an.

Einige Nozizeptoren werden überhaupt erst bei einer Entzündung erregbar (*Schmidt*, 1997). Es sind mechano-insensitive, „stumme" oder **schlafende Nozizeptoren**, die erst unter sensibilisierenden Bedingungen, wie einer Entzündung, mechano-sensitiv werden (*Meßlinger*, 1997).

Aus den Nozizeptoren werden bei deren Reizung Neuropeptide, wie Substanz P, CGRP (Calcitonin Gene – Related Peptide) und andere vasoaktive Substanzen freigesetzt, u.a. auch NO (Stickoxyd) und Prostaglandine (*Zimmermann*, 1991).

Sensibilisierte Nozizeptoren unterhalten einen Circulus vitiosus im Bereich der nozizeptiven Verarbeitung. Dauersensibilisierte Nozizeptoren bewirken eine andauernde Veränderung der Muskelspannung im Rahmen der Schutzreflex-

Circulus vitiosus der Nozizeption

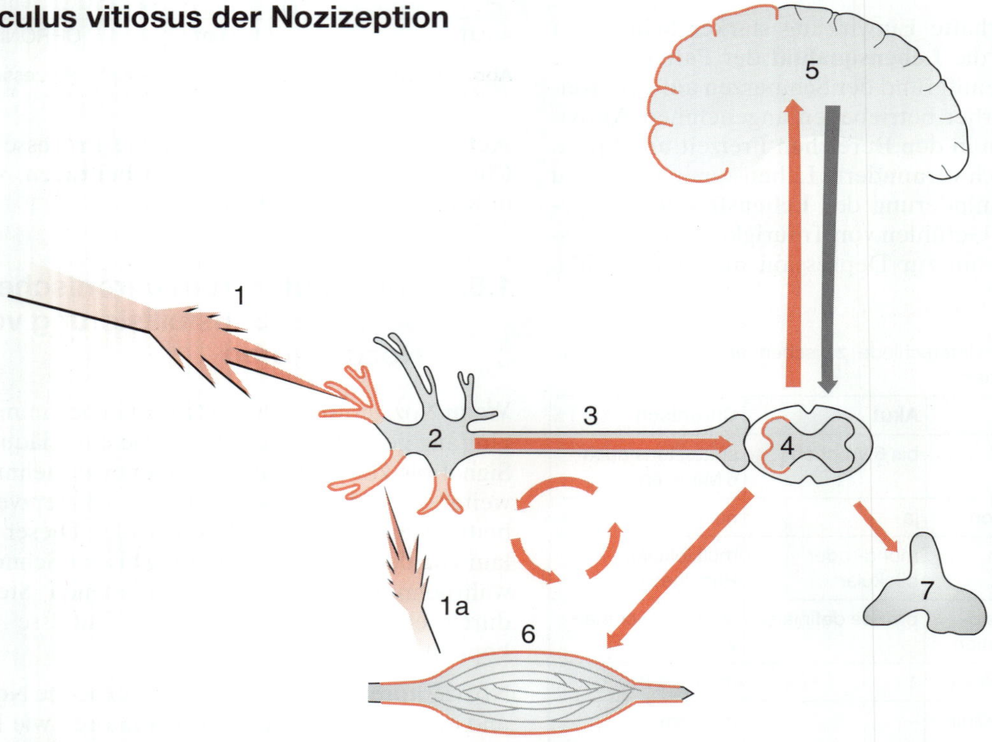

Abb. 1.9 Circulus vitiosus der Nozizeption: Sensibilisierte Nozizeptoren (2) führen über den spinalen Reflexbogen (3 u. 4) zu einer Dauerkontraktion der Muskulatur (6), die ihrerseits über den Muskelspasmus zu einer endogenen Noxe (1a) für den Nozizeptor (2) wird. Dieser Circulus vitiosus kann selbständig ohne Einwirkung zusätzlicher exogener Noxen (1), ohne Beteiligung höherer Hirngebiete (5) und ohne Vegetativum (7) ablaufen.

schonhaltung. Die Muskelverspannungen wirken ihrerseits wiederum auf die sensibilisierten Nozizeptoren, als endogene Noxe. Dieser Circulus vitiosus (Abb. 1.9) bleibt auch dann noch aufrecht erhalten, wenn die exogene Noxe keine Rolle mehr spielt.

Der Ansatz für die orthopädische Schmerztherapie bei diesem Circulus vitiosus betrifft einmal den sensibilisierten Nozizeptor selbst (2), die afferenten Fasern (3) zur Schmerzweiterleitung (4), vornehmlich aber die motorische Reaktion mit Reduktion der Muskelanspannung. Sinnvoll ist es, primär dort einzugreifen, wo der nozizeptive Prozeß seinen Anfang nimmt: Bei der Noxeneinwirkung und am Nozizeptor, bevor Circulus vitiosus und Chronifizierungsprozeß eintreten.

Chronifizierung durch Genaktivierung

Die Fähigkeit von Nervenzellen nach wiederholter Aktivierung effektiver auf den gleichen Reiz zu reagieren, wird heute als wesentlicher Faktor für Gedächtnisbildung angesehen und ist z. B. auch daran beteiligt, daß eine Bewegung gezielter und ökonomischer abläuft, nachdem sie geübt wurde. Wie Nervenzellen sich an schmerzhafte Reize „erinnern" und entsprechend überschießend reagieren und wie sich diese Vorgänge durch Medikamente verhindern lassen, wurde mit neuropharmakologischen und molekularbiologischen Techniken an Nervenzellen des Rükkenmarks untersucht (*Tölle*, 1995; *Zieglgänsberger*, 1993; *Hunt*, 1995; *Evan*, 1995 u.a.).

Bedeutung für die Chronifizierung hat die Aktivierung bestimmter Gene. Sie führt u.a. zur Neusynthese von Rezeptoren und Ionenkanälen und zur Stimulation oder Hemmung der Bildung einzelner Neurotransmitter. Aktuelle molekularbiologische Untersuchungen, u.a. von *Tölle* und *Evan* zeigen, daß sog. Protoonkogene (Immediate Early Genes, IEG) durch Schmerzreize zur Expression angeregt werden und die neuronale Erregbarkeit steigern.

Die Schmerzgedächtnisbildung auf neuronaler Ebene entsteht dadurch, daß Nervenzellen auf wiederholte Schmerzreize mit neuronalen Lernvorgängen reagieren. Auf den gleichen, ggf. sogar auf einen geringeren Reiz erfolgt eine immer stärkere Entladungsreaktion der Neurone im Hinterhorn.

Die Schmerzzellen im ZNS reagieren mit erhöhter Entladungsfrequenz. Spezifische Noxen im Bereich der Stütz- und Bewegungsorgane, wie wiederholte Zerrungen, Druck, Läsionen auf Nozizeptoren und Nerven, wirken als Stimuli, die auch den Phänotyp der Neurone ändern können.

Aufgabe der orthopädischen Schmerztherapie ist die Elimination der Noxen durch kausale Therapie wie schmerzfreie Lagerung, Ausschaltung bestimmter Bewegungen und eine Ausschaltung der Nozizeption im peripheren Bereich sowie der Schmerzweiterleitung, um die komplexen Adaptationsvorgänge auf morphologischer, neurophysiologischer und genetischer Ebene zu unterbinden und ggf. wieder rückgängig zu machen.

Wird der noch nicht chronische Schmerz durch Lokalanästhetika und durch ein schmerzreduzierendes Bewegungsprogramm (BISFR, s. Seite 93) konsequent ausgeschaltet, kann der Chronifizierungsprozeß unterbunden und wieder rückgängig gemacht werden.

Endogene Opioide, die von spontan aktivierte Neuronen des Rückenmarks und Kleinhirns produziert werden, reduzieren die Expression von IE-Genen und hemmen damit die Aktivierung der Nervenzellen durch Schmerzreize und beugen so u.U. einer Chronifizierung vor.

1.6.3 Neuropathische Schmerzen

Bedeutungsvoll für Erkrankungen mit Nervenwurzelreizerscheinungen und peripheren Nervenkompressionssyndromen ist die Tatsache, daß beschädigte Nervenwurzeln und periphere Nerven spontane Entladungen zeigen, was bei nicht beschädigten Nerven nicht der Fall ist.

Beispielhaft ist Beobachtung von *Kuslich* bei Bandscheibenoperationen in Lokalanästhesie: Die Berührung der (nozizeptorreichen) Wirbelgelenkkapsel und des hinteren Längsbandes, rief ebenso Schmerzen hervor, wie die Berührung der durch den Bandscheibenvorfall gereizten Nervenwurzel. Nozizeptorarme Strukturen, wie Ligamentum flavum, Dura, epidurales Fettgewebe, waren bei Kontakt mit der Pinzette ebenso unempfindlich, wie die nicht vorkomprimierte Nervenwurzel der Nachbaretagen.

Nerven werden zum Ausgangspunkt von Schmerzen, ohne daß primär Nozizeptoren im Spiel sind. Nervenfasern, die eigentlich nur für die Weiterleitung von Schmerzempfindungen zuständig sind, senden selbst Schmerzimpulse aus. Die durch pathophysiologische Impulsbildung an nozizeptiven Fasern (nicht an den Nozizeptoren) entstehenden Schmerzen, sind durch die Begriffe Neuralgie, neuralgischer Schmerz gekennzeichnet (*Schmidt*, 1997), bzw. als neuropathischer Schmerz im Gegensatz zu nozizeptiven Schmerzen.

Der neuralgische Schmerz im Bereich der Stütz- und Bewegungsorgane unterscheidet sich grundsätzlich von Nozizeptorschmerzen. Die in den Nervenfasern ausgelöste Impulsaktivität wird in das gesamte Versorgungsgebiet des Nerven projiziert, da normalerweise solche Impulse aus den Nozizeptoren dieses Versorgungsgebietes stammen.

Bei der Neuralgie ist der Einwirkungsort der Noxe nicht identisch mit dem Ort der Schmerzempfindung. Beim lumbalen Wurzelsyndrom gibt es beispielsweise Schmerzempfindungen im Bein über den Ramus ventralis (s. Kap. 10, S. 136).

Die Umfunktionierung von Schmerzleitung zur Schmerzquelle im Bereich der Stütz- und Bewegungsorgane geht langsam vor sich.

Der Nerv wird zur Quelle der elektrischen Signale. Das ZNS lernt allmählich den Schmerz.

Eine einmalige kurzfristige Kompression bleibt folgenlos. Wiederholte, lang anhaltende Schädigungen führen zum Dauerschmerz.

Als Beispiel gilt das Nervus ulnaris Kompressionssyndrom:
Einmalige Kompression am Ellenbogen bewirkt einen kurzfristigen, blitzartigen, einschießenden Schmerz in den Unterarm hinein, Dauerkompression im Sulcus ulnaris, z. B. durch knöcherne Einengung, führt zum Ulnarissyndrom mit Dauerschmerz.

Tabelle 1.2 Unterschiede zwischen Nozizeptor- und Neuropathischem Schmerz.

Nozizeptorschmerz	Neuropathischer Schmerz
Eigenschaft schon vorhanden	Eigenschaft entsteht erst
Lokale Schmerzempfindung	Projizierte Schmerzempfindung
Einwirkungsort und Schmerzlokalisation identisch	Einwirkungsort und Schmerzlokalisation unterschiedlich
Therapeutische Lokalanästhesie am Schmerzort	Therapeutische Lokalanästhesie schmerzfern

Die kurzfristige Berührung der Injektionsnadel mit der Spinalnervenwurzel oder die intraoperative Irritation nicht vorgeschädigter Nervenwurzeln (*Kuslich*, 1991) bleiben folgenlos, bei Dauerirritation entwickeln sich Nervenschmerzen/Neuralgien.

Neuropathischer Schmerz

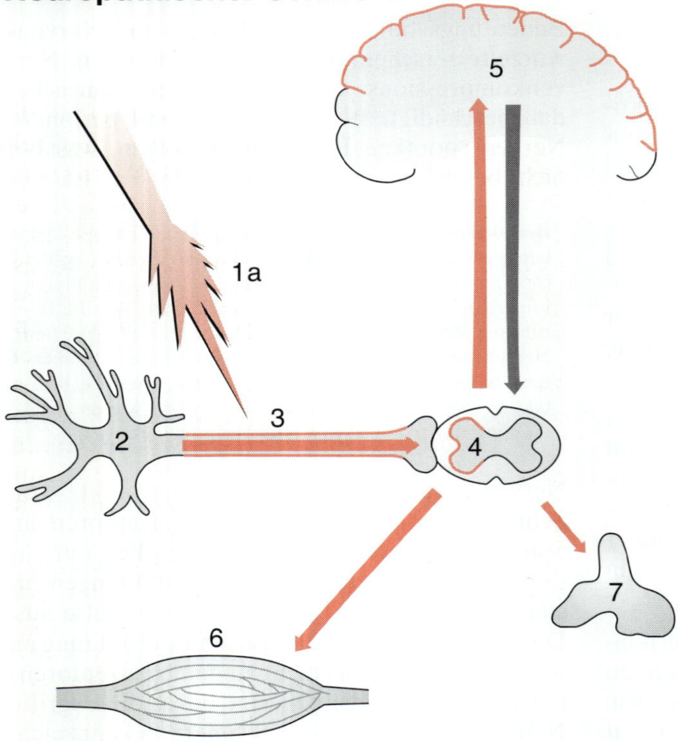

Abb. 1.10 Neuropathischer Schmerz, Neuralgie.
Die Noxe (1a) wirkt direkt auf den Nerven (3), der zum Ausgangspunkt von Schmerzen wird, ohne daß Nozizeptoren (2) im Spiel sind. Schmerzverteilung (4), Schmerzwahrnehmung (5) sowie motorische (6) und vegetative (7) Reaktionen entsprechen dem Ablauf beim Nozizeptorschmerz: **Der Nerv wird zum Nozizeptor.**

1.6.4 Somatische Prozesse der Chronifizierung

Die Entwicklung von chronischen Schmerzen im Bereich der Stütz- und Bewegungsorgane ist von zahlreichen Faktoren abhängig.

Tabelle 1.3 Maßgebende Faktoren für die Entwicklung von chronischen Schmerzen und Neuralgien im Bereich der Stütz- und Bewegungsorgane.

1. Art und Dauer der Noxeneinwirkung
2. Lokalisation der Noxeneinwirkung
3. Erregbarkeit,
4. Disposition
5. Stoffwechsellage
6. Erleben und Verhalten

1.6.4.1 Art und Dauer der Noxeneinwirkung

In der Regel sind es mechanische Noxen, die zu Neuralgien und chronischen Schmerzen im Bereich der Stütz- und Bewegungsorgane führen. Typisches Beispiel sind die **Wurzelkompressionssyndrome** an der Wirbelsäule durch Bandscheibenvorfälle oder knöcherne Vorwölbungen bei der Spinalkanalstenose. Der Nervus medianus wird beim **Karpaltunnelsyndrom** durch Synovialisgewebe oder knöcherne Enge beeinträchtigt. Selbst wenn der Druck wegfällt, kann die Neuralgie (vorübergehend) weiter bestehen – der Nerv wird zur Quelle des Schmerzes – und sich bei bestimmten Gelegenheiten, wie z. B. klimatischen Faktoren, leichten mechanischen Irritationen, wieder bemerkbar machen.

Ein Beispiel ist das Postdiskotomiesyndrom:
Der ehemals durch den Bandscheibenvorfall dauergereizte Nerv ist gegenüber erneuten mechanischen Einwirkungen – selbst wenn diese anders geartet sind – wesentlich empfindlicher, als ein normaler. Beim Postdiskotomiesyndrom sind es Gewebsspannungen mit perineuralen Narben, im Zusammenhang mit der postoperativen Instabilität im voroperierten Bewegungssegment. Oft reichen schon normale Bewegungen im alltäglichen Bewegungsablauf aus, um stärkste Neuralgien hervorzurufen.

Der Nerv – obwohl vorübergehend durch die Dekompressionsoperation entlastet – fällt immer wieder in seine Nozizeptorfunktion zurück. Hierin liegt auch der wesentliche Unterschied zur postoperativen perineuralen Narbenbildung nach Operationen wegen Trauma oder Deformitäten. Die Nerven waren nicht nozizeptiv vorgeschädigt und zeigen auch im weiteren Verlauf kein abnormes Verhalten.

Neben mechanischen sind auch chemische Noxen für die Verwandlung eines normalen Nerven in einen Nerven mit Nozizeptoreigenschaften verantwortlich. Beim Bandscheibenvorfall ist es nicht allein der Druck, sondern auch die toxische Wirkung des verlagerten Bandscheibengewebes, die auf das Nervengewebe einwirkt (*Saal*, 1989; *Eisenstein*, 1985; *Rydevik*, 1990; *Willburger*, 1998).

Der Ansatz der orthopädischen Schmerztherapie besteht u.a. darin, diese neurotoxischen Substanzen durch lokale Infiltrationen wegzuspülen oder wenigstens zu verdünnen. Vermehrte Durchblutung im Rahmen der Bewegungstherapie führt ebenfalls zum Abtransport neuro-irritativer Substanzen.

1.6.4.2 Lokalisation der Noxeneinwirkung

Für Art und Ausbreitung einer Neuralgie ist auch der Abschnitt des Nerven maßgebend, an dem die Irritation stattfindet. So ist es z. B. ein Unterschied, ob die Nervenwurzel im Wirbelkanal im transversierenden intrathekalen Abschnitt oder im Foramen intervertebrale, im austretenden Abschnitt oder ggf. sogar im Ganglionbereich tangiert wird. So ergeben sich die unterschiedlichsten Schmerzsyndrome, die auch unterschiedlich auf die einzelnen therapeutischen Anwendungen ansprechen.

1.6.4.3 Erregbarkeit

Nicht jeder normale Nerv ist bei einer standardisierten Noxe mit standardisierter Einwirkungszeit in einen Nerven mit Nozizeptorfunktion zu transformieren. Körperliche Verfassung, Zustand des Nervensystems, Einwirkungszeitpunkt und psychische Faktoren spielen eine Rolle. Hemmungssysteme im ZNS regulieren Empfindlichkeit und Reaktionsbereitschaft der Nerven. Mangel an inhibitorischen Transmittern führen zur rascheren Entstehung von Neuralgien. Bessere Gewebsdurchblutung durch **Sport** und **Gymnastik** verringern z. B. die Bereitschaft von peripheren Nerven, sich bei mehrmaliger mechanischer oder chemischer Noxeneinwirkung, Nozizeptoreneigenschaften anzueignen. Die Chronifizierungstendenz ist in durch körperliche Bewegung trainierten Stütz- und Bewegungsorganen gering.

Die Dämpfung der nozizeptiven Reaktion des Nervensystems ist durch orthopädische Schmerztherapie und Prophylaxe möglich.

1.6.4.4 Disposition

Der genetisch weitgehend festgelegte Individualfaktor zur Entwicklung einer Neuralgie bzw. eines chronischen Schmerzsyndroms an den Stütz- und Bewegungsorganen läßt sich nur wenig beeinflussen. Alter, Geschlecht und Habitus sind mitbestimmend für die Entstehung einer Neuralgie. So entwickelt sich zum Beispiel eine sympathische Reflexdystrophie (**Sympathische Reflexdystrophie – Morbus Sudeck**) vorwiegend bei Frauen bestimmter Altersgruppen. Auch Karpaltunnelsyndrome, chronisch rezidivierende Cervicalsyndrome lassen Alter-, Geschlechts- und Habituskorrelationen erkennen.

Die Frage nach einer psychologischen Disposition zur Entwicklung eines chronischen Schmerzsyndromes der Stütz- und Bewegungsorgane ist nicht einfach zu beantworten. Zwar liegen zahlreiche Studien vor, die gerade für Patienten mit chronischen Rückenschmerzen charakteristische Persönlichkeitsmerkmale beschreiben. In einem großen Teil der Untersuchungen mit dem MMPI und anderen Persönlichkeitsfragebogen wird übereinstimmend von erhöhten Wert für Ängstlichkeit und Depressivität berichtet.

Allerdings bleibt offen, in welcher Richtung hier eine kausale Wirkung angenommen werden kann. Tendieren ängstliche oder depressive Personen eher zur Entwicklung chronischer Wirbelsäulenbeschwerden – oder sind die erhöhte Ängstlichkeit und die verminderte Lebensfreude Auswirkungen der lange andauernden Schmerzerfahrung?

Eine kritische Analyse der vorliegenden Befunde zur Frage nach der Existenz einer psychologischen Disposition (*Kröner-Herwig*, 1996) kommt zu dem Schluß, daß die Annahme einer „Schmerzpersönlichkeit" nicht gerechtfertigt werden kann.

1.6.4.5 Stoffwechsellage

Allgemeine Stoffwechselbedingungen sind prädestinierend für Neuralgien und chronische Schmerzsyndrome im Bereich der Stütz- und Bewegungsorgane. Während einerseits Bewegung und gute Durchblutung nozizeptive Reaktionen des Nervensystems hemmen, wirken schlechte Durchblutung, Stoffwechselstörungen und Mangelerscheinungen neuralgiefördernd. Bei diabetischer Stoffwechsellage, Alkohol- und Nikotinabusus besteht eine verstärkte Tendenz zu Neuralgien und chronischen Schmerzsyndromen, die häufig mit einer Polyneuropathie vergesellschaftet sind.

1.6.5 Psychologische Prozesse der Chronifizierung

Je länger ein Schmerz andauert, um so größer wird die Wahrscheinlichkeit, daß psychische Faktoren zu seiner Stabilisierung beitragen. Folgende Prozesse und Faktoren können dabei in unterschiedlichem Ausmaß wirksam werden:

- Respondente Konditionierung
  Durch einen elementaren Lernprozeß werden ursprünglich neutrale Reize zu schmerzauslösenden Reizen.
- Operante Konditionierung
  Schmerzverhalten wird durch für den Patienten angenehme Konsequenzen aufrechterhalten.
- Stellvertretende Konditionierung
  Diese Vorgänge muß der Patient nicht immer selbst durchlaufen; er kann auch durch die Beobachtung dieser Prozesse bei anderen Personen zur Stabilisierung des Schmerzerlebens und -verhaltens gelangen.
- Durch Streß ausgelöster Circulus vitiosus
- Psychologische Indikatoren:
  Depressivität
  Ängstlichkeit
  Externale Kontrollüberzeugung
  Arbeitsunzufriedenheit

1.6.5.1 Respondenter Schmerz

– Neutrale Reize werden zu schmerzauslösenden Stimuli –

Der Vorgang des Respondenten Konditionierens gehört zu den elementaren Lernprozessen von Menschen und Tieren. Er wurde von *Pawlow* (1927) entdeckt, als er seine Untersuchungen zur Physiologie der Speicheldrüse in Experimenten mit Hunden durchführte:

Den Hunden wurde Futterstaub ins Maul geblasen und mit Hilfe einer Kanüle in der Lefze die Anzahl der abgesonderten Speicheltropfen bestimmt. *Pawlow* stellte fest, daß nach einiger Zeit die Versuchstiere nicht erst dann eine erhöhte Menge Speichel produzierten, wenn sie Futter erhielten, sondern schon dann, wenn in den Versuchsaufbau geführt wurden. Offenbar hatte hier ein Lernprozeß stattgefunden: Nicht mehr nur der angeborene Auslöser für den Reflex der erhöhten Speichelsekretion (Futter im Maul), sondern ursprünglich neutrale Stimuli wie die Versuchsapparatur waren in der Lage, eine stärkere Aktivität der Speicheldrüse zu bewirken. *Pawlow* begann diesen Lernprozeß systematisch zu untersuchen.

Ein Reflex ist eine angeborene Verbindung zwischen einem Reiz und einer Reaktion. In der Terminologie *Pawlows* wird der Reflex so bezeichnet:

UCS →	UCR
Unkonditionierter Stimulus	Unkonditionierte Reaktion

Im Falle der von *Pawlow* untersuchten Tätigkeit der Speicheldrüse ist der Unkonditionierte Stimulus (UCS) die Nahrung, die Unkonditionierte Reaktion (UCR) der Speichelfluß. Wird ein ursprünglich neutraler Reiz (hier die Versuchsapparatur) mehrfach zeitgleich mit dem UCS (hier Futter) dargeboten, so erhält der neutrale Stimulus die Kraft, auch allein den Reaktionsanteil des Reflexes auszulösen. Wir sprechen dann von einem konditionierten Reflex. Der ursprünglich neutrale Reiz wird zu einem Konditionierten Stimulus (CS), der die Konditionierte Reaktion (CR) auslöst.

UCS →	UCR
Futter	Speichelfluß
CS →	CR
Versuchsapparatur	Speichelfluß

Pawlow kombinierte die Futtergabe mit der zeitgleichen Darbietung von akustischen Signalen (Metronom, Klingelton) und konnte so demonstrieren, daß willkürlich ausgewählte – ursprünglich neutrale – Stimuli auf diese Weise die Kraft erhalten, auch allein den Reaktionsanteil des Reflexes (hier Speichelfluß) hervorzurufen.

Diese Prozesse sind auch für das menschliche Verhalten wirksam. Insbesondere sind Reaktionen des vegetativen Nervensystems ansprechbar für diesen elementaren Lernprozeß. Ursprünglich neutrale Stimuli können auf diese Weise zu Angst- oder Schmerzauslösenden Reizen werden.

Beispiel:
Wenn etwa ein kleines Kind zum ersten mal die Klinik besucht, wird meist interessiert umherschauen und die weißen Kittel der Mitarbeiter mit Neugier betrachten. Sobald es einmal eine schmerzhafte Behandlung erfahren hat, reicht schon der Anblick des weißen Kittels aus, um die Reaktionen Weinen, Angst, Fortlaufen hervorzurufen. Der ursprünglich neutrale Reiz „weißer Kittel" ist zu einem CS für Schmerzerwartung und/oder Schmerz geworden.

UCS →	UCR
schmerzhafter Eingriff	Schmerz
CS →	CR
weißer Kittel	Schmerz, Angst

Auch das Schmerzerleben von Erwachsenen unterliegt respondenten Lernprozessen. Alle ursprünglich neutralen Stimuli, die bei der Schmerzempfindung anwesend sind, können zu konditionierten Stimuli für Schmerzerwartung und Schmerz werden.

Wer Schmerzen an seinem Arbeitsplatz empfindet, läuft Gefahr, daß Einrichtungen der Arbeitsstelle zu konditionierten Stimuli für Schmerzerleben werden. So können z. B. Schmerzen der HWS bereits beim Anblick des Computerbildschirms auf dem Schreibtisch einsetzen.

Aber auch Bewegungen oder Körperhaltungen, die ursprünglich schmerzfrei waren, können zu konditionierten Stiumuli für Schmerzen werden.

Beispiel:
War etwa ursprünglich die Beugung des Kniegelenkes ein neutral erlebter Bewegungsablauf, wird nach einer Meniskusverletzung diese Bewegung zum schmerzauslösenden Reiz. Durch den Prozeß des Respondenten Lernens kann die Bewegung auch dann noch die Funktion eines konditionierten Stimulus für Schmerzerwartung und Schmerzerleben behalten, wenn organische Schaden beseitigt wurde oder geheilt ist.

Auf die gleiche Weise können auch andere ursprünglich neutrale Stimuli zu konditionierten Stimuli für Schmerzen werden, wie etwa Personen oder Gedanken und Vorstellungen. Die Anteile des Schmerzerlebens, die auf diese Weise entstehen, werden als respondenter Schmerz bezeichnet.

UCS →	UCR
Trauma oder degenerativer Prozeß	Schmerz
CS →	CR
Arbeitsplatz (z. B. Computer)	Schmerzerwartung, Schmerz

Für die Ausbildung respondent konditionierter Reaktionen werden unter Laborbedingungen zwischen fünf und einigen hundert gemeinsamer Darbietungen von unkonditioniertem und konditioniertem Reiz benötigt. Die Anzahl der notwendigen Koppelungen ist abhängig von der Reizsituation, der Reaktion und den Versuchspersonen, dagegen relativ unabhängig von der Komplexität des reflektorischen Geschehens.

Eine genügend große Anzahl entsprechender Koppelungen für das Erlernen konditionierter Schmerzreaktionen wird in den meisten Fällen gegeben sein.

Beispiel:
Einige Tage mit Nacken- oder **Rückenschmerzen** am **Arbeitsplatz** schaffen die Voraussetzung für eine Vielzahl von Situationen, in denen neutrale Reize mit Schmerzerleben kombiniert werden. In einigen Fällen kann auch eine einmalige Kombination von Schmerzwahrnehmung mit vorher neutralen Reizen zur respondenten Schmerzreaktion führen, insbesondere dann wenn die schmerzhafte Erfahrung unter dramatischen Umständen erlebt wird, wie etwa bei einem Unfall.

Beispiel:
Zur Chronifizierung eines Posttraumatischen **Cervikalsyndromes** nach einer **Auffahrkollision im Auto** können respondente Prozesse erheblich beitragen. Die Begegnung mit Stimuli, die beim Unfall anwesend waren (wie z. B. das Fahrzeug), kann dann Schmerz auslösen oder intensivieren.

Unter normalen Bedingungen wird eine respondent konditionierte Reaktion wieder zurückgebildet (gelöscht), wenn der konditionierte Stimulus (der ursprünglich neutrale Reiz) erfahren wird, ohne daß der unkonditionierte Stimulus eintritt. Würde der Hund der in der *Pawlow*schen Anordnung wiederholt nur den Klingelton ohne Gabe von Futterstaub erfahren, so läßt die konditionierte Reaktion des Speichflusses allmählich nach, um später ganz zu verschwinden.

Dementsprechend müßte sich eigentlich auch eine respondent konditionierte Schmerzreaktion nach einiger Zeit von selbst löschen. Patienten erleben jedoch in vielen Fällen die Schmerzen immer wieder in Anwesenheit der konditionierten Stimuli, verursacht etwa bei degenerativen Erkrankungen durch erneute mechanische Stimulation der Nozizeptoren oder durch streßbedingte muskuläre Verspannung. So kommt es erneut und wiederholt zum Zusammentreffen von konditionierten Stimuli und Schmerzerfahrung; der respondente Lernprozeß wird intensiviert und stärker resistent gegen Prozesse der Löschung.

1.6.5.2 Schmerz und Streß

Der menschliche Organismus reagiert bei Gefahrenwahrnehmung unwillkürlich mit einer Steigerung des Muskeltonus. Dies ist ein Bestandteil der allgemeinen Streßreaktion des vegetativen Nervensystems und dient der Vorbereitung angemessenen schneller motorischer Reaktionen in Gefahrensituationen.

Diese Erhöhung des Muskeltonus setzt ein bei der Wahrnehmung aller Stimuli, die als gefähr-

Streß und Circulus vitiosus

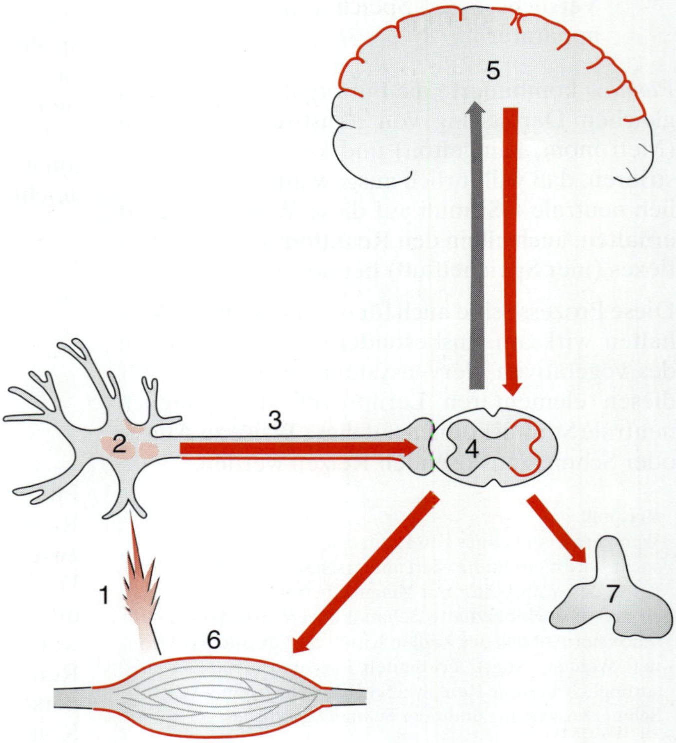

Abb. 1.11 Durch Streßerfahrung eingeleiteter Circulus vitiosus.

lich oder bedrohlich beurteilt werden. Neben tatsächlich physischen bedrohlichen Situationen können auch unterschiedliche soziale Situationen diese Streßreaktion auslösen. Dazu zählen Situationen, in denen z. B.

- berufliche Position,
- Ansehen der eigenen Stellung,
- finanzielle Sicherheit,
- Beziehung zum Lebenspartner,
- familiäre Ordnung oder auch
- Selbstwertgefühl

als bedroht erscheinen.

Wer entsprechenden Stimuli mit genügender Häufigkeit ausgesetzt ist, wird also häufig mit erhöhter muskulärer Kontraktion reagieren. Trifft diese Erfahrung auf bereits sensibilisierte Nozizeptoren (s. Kap. 1.6.2), so kann die Wahrnehmung und Interpretation von Stimuli als bedrohlich über den Weg der muskulären Anspannung zur Schmerzempfindung führen.

Haben bereits auf dem Weg der respondenten Konditionierung neue Reize die Kraft zur Auslösung von Schmerzerwartung und Schmerzempfindung gewonnen, werden auch diese Stimuli zu Stressoren und bewirken ein Steigerung des Muskeltonus.

Experimentell induzierter emotionaler Streß kann eine deutliche Erhöhung des EMG der Rückenmuskulatur bewirken (*Zimmermann*, 1993). Bei Patienten mit chronischen Rückenschmerzen sind der Spannungszustand und die elektromyografischen Signale meist größer, als bei Gesunden, außerdem klingen sie am Ende der Streßsituation langsamer ab, als bei den normalen Probanden.

1.6.5.3 Operanter Schmerz

– Schmerzverhalten wird oft belohnt –

Respondente Prozesse betreffen hauptsächlich die Ebene des Erlebens chronischer Schmerzen; dagegen sind Vorgänge des Operanten Lernens vorrangig für die Ebene des Schmerzverhaltens und seiner Stabilisierung verantwortlich.

Operantes Lernen ist wie auch das Respondente Konditionieren ein elementarer Prozeß der Steuerung menschlichen Verhaltens, der im Tierlabor und zahllosen Humanversuchen gründlich untersucht wurde. Die Beschreibung des Modells geht auf *B.F. Skinner* (1974) zurück. Die klassische Versuchsanordnung besteht aus der sog. „Skinner-Box“.

Wird ein hungriges Versuchstier zum ersten mal in die Box gesetzt, erkundet es zunächst den Käfig und zeigt ein nicht zielgerichtetes Explorationsverhalten. Irgendwann drückt es zufällig auf den Hebel und löst damit den Einwurf einer Futterpille in den Futternapf aus. Die Futterpille wird gefressen, und im weiteren Verlauf drückt das Tier zunehmend häufiger auf den Hebel. Wird das Versuchstier erneut hungrig in den Käfig gesetzt, so beginnt es unmittelbar mit dem Hebeldruck. Es hat eine neue Reaktion gelernt.

Entscheidend für diesen Lernprozeß ist Konsequenz, die durch die Reaktion hervorgerufen wird. Für die hungrige Ratte ist das Futterkorn eine angenehme Konsequenz. Angenehme Konsequenzen („Belohnung“) bewirken eine Steigerung der Rate des vorangegangen Verhaltens. Unangenehme Konsequenzen senken die Auftrittswahrscheinlichkeit des vorhergehenden Verhaltens („Bestrafung“). Erhält das Versuchstier als Folge des Hebeldruckes eine unangenehme elektrische Stimulation über das Bodengitter, so wird das Verhalten reduziert und eingestellt.

Zur systematischen Darstellung des Vorgangs der operanten Konditionierung dient der Begriff der Kontingenz. Eine Kontingenz beschreibt den Zusammenhang zwischen vorausgehendem Stimulus (diskriminativer Stimulus, S^d), der operanten Reaktion (R^{op}) und der Konsequenz dieser Reaktion (C).

$$S^d - R^{op} - C$$

Abb. 1.12 Die Kontingenz beschreibt den Zusammenhang zwischen der vorausgehenden Reizsituation, der operanten Reaktion und durch die Reaktion hervorgerufenen Konsequenz.

Angenehme Folgen einer Reaktion können die Hinzufügung einer angenehmen Stimulation (C+) oder die Beseitigung einer unangenehmen Stimulation sein ($C\not-$). Unangenehme Folgen können in der Herbeiführung aversiver Stimulation (C–), oder der Beendigung angenehme Stimulation ($C\not+$) bestehen.

Tabelle 1.4 Typen von Kontingenzen.

	Herbeiführung	Entfernung
angenehme Stimulation	Belohnung C+	Verstärkerentzug $C\not+$
aversive Stimulation	Bestrafung C–	negative Verstärkung $C\not-$

Ein Beispiel für eine bestrafende Kontingenz menschlichen Verhaltens: ein kleines Kind erblickt zum ersten Mal in seinem Leben eine heiße Herdplatte (S^d); es faßt darauf (R^{op}) und erfährt die unangenehme Konsequenz (C–) Schmerz. Die Auftretenswahrscheinlichkeit des Verhaltens sinkt drastisch.

Akuter Schmerz dient hier der Steuerung gesunden Verhaltens und der Vermeidung von Verletzungen. Allerdings hat dieser biologische sinnvolle Steuerungsmechanismus für den Bereich der Zivilisationserkrankungen vielfach seine Wirkung verloren. Man kann sich über lange Zeit ungesund ernähren, bevor schmerzhafte gesundheitliche Einschränkungen spürbar werden. Man kann sich über viele Jahre wirbelsäulenschädigend verhalten, bis schmerzhafte degenerative Symptome entstehen. Deshalb ist es sinnvoll und notwendig, hier für gefährdete Personengruppen Schulungsprogramme anzubieten, die die positiven Konsequenzen gesundheitsförderlichen Verhaltens akzentuieren.

Eine Analyse der Kontingenzen, die das Schmerzverhalten steuern, zeigt meist charakteristische Konsequenzen für Schmerzäußerungen: Berichtet ein Patient über seinen Schmerz, wird zunächst Aufmerksamkeit, Zuwendung und Trost erfahren. Das sind angenehme Konsequenzen, die die Auftretenswahrscheinlichkeit des Klageverhaltens erhöhen können. Für den Fall des akuten Schmerzes ist die positive Zuwendung durch das Umfeld sicher noch nicht schädlich und erleichtert dem Patienten die Krankheits- und Schmerzbewältigung.

Beginnt jedoch eine Chronifizierung des Schmerzgeschehens, wird der Mechanismus der operanten Belohnung von Schmerzäußerungen zu einem stabilisierenden Faktor für Klageverhalten. Dies gilt insbesondere für Patienten, die auf anderen Wegen wenig Zuwendung und Aufmerksamkeit erfahren.

Beispiel:
Das **Tragen der Halskrawatte** sichert einem Patienten mit posttraumatischem **Cervicalsyndrom** ein hohes Maß an Interesse und Aufmerksamkeit. Er wird reichlich Gelegenheit finden, von seinen Beschwerden und deren Ursachen zu berichten. Für eine Person, die sonst selten soviel Aufmerksamkeit erfährt, kann dieses Erleben eine sehr wichtige und daher verhaltenssteuernde Konsequenz bedeuten.

Teilweise erfahren Patienten, daß sie als Folge ihrer Schmerzäußerungen ein höheres Maß an Einfluß auf ihre Mitmenschen ausüben können. Familienmitglieder erfüllen häufiger die Wünsche des Patienten als in der zurückliegenden schmerzfreien Phase, sind bereit mehr Zeit für die Anliegen des Schmerzpatienten zur Verfügung zu stellen. Eine Intensivierung der sozialen Kontrolle über seine Bezugspersonen kann eine wichtige angenehme Konsequenz des Schmerzverhaltens sein.

Andere positive Konsequenzen von Schmerzäußerungen können in der Entlastung von unangenehmen Aktivitäten (C$\not-$) bestehen.

Beispiel:
Einem Patienten mit **Lumbago** werden viele **körperliche Tätigkeiten abgenommen**, die wie etwa im Bereich der Hausarbeit unangenehm und langweilig sein können. Wenn der Patient sich in seinem Beruf nicht wohl fühlt, stellt auch jede Krankschreibung eine entsprechende Entlastung dar, die das Schmerzverhalten stabilisieren kann. Die möglicherweise in Aussicht stehende vorzeitige Berentung ist dann eine erhebliche angenehme Konsequenz.

Tabelle 1.5 Angenehme Folge von Schmerzäußerungen.

C+	Aufmerksamkeit, Trost, Zuwendung, soziale Kontrolle, Schmerzensgeld
C$\not-$	Entlastung von unangenehmen Aufgaben, Krankschreibung, vorzeitige Berentung

1.6.5.4 Psychologische Indikatoren der Chronizität

Zu den psychologischen Faktoren, die mit zunehmender Chronifizierung einhergehen, zählen:

- Depressivität
- Ängstlichkeit
- Externale Kontrollüberzeugung
- Arbeitszufriedenheit

Zahlreiche Studien haben psychologische Veränderungen untersucht, die mit dauerhaften Rükkenschmerzen einhergehen. Weitgehend übereinstimmend wird berichtet, daß die Faktoren „Depressivität“, „Ängstlichkeit“, „Externale Kontrollüberzeugung“ und „Unzufriedenheit mit dem Arbeitsplatz“ bei Patienten mit chronischen Rückenschmerzen erhöht sind.

Depressivität darf nicht verwechselt werden mit dem psychiatrischen Terminus der „endogenen Depression“ bzw. dem Begriff „major depression“. **Depressivität bezeichnet ein Kontinuum zwischen dem Punkt einer geringfügigen traurigen Verstimmung und dem Punkt extremer depressiver Verstimmung mit Antriebslosigkeit und Suizidabsichten.** Ein typisches Item einer häufig genutzten Skala zur Erfassung der Depressivität lautet: „Ich habe nichts, worauf ich mich freuen kann".

Je höher der Depressivitätswert eines Patienten liegt, um so weniger zeigt er soziale und motorische Aktivitäten; er geht weniger aus dem Haus und bewegt sich weniger.

Unter **Ängstlichkeit** wird das Ausmaß der Besorgtheit und der inneren Unruhe verstanden. Patienten mit hohen Werten auf Skalen zur Messung der Ängstlichkeit beschreiben sich als „innerlich gespannt und nervös", besorgt über die Zukunft und unfähig sich zu entspannen oder beruhigen.

Unter der gesundheitsbezogenen Kontrollüberzeugung wird das Ausmaß verstanden, in dem eine Person glaubt, daß ihre Gesundheit von ihr selbst abhängt. Diese Erwartungshaltung ist relativ stabil für eine Person und kann mit Hilfe von Fragebogen-Skalen erfaßt werden (s. Kap. 3). Die Kontrollüberzeugung wird beschrieben auf einer Dimension zwischen „Internalität" und „Externalität".

Internale Personen glauben, daß sie in erheblichem Umfang ihre Gesundheit kontrollieren können, etwa durch vorbeugende Maßnahmen. Im Falle einer Erkrankung erwarten internale Patienten, daß sie selbst zu ihrer Gesundung beitragen können, etwa durch aktive Mitarbeit bei der Rekonvaleszenz.

Eine externale Kontrollüberzeugung liegt vor, wenn Personen glauben, daß ihre Gesundheit oder Krankheit vor allem durch Schicksal, Fügung oder Zufall beeinflußt wird, also durch Faktoren, die sie nicht selbst kontrollieren können. Auch die Erwartung, daß nur Ärzte oder Kliniken ihre Gesundheit wieder herstellen können, entspricht einer externalen Kontrollüberzeugung.

Die Frage nach der Richtung der Kausalbeziehung zwischen diesen psychologischen Faktoren und dem Schmerzerleben ist nicht einfach zu beantworten. Einerseits bewirken langandauernde schmerzhafte Wahrnehmungen eine Verminderung der Lebensqualität und eine Steigerung des Gefühles der Hilflosigkeit, andererseits werden im Zustand verminderter Lebensfreude Schmerzen intensiver wahrgenommen. Das folgende Kreismodell beschreibt den möglichen Zusammenhang zwischen chronischen Schmerzen und Veränderungen der Depressivität, Ängstlichkeit und Kontrollüberzeugung.

Daß die **Arbeitszufriedenheit** ein Prädiktor für das Eintreten von Rückenbeschwerden sein

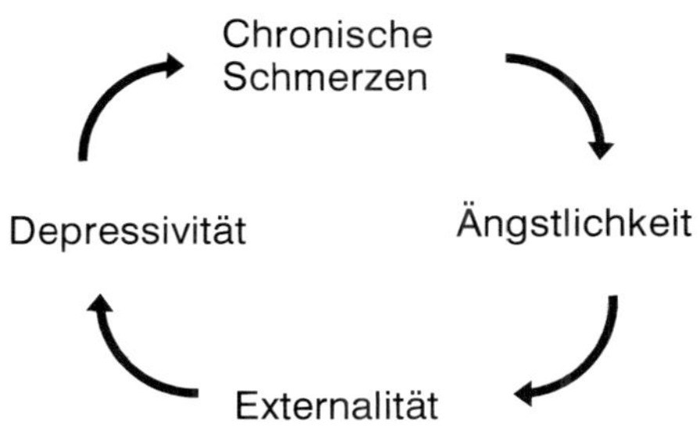

Abb. 1.13 Kreismodell bei chronischen Schmerzen.

kann, mag zunächst überraschend erscheinen. Eine groß angelegte prospektive Studie an über 3.000 Mitarbeitern der Boeing-Werke in Seattle prüfte, welche Faktoren über einen Zeitraum von vier Jahren vorhersagen konnten, ob ein Mitarbeiter Rückenschmerzen berichtet.

Mögliche Vorhersagefaktoren für Rückenbeschwerden wurden aufwendig erhoben. Die Gestaltung des Arbeitsplatzes wurde erfaßt, u.a. im Hinblick auf die Dauer des Sitzens und die Häufigkeit von Hebe- und Tragevorgängen. Neben demographischen Variablen und der Anamnese in Bezug auf Wirbelsäulenerkrankungen wurden auch der muskuläre Status und die spinale Flexibilität gemessen.

Abgesehen von der Anzahl der Vorerkrankungen der Wirbelsäule konnte keiner dieser Faktoren das Eintreten von Rückenschmerzen innerhalb von vier Jahren vorhersagen. Der deutlichste Prädiktor war die Arbeitszufriedenheit der Mitarbeiter. Mit ihrem Beruf unzufriedene Mitarbeiter berichteten 2,5mal Rückenbeschwerden als zufriedene. Der Befund eines Zusammenhanges zwischen Arbeitsunzufriedenheit und der Inzidenz von Rückenschmerzen wurde inzwischen durch weitere Studien bekräftigt.

Tabelle 1.6 Boeing-Studie (*Bigos, Battié, Spengler, Fisher, Fordyce, Hansson, Nachemson* & *Wortley* (SPINE, 1990, 16, 1–6)) N = 3.020 über 4 Jahre.

Prädiktoren für Rückenschmerzen	p <
Arbeitsplatz	n.s.
Muskelstärke	n.s.
Spinale Flexibilität	n.s.
Arbeitszufriedenheit	.001

Auch die Arbeitszufriedenheit wirkt sicher nicht kausal auf den Rückenschmerz. Wohl ist denkbar, daß Personen mit geringerer Arbeitszufriedenheit ihren Rückenbeschwerden mehr Aufmerksamkeit schenken als Personen, die ihren Beruf mit Interesse und Engagement ausüben. Die epidemiologischen Daten belegen, daß etwa 80% der Menschen hin und wieder Rückenbeschwerden verspüren. Eine Person mit hoher Arbeitszufriedenheit wird einem leichteren Schmerz im Rücken eher weniger Aufmerksamkeit schenken und hat so gute Chancen, daß die schmerzhafte Phase eine vorübergehende Episode bleibt. Personen mit geringerer Arbeitszufriedenheit werden den Schmerz eher eine größere Bedeutung beimessen, eher den Arzt konsultieren und ein Arbeitsunfähigkeitsattest begehren. Damit kann der Prozeß der Chronifizierung auf der Grundlage operanter Verstärkung von Schmerz- und Krankheitsverhalten eingeleitet werden.

Wie die hier dargestellten psychologischen Faktoren der Chronifizierung von Schmerzen des Haltungs- und Bewegungsapparates praktisch diagnostiziert werden können, wird in Kap. 3 beschrieben.

1.6.6 Sekundäre Schmerzen

Besonderes Augenmerk in der orthopädischen Schmerztherapie gilt den sekundären Schmerzphänomenen, bedingt durch die Primärstörung und u.U. aber auch durch die Therapie. Stufenlagerung und Hebeübungen aus der Hocke können z. B. Patellaprobleme auslösen. Ebenso entstehen Insertionstendopathien bei ungewohnten krankengymnastischen Übungen. Sekundäre Schmerzzustände kommen vor allem bei reflektorischen Muskelanspannungen und Fehlhaltungen vor. Die einseitige Beinbelastung bei belastungsabhängigen Schmerzen einer unteren Extremität führen zur Asymmetrie der Beckenstellung mit Irritation und chronischen Schmerzen im Bereich der Kreuz-/Darmbeinfuge sowie in den lumbalen Wirbelgelenkkapseln. Die sekundären Schmerzen können ebenfalls chronifizieren, sich u.U. verselbständigen, nach Beseitigung der primären Schmerzursache.

1.6.7 Gemischte Schmerzsyndrome

Chronische Schmerzsyndrome der Stütz- und Bewegungsorgane stellen in der Regel eine Kombination von Nozizeptorschmerzen und Neuralgien dar. Typisch sind die gemischt radikulär/pseudoradikulären Cervical- und Lumbalsyndrome. Neben den dermatombezogenen Neuralgien mit Ausstrahlung in die Extremitäten gibt es

Gemischte Schmerzen

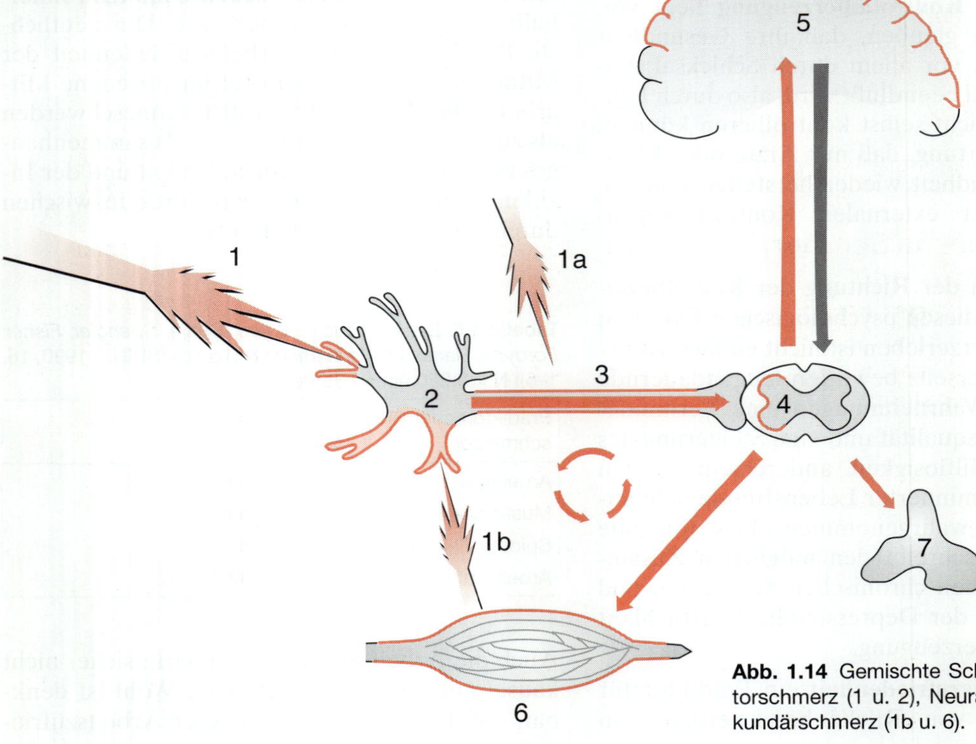

Abb. 1.14 Gemischte Schmerzen: Nozizeptorschmerz (1 u. 2), Neuralgie (1a u. 3), Sekundärschmerz (1b u. 6).

(fast) immer lokale Schmerzen im betroffenen Wirbelsäulenabschnitt, ausgehend von Nozizeptoren in den Wirbelgelenkkapseln sowie im dorsalen Anulus fibrosus und hinteren Längsband. Hinzu kommen sekundäre Schmerzen, zum Teil in anderen Abschnitten der Stütz- und Bewegungsorgane, hervorgerufen durch die Muskelverspannungen und Schmerzfehlhaltungen. Typisch ist die Sekundärsymptomatik der Kreuz-/Darmbeinfuge beim Kompressionssyndromen lumbaler Nervenwurzeln.

Wesentliche Voraussetzung für eine sinnvolle orthopädische Schmerztherapie ist Analyse der einzelnen Schmerzkomponenten bei einem lumbalen Wurzelsyndrom z. B. durch

1. klinisch-neurologische Untersuchung des Wurzelsyndroms,
2. manualmedizinische Untersuchung der Kreuzdarmbeinfuge und der Wirbelgelenke,
3. Analyse der Fehlstatik,
4. Analyse von Emotionen.

Der Ansatz für die orthopädische Schmerztherapie ist dann ebenfalls mehrschichtig, z. B. durch

ad 1: lokale Behandlung der Wurzelkompression mit dekomprimierender Lagerung unter Verwendung orthopädischer Hilfsmittel, lokale Injektionen, allgemeine Maßnahmen,
ad 2: Traktion in die schmerzfreie Richtung,
ad 3: Entlastende Lagerung, Absatzerhöhung, Haltungs- und Verhaltenstraining im Rahmen der Rückenschule,
ad 4: Entspannungsübungen, Schmerzbewältigung zur Aktivierung zentraler Schmerzhemmungssysteme, Verringerung der zentralnervösen motorischen Erregung.

1.6.8 Chronische Schmerzsyndrome der Stütz- und Bewegungsorgane

Wenn sich das Schmerzgeschehen weitgehend von der schmerzauslösenden Ursache losgelöst hat, wird es zum eigenständigen Krankheitsbild – zur Schmerzkrankheit. Das chronische Schmerzsyndrom stellt die Extremform der Chronifizierung dar. Das nozizeptive System der Stütz- und Bewegungsorgane ist an verschiedenen Stellen gleichzeitig betroffen und hat zahlreiche Schaltkreise, die sich verselbständigt haben. Begleiterscheinungen werden vorrangig, die primär schmerzauslösenden Momente treten anscheinend in den Hintergrund. Schmerzwahrnehmung, Schmerzverarbeitung, Schmerzäußerung und die Schmerzweiterleitung verselbständigen sich zu eigenen Schaltkreisen.

Neben dem üblichen Ablauf Noxe/Nozizeptor/afferente Fasern, Weiterleitung auf Schmerzwahrnehmung, motorische Reaktionen und vegetative Reaktionen, gibt es noch Bahnsysteme vom Gehirn (5) direkt zum Nozizeptor (2), bzw. zu den afferenten Fasern (1c) (Abb. 1.17).

Ferner gibt es eine zentral gesteuerte Ankurbelung des Circulus vitiosus, der Nozizeption über die Stimulierung afferenter Fasern mit Weiterleitung zur motorischen Reaktion über die spinale Schmerzverteilung und Reizung der Nozizeptoren bzw. der neuropathisch veränderten afferenten Fasern.

Lernvorgänge an Nervenzellen spielen bei der Entstehung des chronischen Schmerzsyndromes eine bedeutende Rolle. Bei wiederholtem Schmerzreiz erhöhen Nervenzellen die Zahl ihrer Entladungen und werden schließlich auch spontan tätig (*Zieglgänsberger*, 1993). In der Nervenzelle werden Vorgänge angeregt, die es der Zelle ermöglichen, kurz dauernde synaptische Reizungen, z. B. einen Schmerzreiz, in längerfristige adaptive Veränderungen umzusetzen, um sich so an der Bildung des „Gedächtnisses" der Nervenzelle zu beteiligen. Wird eine Nervenzelle durch Überträgerstoffe wie L-Glutamat oder Substanz P aktiviert, strömen Calzium-Ionen über Ionenkanäle in das Zellinnere ein oder werden aus intrazellulären Speichern freigesetzt. Bei lang anhaltenden oder häufig wiederkehrenden Schmerzen verändert sich die gesamte Reak-

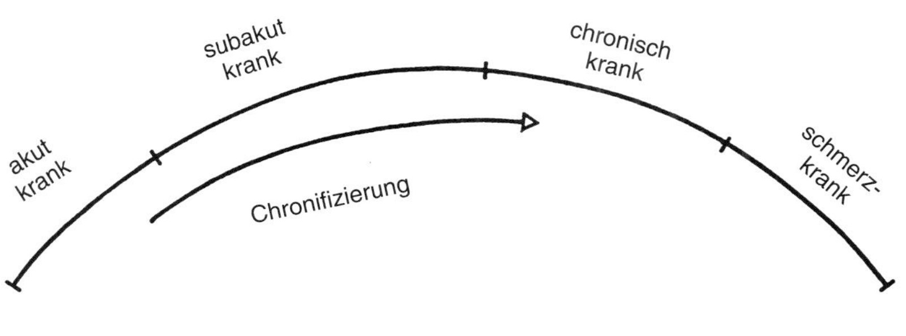

Abb. 1.15 Das Spektrum der Schmerzzustände reicht von akut über subakut zu chronisch. Das chronische Schmerzsyndrom als Schmerzkrankheit stellt die Extremform der Chronifizierung dar.

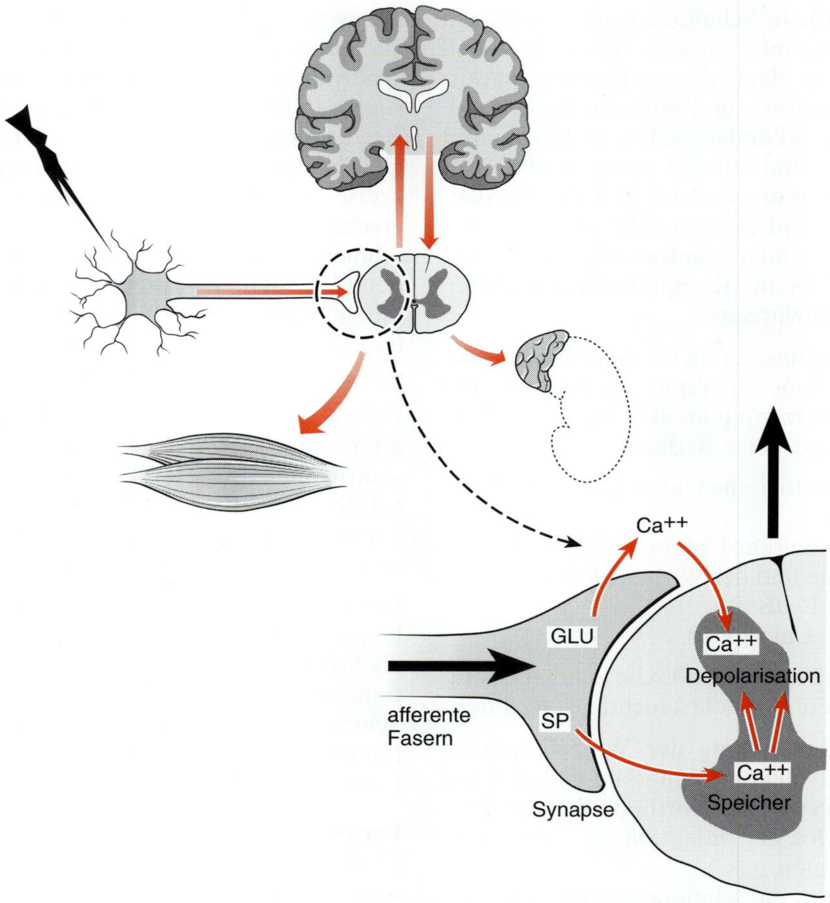

Abb. 1.16 Lernvorgänge an schmerzverarbeitenden Nervenzellen (*Zieglgänsberger*, 1993). Schmerzimpulse gelangen über afferente Fasern zu den Synapsen am Rückenmark. Dort kommt es zur Freisetzung von L-Glutamat (GLU) und Substanz P (SP). L-Glutamat fördert den Einstrom von Calziumionen (Ca++) in die Nervenzelle. Substanz P setzt Calziumionen aus intrazellulären Speichern frei. Mehr Calziumionen in der Nervenzelle erhöhen deren Erregbarkeit mit verstärkter Weiterleitung zum Gehirn. Je häufiger dies geschieht, um so eher kommt es zu Entladungen der Nervenzelle auf einen Schmerzreiz.

tionsbereitschaft der Nervenzelle. Die verstärkte Neubildung von Rezeptoren und Ionenkanälen ist eine Folge.

Da die Nervenzelle veranlaßt wurde, die Produktion verschiedener Proteine und Peptide zu verändern, dauert es einige Zeit, bis diese Information wieder vergessen werden kann, wenn keine Aktivierung mehr erfolgt (*Zieglgänsberger*, 1993).

Bei Schmerzkrankheiten der Stütz- und Bewegungsorgane ist damit immer ein nozizeptiver Reiz erforderlich, um den Kreislauf der Schmerzkrankheit aufrecht zu erhalten. Der exogene nozizeptive Stimulus (1 u. 1a) kann gering sein, löst aber im sensibilisierten Gesamtsystem eine globale Reaktion aus. Der **Ansatz für die orthopädische Schmerztherapie** ist zweierlei:

1. Inaktivierung der verselbständigten Schaltkreise durch entsprechende Medikamente, Psychologische Schmerztherapie, physikalische Maßnahmen.
2. Ausschaltung der, wenn auch noch so geringen – exogenen Noxen und der Nozizeption aus der Peripherie.

Als therapeutische Maßnahmen kommen in Frage Lokalanästhesie, lokale Antiphlogistika und kausale orthopädische Schmerztherapie.

Beim chronischen Schmerzsyndrom der Stütz- und Bewegungsorgane gilt es immer, die somatische Komponente des nozizeptiven Inputs aus der Peripherie mitzubehandeln.

Chronische Schmerzsyndrome

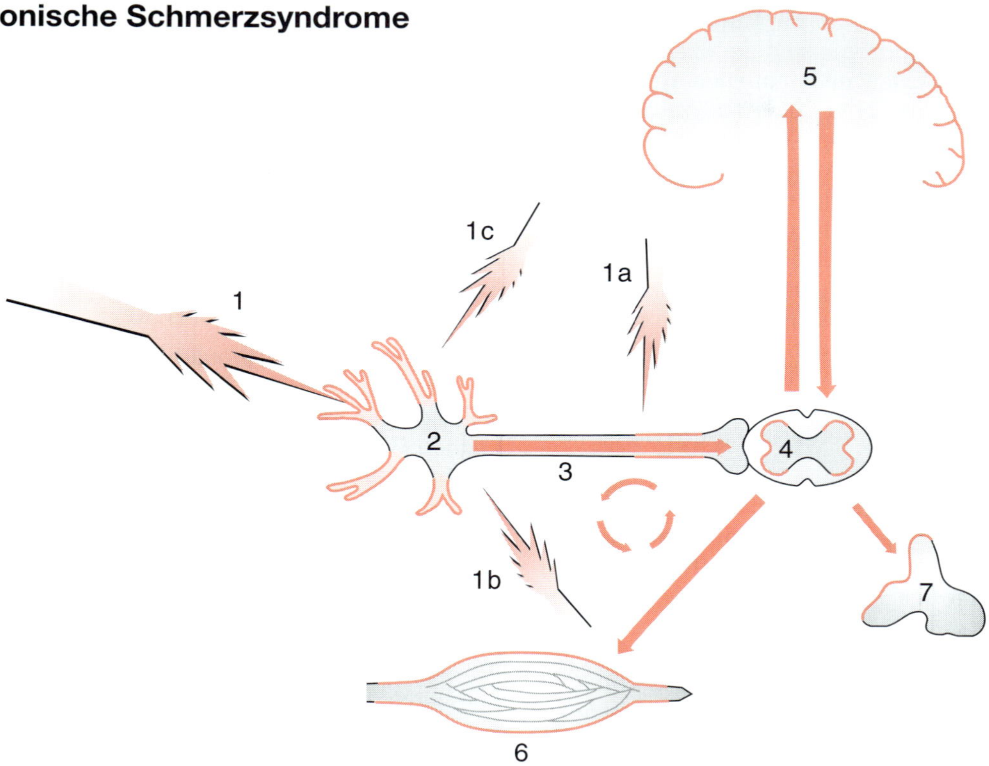

Abb. 1.17 Chronische Schmerzsyndrome (Schmerzkrankheit) der Stütz- und Bewegungsorgane.
Nozizeptive Schaltkreise der Stütz- und Bewegungsorgane haben sich verselbständigt, so z. B. zwischen Nozizeptor (2) bzw. afferenten Fasern (3) über die Schmerzverteilung im Rückenmark (4) zum Gehirn (5) und von dort direkt als endogene Noxe (1c) zum Nozizeptor (2), bzw. zu den afferenten Fasern (3). Ein weiterer Kreis bildet sich über den spinalen Reflexbogen zum Muskel und von dort über den Muskelspasmus als endogene Noxe (1b) zum Nozizeptor (2) bzw. zu den afferenten Fasern. Um diese Kreise aufrecht zu erhalten, bedarf es immer noch eines nozizeptiven Inputs aus der Peripherie mit exogener Noxe (1) für die Nozizeptoren (2) oder als Noxe (1a) für die afferenten Fasern (3).

Chronische Schulter-, Nacken-, Rücken- oder Gelenkschmerzen als chronisches Schmerzsyndrom haben immer ein organisches Korrelat, das bei der Schmerzkrankheit jedoch nicht der Größenordnung der vorgegebenen bzw. empfundenen Schmerzen entspricht. Beim dem durch Spontanremission bzw. durch ärztliche Behandlung minimierten Primärbefund, ist auch immer auf die entstandene Sekundärkrankheit mit Muskelverspannungen, Gelenkfehlstellungen und Haltungsänderungen zu achten.

Um ein chronisches Schmerzsyndrom im Bereich der Stütz- und Bewegungsorgane entstehen zu lassen, bedarf es als Ausgangssituation einer chronisch rezidivierenden Reizung der Nozizeptoren (2) oder (und) der afferenten Fasern (3).

Hinzu kommt eine gesteigerte Schmerzwahrnehmung, Verarbeitung und Äußerung im zentralen Nervensystem. Die endogenen Hemmsysteme sind weitgehend ausgeschaltet, d. h. auch minimale Reize physiologischer oder pathologischer Natur aus der Peripherie werden übertrieben wahrgenommen, verarbeitet und lösen eine übertriebene Schmerzäußerung hervor.

Um einen solchen pathologischen Ablauf entstehen zu lassen, bedarf es einer gewissen Disposition, d. h. Habitus, neurale Konstitution und Stoffwechselbedingungen sind an der Entstehung von chronischen Schmerzsyndromen der Stütz- und Bewegungsorgane mitbeteiligt. Schließlich ist ein ständiger weiterer nozizeptiver Input aus der Peripherie erforderlich, um den neuronalen Kreislauf im Nervensystem aufrecht zu erhalten.

Tabelle 1.7 Voraussetzungen für die Entstehung chronischer Schmerzsyndrome im Bereich der Stütz- und Bewegungsorgane

- Chronisch rezidivierende Reizung der Nozizeptoren oder (und) der afferenten Fasern
- Gesteigerte Schmerzwahrnehmung
- Schmerzverarbeitung
- Schmerzäußerung
- Disposition
- Weiterer nozizeptiver Input aus der Peripherie

Die Voraussetzungen für die Entstehung chronischer Schmerzsyndrome sind am ehesten im Bereich der cervicalen und lumbalen Bewegungssegmente gegeben. Hier kommt es zur chronisch-rezidivierenden Reizung, sowohl der Nozizeptoren in den Wirbelgelenkkapsel, als auch der afferenten Fasern von Spinalnerven. Die Irritation vollzieht sich in unterschiedlicher Stärke über einen längeren Zeitraum. Bei gegebener Disposition kommt es zur gesteigerten Schmerzwahrnehmung, Schmerzverarbeitung und Schmerzäußerung. Der weitere nozizeptive Input aus der Peripherie besteht in der wiederholten, unter Umständen relativ geringgradigen, Irritation der Nozizeptoren und der afferenten Fasern durch normale Bewegungen.

Die Schmerztherapie besteht in der vollständigen Unterbrechung der Nozizeption aus der Peripherie, z. B. durch wiederholte therapeutische Lokalanästhesien.

Die kausale orthopädische Schmerztherapie reduziert bzw. eliminiert den nozizeptiven Input aus der Peripherie bei chronischen Schmerzsyndromen der Stütz- und Bewegungsorgane.

An den Extremitäten entwickeln sich chronische Schmerzsyndrome, z. B. nach Infektionen, wiederholten Operationen und wiederholten Traumatisierungen. Typische Krankheitsbilder sind das postinfektiöse Kniegelenk, der chronische Verstauchungsfuß und die mehrfach arthroskopierte, bzw. voroperierte Schulter. Das chronische Schmerzsyndrom in diesem Bereich ist nozizeptorbestimmt und führt zu einer gesteigerten Schmerzwahrnehmung und -verarbeitung bei schon geringsten normalen Bewegungen.

Der Ansatz für die orthopädische Schmerztherapie besteht neben der Dämpfung der Schmerzwahrnehmung und Schmerzverarbeitung, in der lokalen Behandlung des betroffenen Extremitätenabschnittes durch geeignete Lagerung, physikalische Therapie und ggf. Unterbrechung der peripheren Nozizeption mit therapeutischer Lokalanästhesie.

Wesentlich für den Heilungsvorgang bei Schmerzkrankheiten der Stütz- und Bewegungsorgane ist die begleitende psychologische Behandlung.

2 Orthopädische Schmerzdiagnostik

2.1 Stellenwert der Untersuchungsmethoden

Persönliche Befragung und manualmedizinische Untersuchung haben den höchsten Stellenwert in der Analyse von Schmerzen der Stütz- und Bewegungsorgane.

Hinzu kommen spezielle Maßnahmen, wie probatorische lokale Injektionen zur Schmerzausschaltung, Entlastungslagerung, um eine Positionsabhängigkeit zu ermitteln und vorübergehende Ruhigstellung von Gelenken und Wirbelsäulenabschnitten mit orthopädischen Hilfsmitteln. Hieraus ergeben sich nicht nur die wichtigsten Kriterien für die Schmerzdiagnosen, sondern auch entscheidende Hinweise für den schmerztherapeutischen Ansatz.

Apparative Zusatzuntersuchungen, insbesondere Labor und bildgebende Verfahren, sind von untergeordneter Bedeutung und dienen hauptsächlich zur Differentialdiagnose:

Anamnese Untersuchungen Orthopädische Tests	>	Labor bildgebende Verfahren

2.2 Anamnese

Eine genaue Anamnese ist wesentlicher Bestandteil der orthopädischen Schmerzdiagnostik. Akute Schmerzen, ausgehend von den Stütz- und Bewegungsorganen weisen einige Charakteristika auf. Sie sind:

1. **positionsabhängig**, d. h. sie verstärken oder schwächen sich ab, je nach Körperhaltung, Gelenkstellung oder Lagerung.
2. **belastungsabhängig**, d. h. sie verstärken sich in der Regel bei Beanspruchung des betroffenen Skelettabschnitts, z. B. bei Gehen, Stehen, Heben und Tragen.
3. **örtlich begrenzt**, d. h. der Patient kann den Ausgangspunkt der Schmerzen angeben und das Ausstrahlungsareal beschreiben. Diese Schmerzausgangspunkte sind an der Schulter, Knievorderseite, im Nacken und in der Lumbosakralregion dicht gedrängt und weisen jeweils auf ein spezielles Krankheitsbild hin, das einer speziellen Schmerztherapie bedarf. Diagnosen wie Knie-, Schulter- oder Kreuzschmerz sind zu allgemein und erlauben allenfalls eine allgemeine Schmerztherapie.

Wenn der Patient spontan keine Angaben macht, empfiehlt es sich bei der orthopädischen Schmerzdiagnostik gezielte Fragen zu stellen. Dabei haben sich die 4 W's bewährt.

Wo – Wie lange – Wobei – Wie

Wo befindet sich der Schmerz genau, wenn er auftritt? Am besten sollte man sich den Schmerzausgangspunkt oder das Ausstrahlungsband mit einem Finger zeigen lassen. Ungenaue Angaben über inkonstante, diffuse oder strumpfförmige Ausstrahlung, krampfartige Schmerzen sind eher uncharakteristisch für Erkrankungen der Stütz- und Bewegungsorgane.

Wie lange dauert dieser Schmerz schon an? Tage, Wochen, Jahre? Wie hat er begonnen? Welche Behandlungen wurden durchgeführt?

Wobei tritt der Schmerz auf? Gefragt sind Positions- und Belastungsabhängigkeit. Hierher gehört auch die Frage nach dem Auftreten der Wirbelsäulen- oder Gelenkschmerzen; tagsüber, nachts, vorwiegend im Sitzen, Stehen, beim Gehen usw. Spezielle Krankheitsbilder erfordern spezielle Fragen wie z. B. das Abduktionsphänomen an der Schulter beim Supraspinatussehnensyndrom (s. Seite 180) oder tiefe Hocke beim Meniskushinterhornschaden. Welche Maßnahmen sind schmerzlindernd? Welche Maßnahmen sind schmerzlindernd? Wärme, Kälte, Beugen, Strecken, Sitzen, Gehen? Wie verhält sich der Patient beim Auftreten der Schmerzen?

Beispiele:
- Der Patient mit Hüft- und Kniearthrose setzt sich hin.
- Der Kreuzschmerz- und Ischiaspatient geht lieber herum.
- Der Patient mit lumbaler Spinalkanalstenose beugt sich beim Stehen nach vorne oder setzt sich hin.
- Der Patient mit Nackenbeschwerden beim Cervicalsyndrom geht am liebsten unter die warme Dusche.

Das **Wie** bezieht sich auf Qualität und Quantität der Schmerzen. Zur Quantitätsbestimmung (Wie stark?) hat sich eine visuelle Analogskala bewährt, von Schmerzfrei = 0, bis unerträglich = 10 (siehe Kapitel 3).

Zur Qualitätsbestimmung schlägt man dem Patienten Begriffe vor. Im Bereich der Stütz- und Bewegungsorgane ist der Schmerz eher

- stechend,
- einschießend,
- brennend.

Der **Allgemeinzustand** des akut erkrankten oder verletzten Patienten ist bei den üblichen orthopädischen Erkrankungen eher gut. Bis auf sein lokales Problem am Knie, an der Schulter, am Ellenbogen oder an der unteren Kreuzgegend ist der Patient gesund und psychisch unauffällig, sofern er noch nicht zu viele Medikamente eingenommen hat. Anamnestische Angaben über Übelkeit, Erbrechen, Gewichtsabnahme, Appetitlosigkeit, allgemeines Schwächegefühl und dergleichen gehören nicht zu charakteristischen Symptomen umschriebener Erkrankungen und Verletzungen der Stütz- und Bewegungsorgane und sollten in die differentialdiagnostischen Überlegungen, im Hinblick auf andere Erkrankungen Berücksichtigung finden.

Bei **chronifizierten** Schmerzen ist nach dem Beginn der Schmerzkarriere zu fragen. Viele Patienten können genau Tag und Stunde des Beginns ihrer Schmerzleidensgeschichte angeben. Wenn die primäre Behandlungsgelegenheit verpaßt ist und der Schmerz über Wochen und Monate anhält, ändert sich unter Umständen der Schmerzcharakter. Der lokale Schmerz weicht einem diffusen, aus der Positionsabhängigkeit wird ein Dauerschmerz und auch der Allgemeinzustand wird durch Schlafdefizit, Medikamentenintoxikation und psycho-soziale Belastung zunehmend beeinträchtigt. Deswegen müssen alle Einzelheiten der bisherigen Therapie ermittelt werden, welche Ärzte konsultiert wurden und warum die Behandlung abgebrochen wurde.

Um alle Details der vergangenen und aktuellen Schmerzsituation des Patienten zu ermitteln, um entsprechend therapieren zu können, muß man bei Schmerzen der Stütz- und Bewegungsorgane zum **Fanatiker der Anamnese** werden.

2.3 Klinischer Untersuchungsbefund

Der klinische Untersuchungsbefund zur Diagnostik von Schmerzen im Bereich der Stütz- und Bewegungsorgane umfaßt immer einen orthopädischen Gesamtstatus, einschließlich neurologischer Untersuchung und spezieller, manualmedizinischer Untersuchungstechniken.

Selbst auf einen bestimmten Skelettabschnitt konzentrierte Schmerzen erfordern **immer** eine Ganzkörperuntersuchung.

So kann z. B. ein Karpaltunnelsyndrom mit umschriebenen Schmerzen an der Hand im Rahmen eines generalisierten, beginnenden, chronischen Rheumatismus auftreten, der primär behandelt werden sollte. Die Schmerztherapie des Karpaltunnelsyndromes ist dann sekundär.

Beispiel:
Hartnäckige Beschwerden, ausgehend von den unteren lumbalen Wirbelgelenken und von einer Kreuzdarmbeinfuge, zusammengefaßt als sog. therapieresistente Kreuzschmerzen, können ihre Ursache im Großzehengrundgelenk haben. Bei der genauen Ganzkörperuntersuchung findet man unter Umständen dort eine Bewegungsstörung im Sinne eines Hallux rigidus, der über das gestörte Gangbild als Ursache in Frage kommt und primär behandelt werden muß.

Tabelle 2.1 Orthopädische Schmerzdiagnostik (klinischer Untersuchungsbefund).

- Orthopädischer Gesamtstatus
- Neurologische Untersuchung
- Manualmedizinische Diagnostik

2.3.1 Der orthopädische Gesamtstatus

Der orthopädische Gesamtstatus besteht aus
- Inspektion
- Palpation
- Funktionsprüfung

Inspektion

Schmerzen im Bereich Stütz- und Bewegungsorgane führen zur charakteristischen Haltungs- und Verhaltensänderungen. Das Gangbild bei

Hüft- und Knieschmerzen entspricht dem Schmerzhinken. Bei Schmerzen, die von der Kreuzdarmbeinfuge ausgehen und bei der Ischialgie, zeigt sich der typische schiefe Gang. Man muß den Patienten beim Umhergehen im Untersuchungszimmer, beim An- und Auskleiden sowie beim Besteigen der Untersuchungsliege genau beobachten.

Palpation

Mit der Palpation werden die typischen Schmerzdruckpunkte ermittelt, die nicht immer dem Schmerzausgangspunkt entsprechen müssen. Es empfiehlt sich, den Hauptschmerzpunkt, z. B. an der Vorderseite des Kniegelenkes, an der Schulter oder an einem bestimmten Dornfortsatz, sich mit einem Finger zeigen zu lassen. Falls es der weiteren Diagnostik dienlich ist, sollte man diesen Punkt sofort mit dem Stift markieren und nach Abschluß der klinischen Untersuchung probatorisch mit einem Lokalanästhetikum infiltrieren. Mit der u.U. erzielten Schmerzfreiheit hat man auch den Ansatz für die orthopädische Schmerztherapie.

Beispiel:
Druckpunkt am medialen oberen Schulterblattrand beim lokalen Cervicalsyndrom.

Beispiel:
Druckpunkt zwischen den Dornfortsätzen der unteren LWS beim Morbus Baastrup.

Beispiel:
Druckpunkt über dem Pes anserinus bei statischen Kniebeschwerden.

Funktionsprüfung

Die Funktionsprüfung und Dokumentation im Bereich der Stütz- und Bewegungsorgane erfolgt nach der Neutral-Null-Methode. Chronische Schmerzen in einem Wirbelsäulenabschnitt oder in einem Gelenk führen über die Dauerschonhaltung, Gelenkkapselschrumpfung und Muskelkontraktur auch immer zu einer Bewegungseinschränkung. Diese gilt es, zur Objektivierung und Dokumentation des Schmerzgeschehens genau zu ermitteln.

An der Wirbelsäule diagnostiziert man die Bewegungseinschränkung, ggf. komplette Blockierung eines Bewegungssegmentes durch Techniken der manuellen Medizin. Die Bewegungsprüfung ganzer Wirbelsäulenabschnitte erfolgt nach der Neutral-Null-Methode.

Die Gelenkbeweglichkeit wird für das Protokoll in Gradzahlen genau festgehalten. Bei der Neutral-Null-Methode wird von der anatomischen Normalstellung, auch Neutralstellung oder funktionelle Ausgangsstellung genannt, aus gemessen. Der abgelesene Winkelwert gibt den Bewegungsausschlag von der Null-Stellung aus an. Eine Bewegung wird nicht nur durch die beiden erreichen Endwerte, etwa für Beugung und Streckung angegeben, sondern beim Passieren der festgelegten Null-Linie, z. B. wird die Null als zweite und die Endstellung als dritte Zahl eingetragen. Passiert der Bewegungsausschlag die Null-Stellung, kommt die Null in die Mitte. Wird die Null-Stellung nicht erreicht, erscheint die Null sinngemäß vor oder hinten den beiden anderen Zahlen.

Wenn zum Beispiel im Ellenbogengelenk keine Überstreckung möglich ist, lautet das Protokoll 150/0/0. Kann die Null-Stellung etwa wegen einer Kontraktur nicht erreicht werden, so notiert man

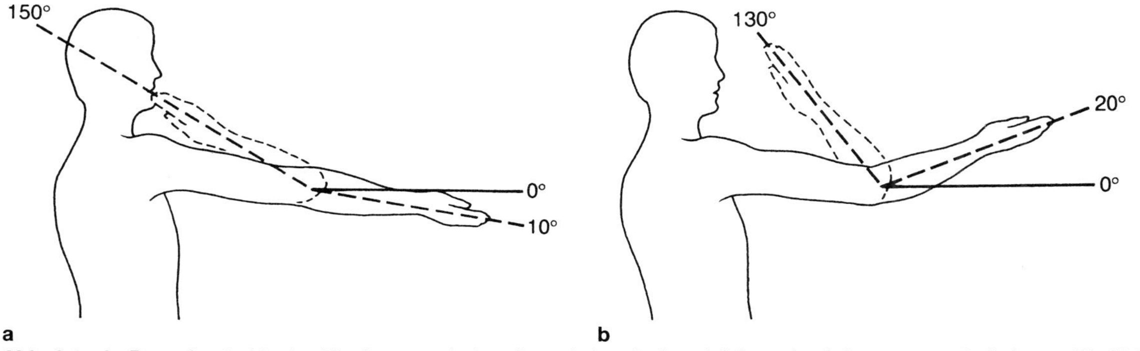

Abb. 2.1a, b Beugekontraktur im Ellenbogengelenk aufgrund chronisch rezidivierender Schmerzen, z. B. Arthrose. Die Null-Stellung kann nicht erreicht werden. Aus der Kontrakturstellung (**b**) von 20° Beugung kann das Ellenbogengelenk bis 130° (von der Null-Stellung aus gemessen) um 110° gebeugt werden.
Protokoll: Flexion/Extension 130/20/0.

die Null vorne oder hinten. Bei einer Beugekontraktur von 20° und einer von dieser Stellung aus erreichten weiteren Beugung von 130° lautet das Protokoll: Flexion/Extension 130/20/0.

Liegt eine Versteifung des Ellenbogengelenks in einer Beugestellung von 20° vor, heißt es im Protokoll: 20/20/0.

Für die Diagnose und Verlaufskontrolle chronischer Schmerzkrankheiten der Wirbelsäule und Gelenke ist es außerordentlich wichtig, die Beweglichkeit während der Schmerztherapie zu prüfen und zu dokumentieren. Dies gilt insbesondere zur Bewertung einzelner schmerztherapeutischer Maßnahmen.

Aus der Funktionsprüfung ergibt sich auch die schmerzfreie bzw. schmerzhafte Bewegungsrichtung eines Gelenkes oder eines Wirbelsäulenabschnittes mit Hinweisen für den Ansatz der kausalen orthopädischen Schmerztherapie. Bei der Schmerztherapie sollte z. B. die Bewegungsbehandlung grundsätzlich im schmerzfreien Bewegungsspektrum stattfinden (**B**ewegung **i**m **s**chmerz**f**reien **R**aum: **BISFR**).

Beispiel:
Bei chronischen **Schulterschmerzen** mit hohem Analgetikaverbrauch ist die Abduktion bis 60° und ab 130° schmerzarm. Dazwischen, d. h. zwischen 60° und 130° Abduktion sollte weder gelagert noch geübt werden.

Beispiel:
Chronisch rezidivierendes **Halswirbelsäulensyndrom**. Die manualmedizinische Untersuchungsprüfung ergibt in der Regel eine schmerzarme Seitneigung und Rotation der Halswirbelsäule, welche als Ausgangsstellung für die Glissonkyphosetraktion und die Bewegungstherapie dienen sollte.

Beispiel:
Schmerzfreie **Knie- und Hüftbeugung** beim L5- und S1-Syndrom. Folgerung: Übungen, physiotherapeutische Anwendungen und Ruhestellung sollten grundsätzlich in Stufenlagerung erfolgen.

2.3.2 Neuro-orthopädische Schmerzdiagnostik

Die neurologische Untersuchung ist wesentlicher Bestandteil der Schmerzdiagnostik im Bereich der Stütz- und Bewegungsorgane.

Nach Inspektion, Palpation und Funktionsprüfung muß auch immer ein Reflexstatus mit Prüfung der Motorik und Sensibilität sowie Koordination erhoben werden.

Unmittelbare Nachbarschaft und gegenseitige Beeinflussung der Stütz- und Bewegungsorgane mit Anteilen des Nervensystems erfordern eine gleichzeitige Untersuchung beider Organsysteme. D.h. zum Beispiel an der unteren Extremität schließt sich nach Inspektion, Palpation und Prüfung der Gelenkbeweglichkeit sofort eine Prüfung von Patellarsehnen-, Achillessehnen- und Tibialis-posterior-Sehnenreflex mit Sensibilitäts- und Koordinationsprüfung an.

Zur Untersuchung der Wirbelsäule gehört neben der orthopädischen Untersuchung auch immer eine Überprüfung der Rückenmarkfunktionen.

Bei Nervenwurzel- oder peripheren Nervenkompressionssyndromen gilt es, das Ausmaß der Nervenschädigung durch eingehende Untersuchung der Motorik, Sensibilität und Reflexaktivität zu ermitteln. Je nach Dauer und Stärke der Nervenkompression kommt es zu Sensibilitätsstörungen, Reflexausfällen und Störungen der Motorik. Die Indikation zur konservativen oder operativen Vorgehensweise hängt weniger von Bewegungseinschränkungen, als vielmehr von den neurologischen Störungen ab.

Aus dem Schmerzangaben und dem neurologischen Befund läßt sich schließlich ermitteln, ob es sich um einen Nozizeptorschmerz, eine Neuralgie oder ein gemischtes Schmerzsyndrom handelt. Entsprechend ist der schmerztherapeutische Ansatz.

2.3.3 Manualmedizinische Untersuchung

Die manualmedizinische Untersuchung ist die Feindiagnostik von Funktionsstörungen der Stütz- und Bewegungsorgane.

Für die Schmerzdiagnostik ist es wichtig, ob der Schmerz am Anfang einer Bewegung, während oder erst am Schluß auftritt. Initial auftretende Schmerzen lassen auf entzündliche Veränderungen oder auf ein chronisch-degeneratives Schmerzsyndrom schließen. Treten Schmerzen am Ende einer Bewegung auf, spricht dies für mechanische Behinderungen, etwa durch eine Meniskuseinklemmung, Verletzungen der Gelenkkapsel oder beginnende degenerative Veränderungen.

Um diese Schmerzkriterien zu ermitteln, sind bestimmte Ausgangsstellungen bei der Bewegungsprüfung zu währen, und zwar für jedes Gelenk bzw. Wirbelsäulensegment einzeln.

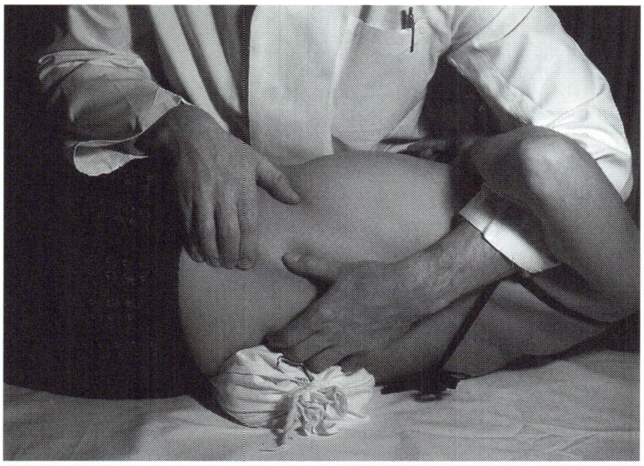

Abb. 2.2 Manualmedizinische Schmerzdiagnostik an der Lendenwirbelsäule zur Differenzierung von Kreuzschmerzursachen. Der Patient befindet sich in seitlicher Kyphosierungslagerung durch Rechtwinkelstellung des linken Hüftgelenkes. Durch Blockierung (Verriegelung) der Segmente oberhalb der Lendenwirbelsäule ist eine isolierte Prüfung und Manipulation der einzelnen lumbalen Bewegungssegmente, einschließlich der Kreuzdarmbeinfugen möglich.

2.4 Bildgebende Verfahren

Bevor man mit der orthopädischen Schmerztherapie beginnt, sollte die Diagnose vollständig sein. Dazu gehört neben dem klinischen Untersuchungsbefund auch immer ein bildgebendes Verfahren des betroffenen Skelettabschnittes, in der Regel ein Röntgenbild. Gelegentlich lassen sich die Ursachen für Schmerzen auch auf den Abbildungen erkennen, wie z. B. die Einengung eines Foramen intervertebrale durch osteophytäre Reaktionen, welche von den Prozessus uncinati an der HWS ausgehen.

Bildgebende Verfahren allein stellen keine Grundlage für eine Schmerzdiagnose oder Schmerztherapie im Bereich der Stütz- und Bewegungsorgane dar.

Einige bildgebende Verfahren haben ihren Stellenwert für Schmerzdiagnostik durch die gleichzeitig stattfindende Lokalanästhesie bzw. Schmerzprovokation. Dazu zählen zum Beispiel Diskografie, Radikulografie und Arthrografien (s. Kap 10.3.4, S. 146).

2.5 Probatorische orthopädische Therapie

Da die meisten nicht operativen orthopädischen Behandlungsmethoden wenig invasiv, riskant und kostspielig sind, empfiehlt es sich, einige davon zur Schmerzdiagnostik am Skelettsystem einzusetzen.

2.5.1 Probatorische Injektionen

Probatorische Injektionen mit einem Lokalanästhetikum an den Schmerzausgangspunkt führen rasch zur Diagnose und Therapie. Man sollte kleine Volumina injizieren, um den Punkt genauer zu ermitteln. Für die therapeutische Lokalinfiltration können dann auch Steroide hinzugefügt werden. Probatorische Injektionen mit Lokalanästhetika werden vor allem durchgeführt:

- Am Hüftgelenk, wenn im Röntgenbild noch nichts zu sehen ist und der Patient über Schmerzen in der Hüftgegend klagt. Die Hüftinjektion dient gleichzeitig zur Punktatanalyse.
- An der Schulter zur Differenzierung des Schmerzausgangspunktes (Bursa, Acromioclaviculargelenk, Bizepssehne?).
- An der Wirbelsäule als Wirbelgelenkinjektion (Facetteninfiltration),
  als Wurzelblockade (Radikulografie),
  als intradiskale Injektion mit Provokation eines diskogenen Schmerzes.

2.5.2 Probatorische orthopädische Hilfsmittel

Die versuchsweise Ruhigstellung bzw. Bewegungslimitierung eines schmerzhaften Extremitäten- oder Wirbelsäulenabschnittes dient nicht nur zur Schmerzdiagnostik, sondern gibt auch wichtige Hinweise für die kausale orthopädische Schmerztherapie.

Beispiel:
Das probatorische Tragen einer Halskrawatte bei Hinterkopfschmerzen weist im Falle der Schmerzreduktion auf eine cervicale Genese hin.

Beispiel:
Der Rumpfgips unter Einschluß des Oberschenkels der erkrankten Seite beim Postdiskotomiesyndrom gilt als Test für eine Fusionsoperation der Wirbelsäule.

Beispiel:
Stufenlagerung bringt bei Beinschmerzen durch Wurzelkompression und Spinalkanalstenose Erleichterung. Der Beinschmerz durch arterielle Durchblutungsstörungen wird durch das Hochlagern der Beine in Stufenlagerung eher verstärkt.

2.5.3 Probatorische physikalische Therapie

Wichtige Hinweise für die Schmerzdiagnose und Therapie erhält man vom Patienten auch über die Aussagen zur Wirkung von Wärme, Kälte, Vibration und dergleichen auf das Schmerzgeschehen. Wenn der Patient diese Erfahrung noch nicht gemacht hat, so sollte man ihn dazu auffordern, die unterschiedlichen Medien auszuprobieren. Allgemein lindert Kälte das akute, Wärme das chronische Schmerzgeschehen. Sollte Wärmeapplikation eine erhebliche Schmerzverstärkung hervorrufen, ist nach bakteriellen Entzündungen zu fahnden. In ähnlicher Weise setzt man probatorisch Ultraschall, Diadynamik und Interferenzstrom ein.

2.6 Elektrodiagnostik

Es gibt noch keine Möglichkeiten zur apparativen Schmerzdiagnostik (Dolorimeter). Mit EMG und EVP kann man allenfalls die übrigen, mitgestörten Nervenfunktionen erfassen. Diese Werte sagen jedoch über die empfundenen Schmerzen des Patienten nur wenig aus. Im Gegenteil, ein stark komprimierter Nerv kann soweit geschädigt sein, daß Schmerzreize nicht mehr weitergeleitet werden, obwohl EMG und EVP erheblich pathologische Werte zeigen. Trotzdem sollte man bei Erkrankungen peripherer Nerven immer auch die Leitfunktion prüfen, insbesondere hinsichtlich ihrer Entwicklung. Die Indikationsstellung zur operativen Dekompression hängt im wesentlichen davon ab, wie lange und wie stark ein Nerv bereits geschädigt ist und ob noch Remissionsmöglichkeiten nach Dekompression zu erwarten sind.

3 Psychologische Schmerzdiagnostik

Grundsätzlich lassen sich Schmerzen auf jeder der genannten Ebenen (siehe Kapitel 1.5.) erfassen: Die psychophysiologische Ebene kann z. B. durch schmerzevozierte Hirnpotentiale abgebildet werden. Die motorische Ebene ist durch Verhaltensbeobachtung oder durch elektromyographische Verfahren erfaßbar. Die subjektive Ebene kann durch Befragung des Patienten erfaßt werden. Für die Praxis der psychologischen Schmerzdiagnostik kommen allerdings vor allem Verfahren in Frage, die ohne allzu großen apparativen und zeitlichen Aufwand durchführbar sind. Dazu zählen „Tests", also standardisierte Fragebogenverfahren (sog. Papier/Bleistift-Verfahren).

Besonders schwierig mag die Messung der subjektiven Ebene erscheinen. Sie ist nur über die Auskunft des Patienten zu erfassen. Allerdings gibt es in der Psychologie Erfahrungen in der Methode der Bestimmung des subjektiven Befindens. Wie für alle Messungen müssen auch für die Erfassung des subjektiven Befindens drei methodische Kriterien erfüllt sein: Die Messung muß „objektiv", „zuverlässig" und „gültig" sein.

Unter der **Objektivität** eines Meßinstrumentes versteht man die Unabhängigkeit des Meßergebnisses von der diagnostizierenden Person. Zu ihrer Prüfung wird die Übereinstimmung des Ergebnisses zwischen unterschiedlichen Testleitern festgestellt. Die Objektivität ist um so höher, je genauer die Durchführung der Messung festgelegt ist. Bei sog. Papier/Bleistift-Verfahren ist die Objektivität deshalb meist sehr hoch.

Das Kriterium der **Zuverlässigkeit** (Reliabilität) eines Meßverfahrens bezeichnet die Genauigkeit des Meßinstrumentes. Die Reliabilität kann u.a. durch die Methode der Testwiederholung geprüft werden. Eine wiederholte Messung muß in einem Zeitraum, über den das zu messende Befinden konstant bleibt, zu einem vergleichbaren Resultat führen. Eine hohe Zuverlässigkeit kann bei der Konstruktion eines Tests dadurch erzielt werden, daß nur solche Aufgaben (Fragen, Items) im Test behalten werden, die diesem Kriterium genügen.

Die **Gültigkeit** (Validität) eines Meßinstrumentes gibt darüber Auskunft, ob das Meßverfahren tatsächlich das erfaßt, was es erfassen soll. Die Validität wird zunächst dadurch geprüft, indem die logische Stimmigkeit der Items im Hinblick auf das zu erfassende Merkmal festgestellt wird. Weiterhin wird als Beleg der Gültigkeit eines Meßinstrumentes der Zusammenhang zu Außenkriterien herangezogen. So sollten bei Patienten mit chronischen Schmerzen die Werte für die emotional-affektive Komponente (s. S. 11) erhöht sein.

Im folgenden werden Verfahren zur Erfassung der Quantität und Qualität des Schmerzerlebens geschildert, die im Hinblick auf die drei genannten Kriterien geprüft wurden.

3.1 Quantitative Schmerzmessung

Einfache Verfahren zur Erfassung des Schmerzberichtes sind eindimensionale Skalen, auf denen der Patient durch Angabe einer Zahl, Markierung eines Punktes auf einer Geraden oder durch Auswahl eines quantifizierenden Adjektives seine Schmerzstärke beschreibt. Der Terminus für diese Art von eindimensionalen Skalen (oder auch „single item"-Verfahren) lautet Schätzskalen oder Ratingsskalen.

Numerische Ratingskala (NRS)

Auf einer Skala zwischen 0 und 10 (oder auch zwischen 0 und 100) soll der Patient seine aktuelle Schmerzstärke angeben. Der minimale und der maximale Wert werden durch Adjektive beschrieben. Einen Sonderfall der numerischen Ratingskala stellt das Schmerztagebuch dar (s.u.).

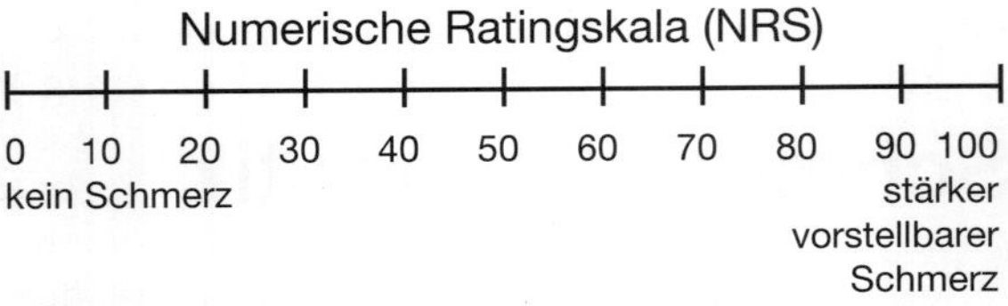

Abb. 3.1 Beispiel eines numerischen Ratings.

Visuelle Analogskala (VAS)

Auf einer geraden Strecke ohne Unterteilung werden die beiden Extrempole durch „kein Schmerz“ bzw. „stärkster vorstellbarer Schmerz“ bezeichnet. Der Patient wird gebeten, den Punkt auf der Strecke zu markieren, der seiner Schmerzintensität entspricht. Die Auswertung erfolgt mit Hilfe eines Millimetermaßes; teilweise werden Skalen in der Form angeboten, daß der Patient durch Schieben einer Markierungslinie (ähnlich einem Rechenschieber) seine Einstellung vornimmt, und auf der Rückseite unmittelbar der entsprechende numerische Wert abgelesen werden kann.

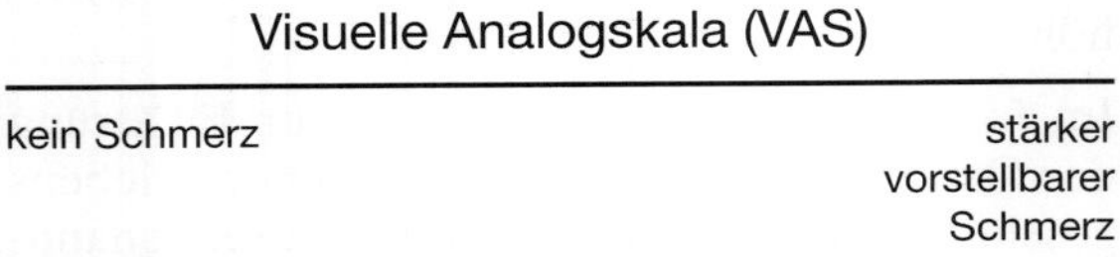

Abb. 3.2 Beispiel einer visuellen Analogskala.

Verbale Ratingsskala (VRS)

Die verbale Ratingsskala ist wie die numerische Ratingsskala unterteilt. Die Stufen werden jedoch nicht durch Zahlen gekennzeichnet, sondern durch die Schmerzstärke beschreibende Adjektive. Die Anzahl der Abstufungen ist meist deutlich geringer als bei numerischen Skalen.

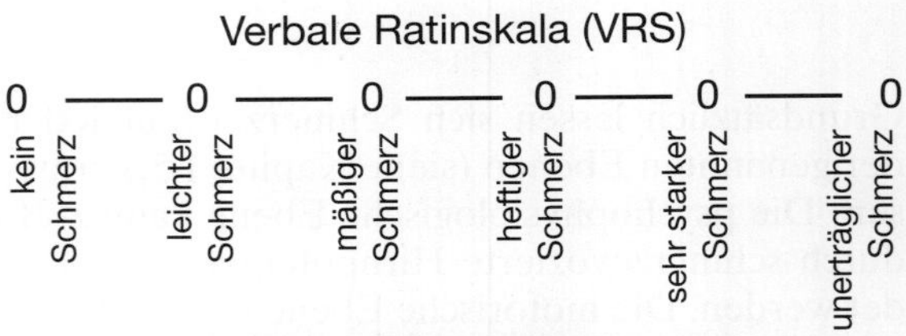

Abb. 3.3 Beispiel einer verbalen Ratingskala.

Schmerztagebuch

Das Schmerztagebuch besteht meist aus vier numerischen Ratingskalen für jeden Tag einer Woche. Der Patient wird gebeten, für den Vormittag, den Nachmittag, den Abend und die Nacht jeweils die Schmerzstärke zu notieren. Auf diese Weise kann der Schmerzverlauf für eine oder mehrere Wochen festgehalten werden. Darüber hinaus besteht die Möglichkeit, die Einnahme von Medikamenten oder die Durchführung an-

Schmerztagebuch

Name . . . . Woche vom . . . . bis . . . .

Wochentag	Montag				Dienstag				Mittwoch				Donnerstag				Freitag				Samstag				Sonntag				Bemerkungen
Uhrzeit	22–7	7–12	12–18	18–22	22–7	7–12	12–18	18–22	22–7	7–12	12–18	18–22	22–7	7–12	12–18	18–22	22–7	7–12	12–18	18–22	22–7	7–12	12–18	18–22	22–7	7–12	12–18	18–22	
stärkster > vorstellbarer Schmerz	9	9	9	9	9	9	9	9	9	9	9	9	9	9	9	9	9	9	9	9	9	9	9	9	9	9	9	9	
	8	8	8	8	8	8	8	8	8	8	8	8	8	8	8	8	8	8	8	8	8	8	8	8	8	8	8	8	
	7	7	7	7	7	7	7	7	7	7	7	7	7	7	7	7	7	7	7	7	7	7	7	7	7	7	7	7	
	6	6	6	6	6	6	6	6	6	6	6	6	6	6	6	6	6	6	6	6	6	6	6	6	6	6	6	6	
	5	5	5	5	5	5	5	5	5	5	5	5	5	5	5	5	5	5	5	5	5	5	5	5	5	5	5	5	
Schmerzstärke	4	4	4	4	4	4	4	4	4	4	4	4	4	4	4	4	4	4	4	4	4	4	4	4	4	4	4	4	
	3	3	3	3	3	3	3	3	3	3	3	3	3	3	3	3	3	3	3	3	3	3	3	3	3	3	3	3	
	2	2	2	2	2	2	2	2	2	2	2	2	2	2	2	2	2	2	2	2	2	2	2	2	2	2	2	2	
kein Schmerz	1	1	1	1	1	1	1	1	1	1	1	1	1	1	1	1	1	1	1	1	1	1	1	1	1	1	1	1	
>	0	0	0	0	0	0	0	0	0	0	0	0	0	0	0	0	0	0	0	0	0	0	0	0	0	0	0	0	

Für weitere Notizen bitte die Rückseite benutzen.

Abb. 3.4 Schmerztagebücher dienen der Verlaufsuntersuchung der Schmerzstärke. Mit der Schmerzskala (0 bis 9) soll die Schmerzstärke geschätzt werden. Um aussagekräftige Daten zu erhalten, müssen täglich die Schmerzintensitäten zumindest viermal bestimmt und eingetragen werden. Die Position 0 bedeutet Schmerzfreiheit, die Position 9 stärkster vorstellbarer Schmerz.

derer Maßnahmen zu notieren und Hinweise auf die Auswirkungen dieser Maßnahmen zu erhalten.

Schmerzzeichnung

In der Schmerzzeichnung markiert der Patient die Körperstellen, an denen er den Schmerz wahrnimmt durch einen Kreis. Falls Schmerzen an mehreren Körperstellen empfunden werden, soll der Kreis schraffiert werden, der den hauptsächlichen Schmerz bezeichnet. Ausstrahlende Schmerzen werden durch Pfeile gekennzeichnet.

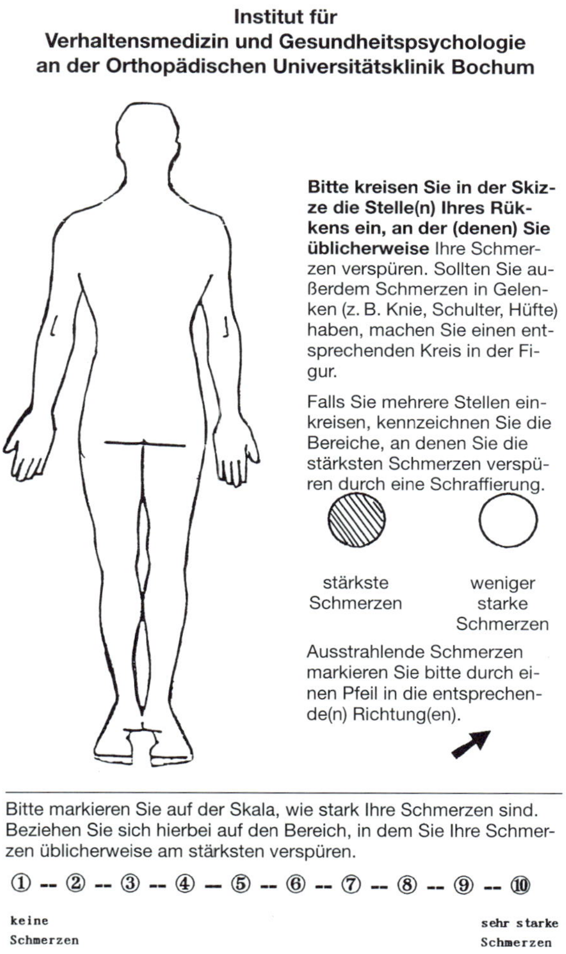

Abb. 3.5 Beispiel einer Schmerzzeichnung.

Eine Möglichkeit der Auswertung der Schmerzzeichnung besteht darin, eine Folie mit Zentimeter-Raster über die ausgefüllte Zeichnung zu legen und die Anzahl der markierten Kästchen auszuzählen.

Diese einfachen quantitativen Verfahren der Schmerzdiagnostik haben den Vorteil der leichten praktischen Einsetzbarkeit: Sie sind einfach vorzugeben und leicht auszuwerten. Nur wenige Patienten haben Schwierigkeiten, die Instruktionen zu verstehen. Sie eignen sich gut zu Wiederholungsmessung und erlauben so die Dokumentation des Schmerzverlaufes. Die Kriterien der Objektivität und Reliabilität werden erfüllt.

Allerdings muß für alle Ratingskalen bedacht werden, daß das Skalenniveau lediglich einer Rangskala (Ordinalskala) entspricht und nur Aussagen über „größer“ oder „kleiner“ erlauben. Es kann nicht geschlossen werden, daß die Schmerzstärke der Stufe „6“ doppelt so hoch ist wie die der Stufe „3“.

Der Nachteil der eindimensionalen Single-Item-Skalen liegt darin, daß sie lediglich ein globales Schmerzmaß wiedergeben. Unterschiedliche Schmerzkomponenten wie die affektive und die sensorische Komponente werden nicht differenziert sondern summiert. Auf diese Weise können wesentliche Veränderungen in der Schmerzwahrnehmung übersehen werden: z. B. reduziert Fentanyl vor allem den sensorischen, Diazepam hauptsächlich den affektiven Schmerz.

3.2 Qualitative Schmerzmessung

Wenn auch die im Folgenden beschriebenen Instrumente zur Schmerzerfassung als „qualitativ“ gekennzeichnet werden, so sind sie tatsächlich auch quantitativ Meßinstrumente. Im Gegensatz zu den im vorangehenden Kapitel geschilderten Verfahren liefern sie jedoch Punktwerte für qualitativ unterschiedliche Kategorien des Schmerzerlebens.

McGill Pain Questionnaire (MPQ)

Die international am meisten verbreitete Skala ist der von *Melzack* (1975) entwickelte „McGill Pain Questionnaire (MPQ)“. Er umfaßt 20 Item-Klassen mit je zwei bis sechs schmerzbeschreibenden Adjektiven. Die Klassen können den Dimensionen „sensorischer Schmerz“, „Affektiver Schmerz“ und „evaluativer Schmerz“ zugeordnet werden.

Der Patient wird instruiert, in den für ihn zutreffenden Klassen (Kästchen) jeweils das Adjektiv zu markieren, da seiner Schmerzempfindung entspricht. Abb. 3.6 zeigt eine deutschsprachige Version, die „Münchner Schmerzwortskala“.

☞ Sie finden nachfolgend 20 Wortgruppen, mit denen Sie Ihren augenblicklichen Schmerz beschreiben sollen. Kreuzen Sie in jeder Wortgruppe nur ein einziges Wort an – eben das, das am genauesten auf Ihren augenblicklichen Schmerz paßt. Sollte in einer Wortgruppe keine der Begriffe auf Ihren Schmerz zutreffen, so überspringen Sie bitte diese Wortgruppe.

1
1 flatternd
2 zitternd
3 pulsierend
4 pochend
5 schlagend
6 hämmernd

2
1 sprunghaft
2 einschießend
3 blitzartig

3
1 pieksend
2 bohrend
3 aufbohrend
4 erstechend
5 niederstechend

4
1 scharf
2 schneidend
3 zerreißend

5
1 zwickend
2 drückend
3 nagend
4 krampfend
5 erdrückend

6
1 ziehend
2 zerrend
3 reißend

7
1 heiß
2 brennend
3 glühend
4 siedend

8
1 kribbelnd
2 juckend
3 beißend
4 stechend

9
1 dumpf
2 wund
3 weh
4 schmerzend
5 heftig

10
1 weich
2 angespannt
3 kratzend
4 spaltend

11
1 ermüdend
2 erschöpfend

12
1 ekelhaft
2 erstickend

13
1 bedrohlich
2 schrecklich
3 entsetzlich

14
1 plagend
2 strafend
3 gemein
4 bösartig
5 mörderisch

15
1 elend
2 erblindend

16
1 störend
2 ärgerlich
3 erbärmlich
4 intensiv
5 unerträglich

17
1 sich ausbreitend
2 ausstrahlend
3 eindringend
4 durchdringend

18
1 straff
2 taub
3 zusammenziehend
4 quetschend
5 zerreißend

19
1 kühl
2 kalt
3 eisig

20
1 hartnäckig
2 übelerregend
3 quälend
4 furchtbar
5 marternd

Abb. 3.6 Beispiel für eine deutschsprachige Version der MPQ-Skala von *Stein* & *Mendl* (1988).

Vorteile dieses Verfahrens liegen in seiner internationalen Verbreitung und in zusätzlichen Auswertungsmöglichkeiten. Nach unserer Erfahrung im Hinblick auf die Akzeptanz durch die Patienten hat sich die im Folgenden erläuterte „Schmerzempfindungsskala SES" besser bewährt.

Schmerzempfindungsskala (SES)

Diese Skala besteht aus 24 Items; davon 14 zur Erfassung des „affektive Schmerzes" und 10 Items für die Messung des „sensorische Schmerzes" konstruiert. Die evaluative Schmerzkomponente ist hier Bestandteil der Items für den affektiven Schmerz. Die Skala wurde von *Geissner* (1996) auf der Grundlage kritischer Forschungsergebnisse zum MPQ entwickelt.

Die Reliabilitäts- und Validitätswerte der Skala sind ausgezeichnet. Sie ist änderungssensibel, normiert und erlaubt den Vergleich mit Mittelwerten verschiedener Gruppen von Schmerzpatienten.

3.3 Psychologische Schmerzanamnese

Ziel der psychologischen Schmerzanamnese ist die Bestimmung der psychologischen Faktoren, die mit dem Schmerzerleben und -verhalten einhergehen, also eine Einschätzung des Ausmaßes

Schmerzempfindungsskala

Schmerzempfindung

Die nachfolgenden Aussagen beschreiben die Schmerzempfindung etwas genauer, bitte geben Sie bei jeder Aussage an, ob die vorgegebene Empfindung für Ihre Schmerzen stimmt.

Sie haben bei jeder Aussage 4 Antwortmöglichkeiten:

4 = trifft genau zu
3 = trifft weitgehend zu
2 = trifft ein wenig zu
1 = trifft nicht zu

Beurteilen Sie Ihre Schmerzen so, wie Sie sie in den letzten 24 Stunden empfunden haben.

Bitte machen Sie ein Kreuz auf die Zahl, die für Sie am besten zutrifft.

Bitte machen Sie in jeder Zeile ein Kreuz und lassen Sie bei der Beantwortung keine Aussage aus.

Teil A	trifft genau zu	trifft weitgehend zu	trifft ein wenig zu	trifft nicht zu
1. Ich empfinde meine Schmerzen als quälend	4	3	2	1
2. Ich empfinde meine Schmerzen als grausam	4	3	2	1
3. Ich empfinde meine Schmerzen als erschöpfend	4	3	2	1
4. Ich empfinde meine Schmerzen als erschöpfend	4	3	2	1
5. Ich empfinde meine Schmerzen als mörderisch	4	3	2	1
6. Ich empfinde meine Schmerzen als elend	4	3	2	1
7. Ich empfinde meine Schmerzen als schauderhaft	4	3	2	1
8. Ich empfinde meine Schmerzen als scheußlich	4	3	2	1
9. Ich empfinde meine Schmerzen als schwer	4	3	2	1
10. Ich empfinde meine Schmerzen als entnervend	4	3	2	1
11. Ich empfinde meine Schmerzen als marternd	4	3	2	1
12. Ich empfinde meine Schmerzen als furchtbar	4	3	2	1
13. Ich empfinde meine Schmerzen als unerträglich	4	3	2	1
14. Ich empfinde meine Schmerzen als lähmend	4	3	2	1

Teil B	trifft genau zu	trifft weitgehend zu	trifft ein wenig zu	trifft nicht zu
15. Ich empfinde meine Schmerzen als schneidend	4	3	2	1
16. Ich empfinde meine Schmerzen als klopfend	4	3	2	1
17. Ich empfinde meine Schmerzen als brennend	4	3	2	1
18. Ich empfinde meine Schmerzen als reißend	4	3	2	1
19. Ich empfinde meine Schmerzen als pochend	4	3	2	1
20. Ich empfinde meine Schmerzen als glühend	4	3	2	1
21. Ich empfinde meine Schmerzen als stechend	4	3	2	1
22. Ich empfinde meine Schmerzen als hämmernd	4	3	2	1
23. Ich empfinde meine Schmerzen als heiß	4	3	2	1
24. Ich empfinde meine Schmerzen als durchstoßend	4	3	2	1

Bitte überprüfen Sie nochmals, ob Sie auch nichts ausgelassen haben

Abb. 3.7 Beispiel für die SES (*Geissner*, 1996).

der psychologischen Komponenten des Schmerzes.

Dazu müssen Informationen erhoben werden zu möglichen respondenten Komponenten der Schmerzwahrnehmung und zu operanten Faktoren des Schmerzverhaltens. Kognitionen im Zusammenhang mit dem Schmerz müssen erfaßt werden, wie etwa subjektive Erklärungen des Schmerz- und Krankheitsgeschehens und Erwartungen in Hinblick auf die Kontrollierbarkeit und weitere Entwicklung des Schmerzes. Die Rolle des Schmerzes für die Selbstwahrnehmung und Lebensplanung des Patienten muß geklärt werden.

Die Erhebung dieser Informationen im persönlichen Gespräch nimmt selbst in einfachen Fällen mindestens eine Sitzung von 50 Minuten in Anspruch. Häufig wird mehr als eine Sitzung notwendig. Die Anwesenheit eines Lebenspartners des Schmerzpatienten zumindest während eines Teils der anamnestischen Gespräche kann wichtige zusätzliche Informationen liefern, z. B. in Hinblick auf den operanten Anteil des Schmerzes. Während des Gespräches, das die im folgenden aufgeführten Punkte des anamnestischen Leitfadens berührt, wird auch das Verhalten des Patienten beobachtet, um Hinweise auf nonverbale Schmerzäußerungen, wie Stöhnen, Weinen oder Schonhaltungen zu registrieren.

Leitfaden für das anamnestische Gespräch

1. Aktuelles Beispiel

Der Patient wird gebeten, exemplarisch eine Schmerzerfahrung aus den vorangehenden Tagen so detailliert wie möglich zu berichten. Dabei wird nach der Lokalisation, der Intensität, der Qualität und der Dauer der Schmerzempfindung gefragt.

2. Vorausgehende Stimuli

Der Patient wird nach typischen Situationen, in denen der Schmerz auftritt, und nach typischen Ereignissen, die dem Schmerz vorausgehen, befragt. Mögliche vorausgehende Stimuli sind Tageszeiten, soziale Situationen, ergonomische Situationen, Körperhaltungen etc. Es gilt zu eruieren, ob die der Schmerzwahrnehmung vorausgehenden Stimuli den Charakter von Konditionierten Stimuli im Sinne des respondenten Schmerzes (CS) haben oder ob sie als Diskriminative Stimuli einer operanten Kontingenz (S^d) wirken. Löst eine Situation immer oder fast immer den Schmerz aus (wie vielleicht der Anblick des Computer-Monitors auf dem Schreibtisch des Arbeitsplatzes), so spricht dies eher für eine respondente Komponente. Führt eine Situation nur unter bestimmten Bedingungen zur Schmerzwahrnehmung (z. B. zu Hause, nur wenn ein Familienmitglied anwesend ist), so wird dies eher als Hinweis eine operante Komponente interpretiert. Eine genauere Prüfung dieser Frage ergibt sich aus der Analyse der dem Schmerz folgenden Stimuli.

3. Nachfolgende Stimuli

Es werden unmittelbar, mittelfristig und langfristig nach der Schmerzreaktion eintretende Konsequenzen erfragt. Zu den unmittelbaren Folgen können zählen: die Reaktionen von Lebenspartnern, Familienmitgliedern, Arbeitskollegen und Vorgesetzten. Zu den mittelfristigen Konsequenzen gehören z. B. Entlastungen von unangenehmen Tätigkeiten oder Krankschreibungen. Langfristige Folgen von Schmerzäußerungen können eine vorzeitige Berentung oder eine andere Versicherungsleistung sein.

4. Krankheitskonzept

Hier werden die subjektiven Vorstellungen des Patienten im Hinblick auf seine Erklärung für die Schmerzursache und den erwarteten Verlauf des Krankheitsprozesses, die sog. „implizite Krankheitstheorie" erfragt. Welche Vorstellungen hat der Patient von den möglichen körperlichen und psychischen Ursachen seiner Schmerzwahrnehmung; d. h. ist die schmerz- bzw. gesundheitsbezogene Kausalattribution eher internal oder eher external. Damit im Zusammenhang stehen körperliche oder psychische Kontrollattributionen.

5. Emotionale Veränderungen

In diesem Bereich müssen folgende Fragen geprüft werden:

Wie ist die emotionale Stabilität des Patienten zu beurteilen? Zeigt er Zeichen hoher Erregbarkeit und geringer Belastbarkeit? Ist der Patient ängstlich besorgt um die weitere Entwicklung seiner Erkrankung und seines Lebensweges? Wie sehr hat sich die Lebensfreude seit dem Eintreten der Schmerzen vermindert?

6. Selbstkontrolle

Hier muß eruiert werden, ob und welche Möglichkeiten der Patient selbst nutzen kann, um seine Schmerzen zu lindern. In Frage kommen Wärme- oder Kälteanwendungen, Ruhestellung oder gezielte Aktivitäten usw. Wenn der Patient Fak-

ANAMNESE: **DATUM:** **PATIENT/IN:**

1 **AKTUELLES BEISPIEL**

Lokalisation — Qualität — Häufigkeit
Dauer — Intensität
Intervall zwischen Ende physikalischer Aktivität & Schmerz
-> Schmerzzeichnung (heute/14 Tage)

2 **VORAUSGEHENDE STIMULI**

als S^d, S^{delta} — oder — CS
soziale Situation — ergonomische S. — biomechanische S.

3 **NACHFOLGENDE STIMULI**

unmittelbar: — mittelfristig: — langfristig:
Lebenspartner — Krankschreibungen — Rente
Familie
Arbeitskollegen etc.
Ausmaß der Beeinträchtigung durch Schmerz

4 **SELBSTKONTROLLE**

vorhandene Bewältigungsstrategien
Verstärkungs- und Linderungsfaktoren
Eigenaktivität
Streßbewältigungsverhalten

5 **MEDIKATION**

Medikamenteneinnahmeverhalten — welches Präparat
seit wann — wie regelmäßig
schmerz vs. zeitkontingent

6 **ENTWICKLUNG DER CHRONIFIZIERUNG**

7 **SONSTIGE BESCHWERDEN**

aktuelle Beschwerden/Krankheiten
frühere Beschwerden/Erkrankungen
Unfälle, Operationen

8 **KRANKHEITSKONZEPT**

subjektive Erklärungsmodelle
Kontrollüberzeugungen
Veränderungserwartung

9 **FAMILIENANAMNESE**

Krankheitsfälle — Krankheitsverhalten — Modellernen

10 **PERSÖNLICHE ENTWICKLUNG UND AKTUELLE LEBENSSITUATION**

Schulische/Berufliche Entwicklung
Partnerschaft/Ehe/Sexualität
familiäre Situation, Wohnsituation
finanzielle Situation
mögliche S^r: — soziale Kontakte — Interessen — Hobbys
IMMER: Frage nach Veränderungen durch Schmerz!

11 **PERSÖNLICHKEIT**

Introversion/Extraversion
emotionale Stabilität
depressive Symptomatik (früher/heute)
Ängstlichkeit (früher/heute)
Schmerzäußerungen während Interview

Abb. 3.8 Leitfaden zur Gestaltung des anamnestischen Gespräches.

toren berichten kann, die eine Intensivieren des Schmerzerlebens nach sich ziehen, kennt er oft auch Faktoren, die eine Minderung der Schmerzintensität bewirken können. Patienten mit einem hohen Grad an Chronizität können hier häufig gar keine Einflußfaktoren beschreiben.

7. Sonstige Beschwerden
Hier wird nach jetzigen oder früheren Beschwerden oder Krankheiten gefragt, die nicht die aktuellen orthopädisch diagnostizierten Beschwerden betreffen. Hier können z. B. Unfälle, operative Eingriffe oder andere schmerzhafte Erkrankungen zu Sprache kommen. Für diese Beschwerdebilder erfolgt eine Analyse der unter 1 bis 6 genannten Fragenkomplexe.

8. Medikation
Es gilt zu klären, welche Analgetika der Patient seit wann und wie häufig einnimmt. Handelt es sich um peripher oder zentral wirksame Medikamente, um verschriebene Präparate oder Selbstmedikation? Wichtig ist die Klärung der Frage, ob die Analgetika schmerz- oder zeitkontingent eingenommen werden. Weiter muß geklärt werden, ob der Patient Erfahrungen mit Tranquilizern, muskelrelaxierenden Medikamenten oder Psychopharmaka hat. Hinweise auf einen möglichen Analgetika-Abusus müssen geprüft werden.

9. Persönliche Entwicklung/ aktuelle Lebenssituation
Es wird die schulische bzw. berufliche Entwicklung erhoben bis hin zur momentanen Situation und der Zufriedenheit, die mit ihr einhergeht. Ebenso wird die familiäre Situation erfragt und der Bereich von Ehe, Partnerschaft und Sexualität. Informationen zur Wohnsituation, zu sozialen Kontakt und Freizeitgestaltung werden erhoben und jeweils auf ihre Veränderungen nach Eintreten der Schmerzsymptomatik geprüft.

10. Familienanamnese
Hier wird geprüft, ob es in der Familiengeschichte Fälle von chronischen bzw. schmerzhaften Erkrankungen gab. Für den positiven Fall, wird untersucht, welche Formen von Schmerz- und Krankheitsverhalten die betroffenen Familienmitglieder gezeigt haben. Auf diese Weise sollen Prozesse des Beobachtungslernens in Hinblick auf die Krankenrolle erfaßt werden.

Abb. 3.8 zeigt unseren Leitfaden zur Gestaltung des anamnestischen Gespräches.

Die Erhebung einer ausführlichen psychologischen Anamnese ist zeitaufwendig und erfordert eine spezielle Ausbildung. Dennoch kann auch der Orthopäde im Rahmen seiner Anamnese Informationen zu einigen psychischen Bereichen erheben:

a) Streßabhängige Schmerzverstärkung

b) operante Anzeichen:
   - wiederholter Wunsch nach Krankschreibung
   - demonstrativer Schmerzausdruck
   - Entlastung durch Familie

c) Hilflosigkeit/Externalität:
   „ich kann nichts tun, damit der Schmerz geringer wird“

d) Depressivität:
   dauerhaft deutlich gedrückte Stimmungslage,
   sozialer Rückzug,
   Einstellung von Freizeitaktivitäten

Sind mindestens zwei der vier Anzeichen positiv, sollte eine ausführliche psychologische Diagnostik durch einen Psychologen für den Schmerzpatienten eingeleitet werden und danach über die Teilnahme an einem Schmerzbewältigungsprogramm oder einer schmerzpsychologischen Einzelbehandlung entschieden werden.

3.4 Diagnostik der Chronifizierung

Zur Bestimmung des Grades der Chronifizierung reicht die Angabe der bisherigen Schmerzdauer nicht aus. Zusätzlich müssen Daten zum Schmerzbericht und Schmerzverhalten des Patienten erhoben werden. *Gerbershagen* (1995) hat das Mainzer Pain Staging System entwickelt, das vier Achsen der Chronizität berücksichtigt. Die Achsen I und II beziehen sich auf die Schmerzwahrnehmung, die Achsen III und IV auf das Schmerzverhalten.

Die **„Achse I: Zeitliche Aspekte der Schmerzwahrnehmung“** erfaßt die Auftretenshäufigkeit, die Auftretensdauer und den Wechsel der Intensität des Schmerzerlebens.

Die **„Achse II: Räumliche Aspekte der Schmerzwahrnehmung“** beschreibt das Schmerzbild als mono-, bi- oder multilokulär.

Der Gebrauch von Analgetika wird in der **„Achse III: Medikamenteneinnahmeverhalten“** festgehalten, einschließlich der Anzahl der Entzugsbehandlungen.

Tabelle 3.1 Diagnostik der Chronifizierung.

Kriterium	**Chronifizierung**		
	nicht	**beginnend**	**erheblich**
Schmerz			
Bericht	mono- oder bilokulär, konkret	multilokulär	Panalgesie
Verhalten		positive Konsequenzen für Schmerzäußerungen	
Patienten-Karriere			
N besuchter Ärzte	1	2-3	> 3
N stationärer Klinik-aufenthalte	0	1	> 2
N der Operationen	0	1	> 1
Medikation		eher peripher	zentral
		wirksame Analgetica	
Zeit	< 6 Wochen	< 3 Monate	> 6 Monate
Arbeitsunfähigkeit	-	< 2 Wochen	> 4 Wochen
Klinisch-psycholog. Variablen			
Depressivität	o.B.	} leicht erhöht	} stark erhöht
Ängstlichkeit	o.B.		
Externalität	o.B.		

Die **„Achse IV: Patientenkarriere“** bezieht sich auf die Inanspruchnahme des Gesundheitssystems und hält die Anzahl der Arztwechsel, der schmerzbedingten Klinikaufenthalte, Operationen und Reha-Maßnahmen fest.

Die Anzahl der Punkte auf den vier Achsen wird zu einem Summenscore addiert, der die Bestimmung des Chronifizierungsstadiums erlaubt.

Die in diesem Schema geprüften Chronifizierungszeichen sind psychologischer Natur. Es handelt sich Maße des Erlebens und Verhaltens bei Schmerzen. Dennoch gibt es darüber hinaus psychologische Kriterien, die das Ausmaß der Chronifizierung anzeigen. Um sie von den bereits aufgeführten Faktoren zu unterscheiden, werden sie im Folgenden als klinisch-psychologische Kriterien bezeichnet.

Klinisch psychologische Kriterien der Chronizität

Diese Faktoren beziehen sich auf das Vorliegen respondenter und operanter Zeichen des Schmerzverhaltens und auf emotionale sowie kognitive Veränderungen.

- Respondente Anteile
- Operante Anteile
- Depressivität
- Ängstlichkeit
- Externale Kontrollüberzeugung
- Verminderte Arbeitszufriedenheit

Keine oder nur geringe Chronifizierung liegt vor, wenn
- Zeit seit Beginn der Schmerzen: weniger als 6 Wochen
- Anzahl der konsultierten Ärzte: einer
- Schmerzlokalisation: konkret
- Ängstlichkeit u. Depressivität: gering
- Kontrollüberzeugung: internal

Ein **mittlerer Grad der Chronifizierung** besteht, wenn
- Zeit seit Beginn der Schmerzen: 6 bis 12 Wochen
- Anzahl der konsultierten Ärzte: ein oder zwei
- Schmerzlokalisation: konkret bis bilokulär
- Ängstlichkeit u. Depressivität: gering erhöht
- Kontrollüberzeugung: normal

Ein **hoher Grad der Chronifizierung** ist erreicht, wenn
- Zeit seit Beginn der Schmerzen: mehr als 6 Monate
- Anzahl der konsultierten Ärzte: größer als vier
- Schmerzlokalisation: panalgetisch
- Ängstlichkeit u. Depressivität: hoch
- Kontrollüberzeugung: external

4 Allgemeine orthopädische Schmerztherapie

Akute und chronischen Schmerzen der Stütz- und Bewegungsorgane erfordern jeweils einen speziellen Behandlungsplan.

Akute Schmerzen sollten möglichst rasch und effektiv behandelt werden, durch Hemmung bzw. Unterbindung der Nozizeption, um eine Chronifizierung zu vermeiden. Bei **chronischen Schmerzen** muß in erster Linie die Schmerzverarbeitung behandelt werden. Je nach Wirkungsmechanismus gibt es eine **symptomatische** und eine **kausale** Therapie. Die Schmerztherapie kann mehr oder weniger invasiv, riskant und kostenträchtig sein und sollte immer in ihrer Relation zur Effektivität gewertet werden.

4.1 Was erwartet der Patient von der orthopädischen Schmerztherapie?

Der Patient mit chronischen Hüft-, Knie- oder Rückenschmerzen sucht nicht den Spezialisten auf, um noch mehr oder andere Schmerztabletten zu bekommen, sondern er erwartet eine gründliche Untersuchung mit genauer Diagnose. Er will endlich wissen, was er hat, worauf es zurückzuführen ist und wie die Prognose ist. Nach der Diagnose sollte etwas zur Beseitigung der Schmerzursache getan werden. Schließlich will er seine Schmerzen loswerden und dies möglichst rasch.

Eigene Untersuchungen an N = 200 Schmerzpatienten, die im Jahr 1998 eine orthopädische Praxis aufsuchten, oder zur stationären Schmerzbehandlung in die Klinik kamen, ergaben, daß nur 15% die völlige Befreiung von Schmerzen erwarten. 56% der Patienten rechnen mit einer erheblichen und 12% mit einer leichten Besserung der Beschwerden. 17% geben an, daß ihr Ziel in der Vermeidung einer Verschlimmerung besteht. Zwei Drittel der Befragten gehen davon aus, daß sie auch selbst etwas an ihrem Verhalten ändern müssen, um eine wirksame Reduktion der Schmerzen zu erzielen. Nur jeder sechste Patient verneint diese Frage (*Nentwig*, *Willburger* & *Zirke*, 1998).

An Behandlungsmaßnahmen erwartet der Patient beim speziellen Schmerztherapeuten für die Stütz- und Bewegungsorgane Maßnahmen, die der Therapeut selbst durchführt, wie z. B. manuelle Therapie, lokale Injektionen sowie Begleitmaßnahmen zur Ergänzung des Programms. Neben einer genauen Erklärung der Ursache erwartet der Patient schließlich genaue Verhaltensrichtlinien für die Behandlungsphase und für die Zeit danach, um einer erneuten Schmerzentstehung vorzubeugen.

Was erwartet der Patient vom orthopädischen Schmerztherapeuten?

1. Genaue Diagnose mit Erklärungen
2. Schmerzbeseitigung
3. Schmerzursachenbeseitigung
4. Persönliche Maßnahmen durch den Therapeuten
5. Verhaltensrichtlinien

Vor allem erwartet der Patient, daß alles möglichst gleichzeitig geschieht: Nach ausführlichem Gespräch, Untersuchung und Diagnosestellung sollte die persönliche Schmerzbehandlung durch den Arzt stattfinden mit anschließender Physiotherapie und Verhaltensrichtlinien für die nächsten Tage, bis zum nächsten Arztbesuch.

4.2 Was erwartet der Orthopäde von der psychologischen Schmerztherapie?

Berichtet der Schmerzpatient dem Orthopäden über seine Beschwerden, wird der Arzt zunächst den klinischen Befund erheben und diesen möglicherweise mit der Hilfe bildgebender Verfahren sichern. Dabei hat er – oft unausgesprochen – die Vorstellung im Hinterkopf, daß die Resultate des diagnostischen Vorgehens mit den vom Patienten beschriebenen Symptomen im Einklang stehen müssen, um die Schmerzen als degenerativ oder traumatisch verursacht und biomechanisch begründet, als „glaubhaft" zu beurteilen.

Besteht dagegen eine **Diskrepanz zwischen klinischem Befund und den bildgebenden Verfahren**, drängt sich dem behandelnden Arzt die Vermutung auf, daß mit dem Patienten etwas nicht stimmen könne. Oft hat der Orthopäde an dieser Stelle zuerst den Verdacht, daß psychologische Faktoren für die Schmerzwahrnehmung oder das Schmerzverhalten des Patienten verantwortlich sein könnten.

In anderen Fällen stellt sich die Vermutung psychologischer Schmerzursachen erst später ein: Zu Beginn der Behandlung stimmt der Schmerzbericht des Patienten mit dem orthopädischen Befund gut überein; jedoch zeigt sich daraufhin eingeleitete Therapie nicht die erwartete Wirkung.

Wenn man sich die möglichen Konstellationen zwischen dem Ergebnis des orthopädischen Befundes etwas allgemeiner vor Augen führt, ergeben sich folgende Kombinationen (Tab. 4.1):

Tabelle 4.1 Mögliche Konstellation von subjektivem Schmerzbericht und orthopädischer Diagnose.

		Schmerzbeschreibung durch den Patienten	
		+	–
Klinischer Befund, bildgebende Verfahren	+	A	B
	–	C	D

Das Feld A erscheint zumindest anfänglich als unkritisch: Die beklagten Beschwerden stimmen mit dem organischen Befund überein und eine geeignet erscheinende Therapie wird eingeleitet.

Ebenso unkritisch ist der Quadrant D: Personen, die weder Beschwerden noch einen Befund haben, kommen nicht zum Orthopäden.

Ebenfalls nicht beim Orthopäden erscheinen Personen, die zwar im bildgebenden Verfahren einen Befund haben (oder hätten), jedoch keine Schmerzen verspüren (Quadrant B). Diese Kombination ist allerdings keineswegs selten. *Boden* et al. (1990) fanden in Untersuchungen mit Hilfe der Kernspintomografie einen Bandscheibenprolaps, eine Protrusio oder eine Wirbelkanalstenose bei bis zu 28 % der Personen ohne Rückenschmerzen.

Das Feld C entspricht der anfangs geschilderten Diskrepanz zwischen positivem Schmerzbericht durch den Patienten und negativem Ergebnis des orthopädischen Befundes. Es wäre jedoch falsch, nur bei Patienten mit der Kombination dieses Feldes oder nur bei einer Diskrepanz zwischen Behandlungsdauer und Schmerzbericht auf eine psychische Komponente des Schmerzgeschehens zu schließen. Tatsächlich ist jede Schmerzwahrnehmung und jedes Schmerzverhalten auch ein psychologischer Vorgang (siehe auch Kapitel 1.5). Inwieweit psychologische Faktoren zu einer Aufrechterhaltung und Intensivierung des Schmerzgeschehens beitragen, hängt von verschiedenen Faktoren ab, die in Kapitel 1.6.5 beschrieben werden. Kann z. B. der Patient angenehme Konsequenzen für sein Schmerzverhalten erwarten, steigt die Gefahr der stabilisierenden Wirkung psychologischer Prozesse auch dann, wenn orthopädischer Befund und Schmerzbericht übereinstimmen.

Psychologische Prozesse der Chronifizierung können immer dann wirksam werden, wenn Schmerzen empfunden oder geäußert werden. Mit anderen Worten: Sowohl der Quadrant A als auch der Quadrant C bergen die Möglichkeit der Entwicklung psychologischer Prozesse, die das Schmerzgeschehen steuern können. Es wäre also falsch, bei Konkordanz von orthopädischem Befund und subjektiver Schmerzäußerung, die Gefahr psychologischer Prozesse der Chronifizierung zu übersehen; und es wäre ebenso falsch, bei diskrepantem Befund selbstverständlich das Vorhandensein intensiver psychologischer Verursachung der Schmerzen zu unterstellen. Das tatsächliche Ausmaß der Beteiligung psychologischer Faktoren am Schmerzgeschehen läßt sich nur im Verlauf einer ausführlichen Anamnese und durch Einsatz von Meßverfahren bestimmen (siehe Kapitel 3.4 Diagnostik der Chronifizierung).

4.3 Kausale orthopädische Schmerztherapie

Die Mittel, die zur kausalen Behandlung von Schmerzen der Stütz- und Bewegungsorgane eingesetzt werden, entsprechend weitgehend dem konservativ-orthopädischen Behandlungsspektrum – nur mit anderen Akzenten. Im Vordergrund stehen Maßnahmen, die sofort verfügbar

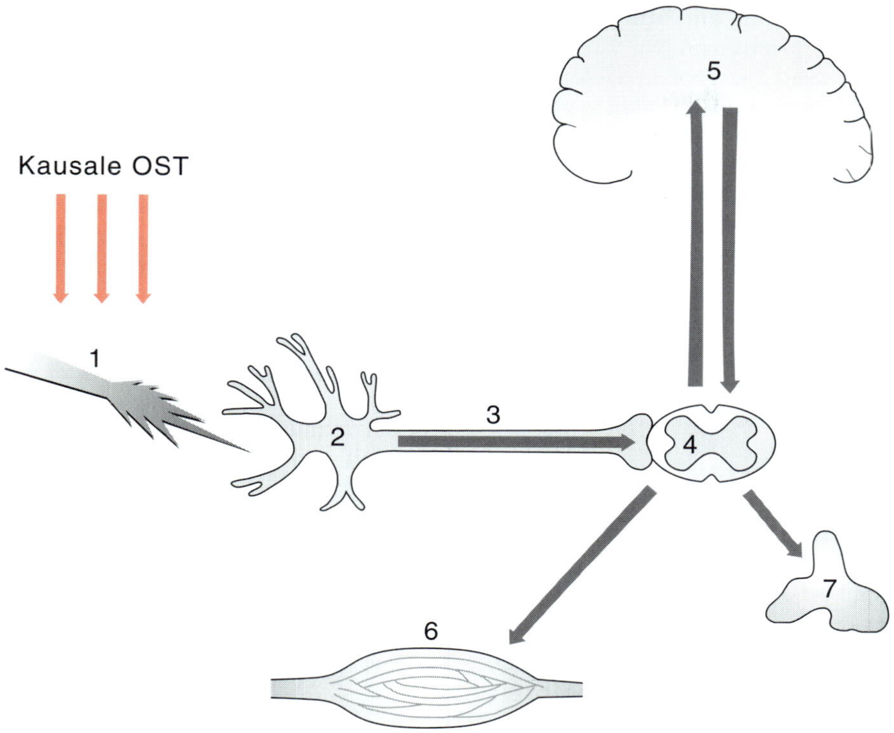

Abb. 4.1 Kausale orthopädische Schmerztherapie: Angriffspunkt, Reduktion bzw. Neutralisation der Noxen, die eine Nozizeption in Gang setzen, bzw. unterhalten.

sind, wie Lagerung, orthopädische Hilfsmittel, manuelle Therapie. Längerfristig folgen Haltungs- und Verhaltenstraining im Rahmen der Rücken-, Knie-, Schulterschule sowie Physiotherapie und Bewegungsprogramm. Die kausale Schmerztherapie dient in erster Linie dazu, nozizeptorreizende Noxen abzubauen, damit die Nozizeption an Knochen, Muskeln und Gelenken reduziert bzw. gar nicht erst in Gang gesetzt wird.

Tabelle 4.2 Kausale orthopädische Schmerztherapie.

Lagerung, Traktion
– Orthopädische Hilfsmittel
– Manuelle Therapie
– Physiotherapie
– Haltungs- und Verhaltenstraining

4.3.1 Lagerung, Traktion

Jeder schmerzende Skelettabschnitt hat eine bestimmte Position, in der die Schmerzen am geringsten sind. Die Positionsabhängigkeit der Schmerzen ist deswegen auch ein wesentlichen diagnostisches Kriterium.

Beispiel:
Von der Wirbelsäule ausgehende Schmerzen werden in der Regel durch Flexion des betroffenen Wirbelsäulenabschnittes deutliche gebessert. Flexion (Kyphosierung) führt zur Erweiterung der Foramina intervertebralia, Entspannung der Wirbelgelenkkapsel, Abflachung von Bandscheibenvorwölbungen und zwar in allen Wirbelsäulenabschnitten (siehe Kapitel 7).

Im Liegen bedeutet dies, gebeugte Knie- Hüftgelenke in Seit- und Rücklage, im Stehen Rumpfvorbeugung, Kopfvorneigung ggf. Flexionsorthese (siehe Kapitel ...), im Sitzen Oberkörper abstützen, Knie tiefer oder höher, je nach Körperhaltung (siehe Kapitel...).

Die Entlastung für die Wirbelsäule wird bei der Lagerung noch gesteigert, wenn eine Traktion hinzukommt. Neben den therapeutischen Traktionsmaßnahmen, die vorwiegend in der Praxis des Physiotherapeuten stattfindet, kann man den Patienten einige Tips mit auf den Weg geben, z. B. Aushängen, Gehstütze, Streckbandage für die LWS usw.

An der Schulter ist der Schmerz am geringsten, wenn der Arm in Adduktionsstellung gehalten wird. Deswegen ist das Armtragetuch so beliebt. Allerdings sollte diese Schonhaltung wegen der zu befürchtenden Kontraktur nicht all zu lange eingenommen werden. Gleiches gilt für die schmerzfreie Beugehaltung am Hüft- und Kniegelenk bei Gelenkkapselreizungen. Zusätzliche Traktionsentlastung für die großen Gelenke erhält man durch Manschettenzug oder am Schulter- Ellenbogengelenk durch Tragenlassen von Gewichten.

Tabelle 4.3 Entlastungshaltungen.

Wirbelsäule	–	Flexion
Schulter	–	Adduktion
Hüftgelenk	–	Flexion
Kniegelenk	–	Flexion

4.3.2 Orthopädische Hilfsmittel

Der vorübergehende oder dauerhafte Einsatz von orthopädischen Hilfsmitteln trägt entscheidend zur Linderung akuter und chronischer Schmerzen der Stütz- und Bewegungsorgane bei und reduziert den Analgetikaverbrauch.

Zu den orthopädischen Hilfsmittel zählen neben Schienen, Bandage und Schuhzurichtungen auch Lagerungshilfen, wie z. B. der angepaßte Schaumstoffwürfel zur Stufenlagerung, die Glissonextension an der Halswirbelsäule und die Motorschiene für das schmerzhafte, bewegungseingeschränkte Kniegelenk. Im Rahmen der orthopädischen Schmerztherapie kommt den orthopädischen Hilfsmitteln folgender Aufgabenbereich zu:

- **Ruhigstellung** zur teilweisen oder vollständigen Einschränkung von Gelenk- und Wirbelsäulenbewegungen.

  Gelenke und Wirbelsäulenabschnitte können durch Schienung auf den Bewegungsspielraum reduziert werden, der die geringsten Schmerzen bereitet, schmerzauslösende Gelenkstellungen werden blockiert.

> **Beispiel:**
> **Chronische Schmerzen am Fuß**, ausgehend von einer Arthrose im oberen oder unteren Sprunggelenk.
> Maßnahme: Abrollhilfe am Schuh, Schienung der Gelenke durch hohen Schaft, auch als Test für eine Arthrodese.

- **Entlastung**, durch Reduktion der Last, die auf einem geschädigten Abschnitt der Stütz- und Bewegungsorgane lastet, kann man chronische Schmerzen dauerhaft beeinflussen.

> **Beispiel:**
> Chronische Schmerzen am Fuß, ausgehend von überdehnten Bändern beim chronisch schmerzhaften Plattfuß.
> Maßnahme: Einlagen, Übungen zur Kräftigung der fußstabilisierenden Muskulatur.

Einschränkungen schmerzhafter Bewegungen zusammen mit Entlastung finden sich zum Beispiel bei verschiedenen Rumpforthesen zur Schmerzreduktion bei osteoporotischer Wirbelkörpersinterung, Bandscheibenvorwölbung (s. Seite 138), Spondylitis und Tumor.

Bei diesen, zum Teil sehr schmerzhaften Krankheitsbildern reduzieren korrekt angepaßte Rumpforthesen den Analgetikaverbrauch erheblich.

4.3.3 Manuelle Therapie

Bei der manuellen Therapie handelt es sich um eine, mit den Händen ausgeübte Behandlungstechnik für reversible schmerzhafte Funktionsstörungen der Stütz- und Bewegungsorgane. Schmerzhafte Bewegungseinschränkungen oder Überbeweglichkeiten einzelner Gelenke oder Gelenkgruppen werden „erfaßt" und je nach Befund passiv mobilisiert oder durch Übungen stabilisiert.

> Die Rückführung zur normalen Funktion durch manuelle Therapie stellt eine kausale Schmerztherapie dar.

Im Unterschied zur Mobilisation, die mit langsamen Bewegungen und größerer Amplitude einen Wiedergewinn der ursprünglichen Gelenkbeweglichkeit anstrebt, wird bei der Manipulation das Gelenk zunächst nur soweit bewegt, wie es schmerzfrei möglich ist. Mit einem kurzen, aber schnellen Ruck wird die Barriere überwunden, ohne daß eine Traumatisierung erfolgt. Dabei kann es einen leichten Knacks geben (*Tilscher*, 1983).

Die schmerzlösende Wirkung der Mobilisation und Manipulation im Rahmen der manuellen Therapie besteht darin, daß schmerzhafte Gelenkkapselspannungen gelöst werden. Damit ist die Schmerzursache beseitigt. Eine rein medikamentöse Therapie von Gelenkfehlstellungen mit schmerzhafter Kapselverspannung, wäre rein symptomatisch und vorübergehend.

4.3.4 Physiotherapie (Krankengymnastik)

Krankengymnastik ist ärztlich verordnete Bewegungstherapie, die mit spezieller Befunderhebung und Behandlungstechnik bei Fehlentwicklungen, Verletzungen und Verletzungsfolgen oder Störungen organischer und psychischer

Funktionen angewandt wird. Im wesentlichen handelt es sich um Heilen durch Bewegen.

Krankengymnastik und Bewegungstherapie werden unter anderem eingesetzt, um Heilungsprozesse an Gelenken, Muskeln, Sehnen, Bändern und Knochen zu fördern. Der Beitrag dieser Therapie zur Schmerzbekämpfung ist daher in der Regel indirekt (*Schmidt*, 1997).

Kausal wirkt Krankengymnastik zur Muskelkräftigung und zum Abbau muskulärer Dysbalancen. Chronische Schmerzen entstehen in erster Linie im Bereich der unteren Hals- und Lendenwirbelsäule, aber auch an den Muskelansätzen des Beckens und der Knievorderseite. Es ist sinnvoller, diese Dysbalancen durch Bauchmuskelkräftigung, Dehnung der Ischiocruralmuskeln und Bewegungsübungen, als mit Schmerzmedikamenten zu behandeln. Analgetika können allenfalls anfangs eingesetzt werden, damit der Patient zu den Übungen bereit ist.

Bei Schmerzkrankheiten anderer Genese, z. B. M. Sudeck, Trigeminusneuralgie, Kopfschmerz, sollte der Patient auch immer ein physiotherapeutisches Übungsprogramm verordnet bekommen, damit immobilisationsbedingte Muskelinsuffizienzen und muskuläre Dysbalancen gar nicht erst entstehen.

Der Ansatz der **symptomatischen Schmerztherapie** durch Krankengymnastik ist vielfältig: Durch gezielte Bewegungen wird für einen Abtransport von Entzündungsmediatoren im Bereich der Nozizeptoren und der zum Nozizeptor gewordenen Nerven gesorgt. Bewegung fördert die Durchblutung und sorgt für einen Abbau der vegetativen und motorischen Reaktion.

Bei orthopädischen Schmerzsymptomen, die mit starken Muskelverspannungen und gesteigerter Schonhaltung einhergehen, sind verschiedene Formen der Bewegungstherapie entwickelt worden, die sich körpereigene Reflexe und das phy-

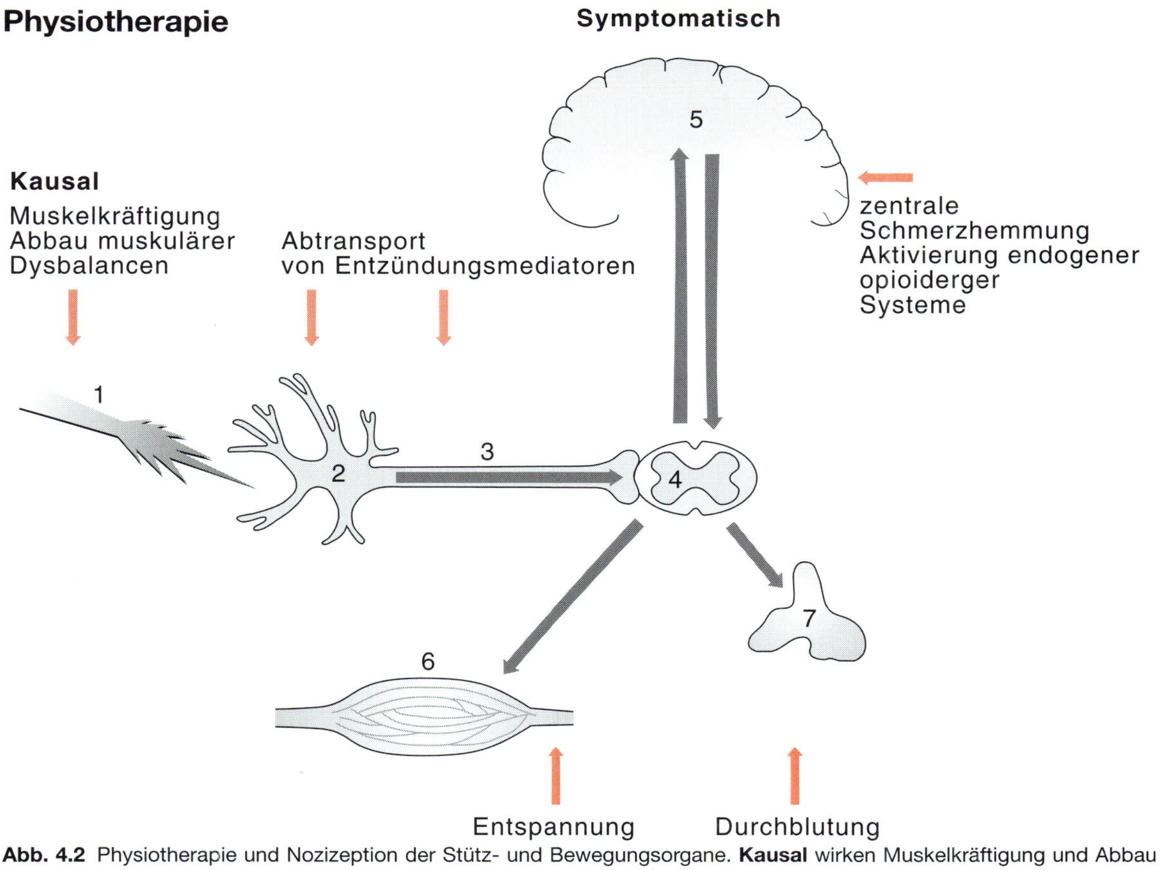

Abb. 4.2 Physiotherapie und Nozizeption der Stütz- und Bewegungsorgane. **Kausal** wirken Muskelkräftigung und Abbau muskulärer Dysbalancen zum Abbau (Therapie) und zur Prävention von Noxen, die auf die Nozizeption einwirken. **Symptomatisch** führt die Bewegungstherapie zum Abtransport von Entzündungsmediatoren in der Umgebung von Nozizeptoren, afferenten Fasern und Muskelspindeln. Die Bewegung wirkt sich positiv auf die vegetative Reaktion aus. Bewegung hemmt die nozizeptive Reaktion des Nervensystems, bis hin zur Verminderung der wahrgenommenen Schmerzen (5), u.a. durch Freisetzung von Endorphinen.

siologische Verhalten von Nerven und Muskeln bei bestimmten Beanspruchungen zu nutze machen. Bei der **propriozeptiven, neuromuskulären Fazilitation (PNF)** arbeitete der Physiotherapeut in bestimmten Bewegungsmustern mit dem Patienten gegen einen adäquat angepaßten Widerstand, unter Stimulation von Propriozeptoren. Die muskuläre Ansprechbarkeit bei muskulären Dysbalancen wird dadurch erhöht.

Es ist die Aufgabe des orthopädischen Schmerztherapeuten, Muskelinsuffizienzen, Fehlhaltungen und muskuläre Dysbalancen zu erkennen und spezifizierte Rezepte für die Physiotherapie auszustellen, denn Krankengymnastik ist ärztlich verordnete Bewegungstherapie (siehe oben).

Die Physiotherapie (Krankengymnastik) im Rahmen der orthopädischen Schmerztherapie zieht sich mit wechselnder Intensität über den gesamten Behandlungsverlauf. Mit dem Abklingen der Schmerzen geht der schmerztherapeutische Effekt der Krankengymnastik (Physiotherapie) in ein Präventionsprogramm über.

4.3.5 Haltungs- und Verhaltenstraining am Beispiel der Rückenschule

Im Rahmen der Rehabilitation und Prophylaxe von Wirbelsäulenerkrankungen, speziell der schmerzhaften Hals- und Lendenwirbelsäulensyndrome, erlernen die Patienten neben den krankengymnastischen Übungen (siehe Kapitel 4.3.4) eine rückenschonende Verhaltensweise. In der Rückenschule zeigt der Physiotherapeut richtiges Heben, Tragen, Bücken, Sitzen, Stehen und Liegen. Weiterhin werden die richtigen Bewegungsabläufe und Körperhaltungen bei den täglichen Verrichtungen wie An- und Auskleiden, Waschen, Verrichtungen im Haushalt, demonstriert und eingeübt.

> Mit der adäquaten Haltung und Verhaltensweise werden Frequenz und Intensität mechanischer Noxen, die auf die Nozizeption der Stütz- und Bewegungsorgane einwirken, reduziert.

Im wesentlichen bestehen die Lerninhalte der Rückenschule aus drei Teilen:

- Informationen über Bau und Funktion der Wirbelsäule
- Systematisches Durchgehen der Rückenschulregeln (s. Tab. 4.4)
- Aktiver Wirbelsäulenschutz durch Krankengymnastik und Sport, wobei eine Erläuterung der wirbelsäulenstabilisierenden Sportarten wichtig ist.

Tabelle 4.4 10 Regeln der Rückenschule.

1.	Du sollst dich bewegen
2.	Halte den Rücken gerade
3.	Gehe beim Bücken in die Hocke
4.	Hebe keine schweren Gegenstände
5.	Verteile Lasten und halte sie dicht am Körper
6.	Halte beim Sitzen den Rücken gerade, stütze den Oberkörper ab und wechsle öfter diese Haltung
7.	Stehe nicht mit geraden Beinen
8.	Ziehe beim Liegen die Beine an
9.	Treibe Sport, am besten Schwimmen, Laufen oder Radfahren
10.	Trainiere tägliche deine Wirbelsäulenmuskeln

4.3.6 Rückenschule und Orthopädische Schmerztherapie

Die folgenden Überlegungen zur Bedeutung von Programmen der Haltungs- und Bewegungsschulung für die Orthopädische Schmerztherapie werden beispielhaft für die Rückenschule dargestellt. Sie gelten in vergleichbarer Form auch für Gelenkschulen, wie die Knie- und die Schulterschule.

Ziele der Rückenschule

Rückenschule wird definiert als „Haltungs- und Verhaltenstrainings zur Vorbeugung von Rükkenschäden".

Der Terminus „Schmerz" bleibt in dieser Definition zunächst unerwähnt. Eine Verminderung der Schmerzempfindung tritt später als Folge des veränderten Bewegungsverhaltens ein.

Rückenschule in der Primärprävention

Die Rückenschule in der Primären Prävention hat die vorbeugende Haltungs- und Bewegungsschulung zum Ziel, bevor jemals Rückenschmerzen aufgetreten sind. Sie richtet sich an Kinder, Jugendliche und Erwachsene; ihre Einsatzbereiche sind u.a. Kindergärten, Grund-, Haupt- und weiterführende Schulen, Volkshochschulen, Betriebe und Vereine.

Für das Feld der primärpräventiven Rückenschulen erscheint selbst die Erwähnung der Begriffe „Schmerz" oder „Beschwerden" nicht sinnvoll. Die Wirksamkeit vorbeugender Pro-

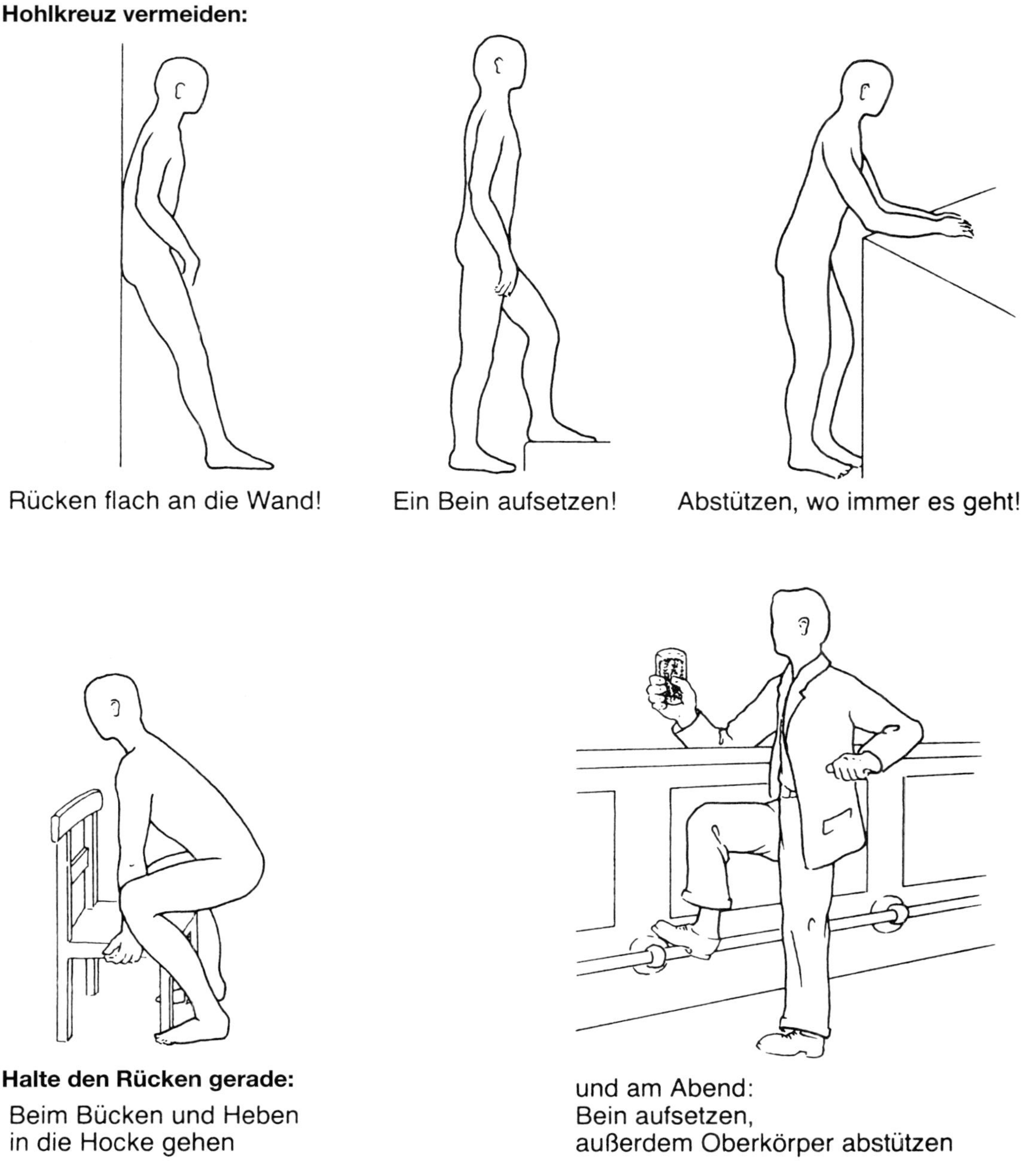

Abb. 4.3 Beispiele für das Umsetzen der Rückenschulregeln im Alltag.

gramme der Gesundheitserziehung für Kinder und Jugendliche wird durch die wiederholte Androhung negativer Konsequenzen unangemessenen Verhaltens in Frage gestellt (*Czolbe*, 1997). Didaktisch sinnvoll dagegen ist die Verdeutlichung der positiven Folgen gesunden Verhaltens.

Rückenschule in der Sekundärprävention

In der Sekundären Prävention zielt die Rückenschule auf eine Verminderung der Beschwerden und die Prophylaxe der Verschlechterung der Symptomatik. Diese Einrichtungen werden als orthopädische Rückenschulen bezeichnet und sind dadurch gekennzeichnet, daß sie durch ein Team von Orthopäden, Krankengymnasten und Psychologen betrieben werden.

Die Teilnehmer der Rückenschule der sekundären Prävention sind Patienten mit aktueller oder vorangegangener Schmerzerfahrung. Eigene Untersuchungen (*Menzel*, 1996) und die Metaanalyse von *Maier-Riehle & Härter* (1996) zeigen, daß die Klientel dieser Rückenschulen ausschließlich aus Patienten besteht, die bereits ein erhebliches Stadium der Chronizität erreicht haben. Die Minima der Verteilungen der Schmerzdauer liegen zwischen einem und 2,7 Jahren.

Dementsprechend ist auch ein Baustein zur Schmerzbewältigung Bestandteil des Curriculums der orthopädischen Rückenschule (*Nentwig*, 1997). Wie von *Meichenbaum* (1977) angeregt, wird eine vereinfachte Form der Gate-Control-Theorie erläutert, um eine für die Teilnehmer nachvollziehbare Grundlage für die Empfehlung zu legen, daß auch bei Schmerz körperliche und soziale Aktivitäten gesucht werden sollen. Weiterhin gehört zu diesen Schmerzbewältigungsbaustein eine Kurzform der Progressiven Muskelentspannung nach Jacobson.

Allerdings verdeutlichen die Ergebnisse der k = 18 Studien berücksichtigenden Metaanalyse von *Maier-Riehle & Härter* (1996) zur Wirkung von Rückenschulen, daß diese Programme ihre primären Zielen der Verhaltensänderung und der Wissensvermittlung deutlich stärker erreichen als eine Schmerzminderung.

Rückenschule und Schmerzchronifizierung

Daß die Schulung des Haltungs- und Bewegungsverhaltens dennoch einen wichtigen Platz in der Orthopädischen Schmerztherapie einnimmt, hat mehrere Gründe.

> Rücken- und Gelenkschule sind Voraussetzung der Orthopädischen Schmerztherapie

Im Verlauf der Chronifizierung reduzieren die Patienten als Folge der erlebten Schmerzen vielfach ihre motorischen und sozialen Aktivitäten; sie vermindern die Ausübung von Sportarten, ihre Freizeitaktivitäten und gehen seltener aus. Die Reduktion sozialer und motorischer Aktivitäten führt wiederum zu einer Intensivierung und Stabilisierung des Schmerzerlebens (siehe Kapitel 1.6.5). Deshalb ist ein wesentlicher Bestandteil der Schmerztherapie die Anregung und Ermutigung zu diesen Aktivitäten.

Für die Umsetzung dieser Empfehlung durch die Patienten ist entscheidend, daß diese Aktivitäten wirbelsäulen- bzw. gelenkfreundlich ausgeführt werden. Deshalb müssen die Patienten zuvor über die angemessenen Bewegungsformen aufgeklärt und in ihrer Durchführung trainiert werden. Die sichere Kenntnis der Regeln der Rükken- bzw. Gelenkschule ist also notwendige Voraussetzung der Schmerztherapie.

Zu den psychologischen Zielen der Orthopädischen Schmerztherapie zählen die Verminderung der Externalität, der Ängstlichkeit und der Depressivität. Durch die Vermittlung von Kenntnissen über die Zusammenhänge zwischen Bewegungsverhalten und biomechanischen Veränderungen, durch die Einsicht in die Anatomie, Physiologie und Pathologie der Wirbelsäule und der Gelenke wird die Sachkunde der Teilnehmer in Hinblick auf ihre potentielle oder tatsächliche Erkrankung erhöht. Damit können sich die Teilnehmer die Ursachen ihrer Beschwerden und Schmerzen besser erklären und sie erfahren, daß sie durch angemessenes Bewegungsverhalten Schmerzquellen vermindern können.

Auf diese Weise können Externalität und Hilflosigkeit reduziert werden. Eine Verbesserung des Verständnisses der Schmerzursachen kann auch die ängstliche Besorgtheit um den weiteren Verlauf der Erkrankung vermindern.

Weiterhin vermitteln Rücken- und Gelenkschulen die Anregung zu motorischen Aktivitäten verschiedener Art, und lassen diese zum Teil in Form von Hausaufgaben durchführen und darüber berichten. So wird der für die Depressivität ursächlichen Reduktion der Verhaltensrate entgegengearbeitet.

Verfahren der Orthopädischen Schmerztherapie bestehen in der Zusammenarbeit verschiedener Disziplinen, nicht zuletzt der Psychologie. Orthopädische Patienten reagieren häufig unangenehm überrascht, wenn sie im Rahmen der Behandlung einem Psychologen vorgestellt werden. Sie erleben den Schmerz als konkret körperlich verursacht und befürchten, daß das Hinzuziehen des Psychologen die Vermutung seltsamer Ursachen ihrer Beschwerden beinhalte oder gar den Verdacht auf Simulation bedeute.

Bei der Teilnahme an einer Orthopädische Rükkenschule, einer Endoprothesen-Schule (*Jerosch* et al., 1996) oder einer vergleichbaren Gelenkschule hat der Patient bereits den Psychologen als Mitglied des Teams kennengelernt und erfahren, daß dieser ihm eher handfeste Hilfen zum Verhalten bei Schmerzen vermittelt hat. Dadurch wird die Schwellenangst für die Einleitung einer psychologischen Schmerztherapie deutlich reduziert.

4.4 Symptomatische Schmerztherapie der Stütz- und Bewegungsorgane

Die symptomatische orthopädische Schmerztherapie konzentriert sich auf die Nozizeption an Knochen, Muskeln, Sehnen und Gelenken, nachdem die Noxe bereits eingewirkt hat, d. h. der Vorgang der Nozizeption mit Reizung der Nozizeptoren und Weiterleitung über afferente Fasern und Rückenmark zu Schmerzwahrnehmung im Gehirn und zur motorischen bzw. vegetativen Reaktion in der Peripherie ist bereits in Gang gesetzt. Die symptomatische Schmerztherapie greift an verschiedenen Stellen der Weiterleitung, Wahrnehmung und Reaktion ein, wobei die Akzente der einzelnen Behandlungsmittel unterschiedlich gesetzt werden.

Im Gegensatz zur kausalen orthopädischen Schmerztherapie erwarten Arzt und Patient eine Sofortwirkung der eingesetzten Mittel. Deswegen stehen rasch wirkende Analgetika, lokale Injektionen und direkt einwirkende physikalische Therapie (Wärme, Kälte) im Vordergrund.

Tabelle 4.5 Symptomatische Therapie im Bereich der Stütz- und Bewegungsorgane.

- Lokale Injektionsbehandlung
- Medikamente
- Thermotherapie
- Kryotherapie
- Physiotherapie
- Elektrotherapie
- TENS
- Ultraschall
- Extrakorporale Stoßwellenbehandlung
- Akupunktur

Ansätze der orthopädischen Schmerztherapie

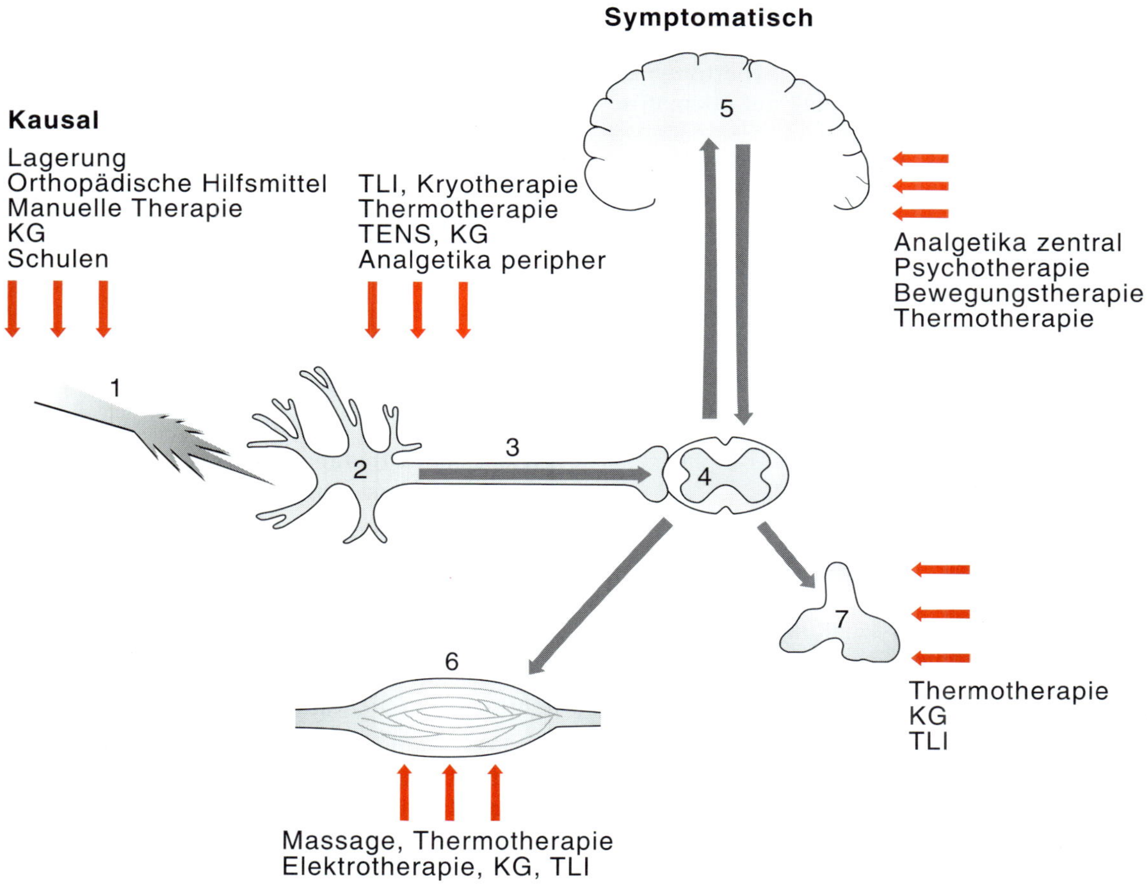

Abb. 4.4 Ansätze der orthopädischen Schmerztherapie.

4.4.1 Therapeutische lokale Injektionsbehandlung (TLI)

Durch Injektion schmerzstillender, entzündungshemmender und entquellender Mittel an den Ausgangspunkt der Nozizeption der Stütz- und Bewegungsorgane gewinnt man einen unmittelbaren Einfluß auf die Primärstörung, ohne den Gesamtorganismus mehr als nötig mit Medikamenten zu belasten.

Entscheidende Hinweise für den Injektionsort ergeben sich aus der Anamnese und dem speziellen manualmedizinischen Untersuchungsbefund (siehe Kapitel 2.3.3).

Ein weiter Ansatz für die therapeutische lokale Injektionsbehandlung ergibt sich aus der diagnostischen Lokalanästhesie oder lokalen Schmerzprovokation mit Kochsalzlösung bzw. Kontrastmittel (siehe Kapitel 2.5.1).

Je nach Intention verwendet man für die therapeutische lokale Injektionsbehandlung entweder **Lokalanästhetika**, **Steroide** oder beides zusammen. Auch reine Kochsalzlösung wird teilweise für die therapeutische lokale Injektionsbehandlung eingesetzt, um in Form der hypertonen Lösung einer osmotische Wirkung auf ödematöses Gewebe zu erzielen, zum anderen als reiner Verdünnungseffekt bei Ansammlung von Entzündungsmediatoren.

Die **therapeutische Lokalanästhesie (TLA)** ist der wesentliche Teil der therapeutischen lokalen Injektionsbehandlung. Wenige Milliliter einer niedrig konzentrierten (0,5–1,5 %) Lokalanästhesielösung reichen aus, um sensibilisierte Nozizeptoren und zu Nozizeptoren umgewandelte Nervenfasern (siehe Kapitel 1.6.4) auszuschalten. Man erreicht damit eine:

- Schmerzreduktion
- Herabsetzung der Nervenerregbarkeit
- Lokale Durchblutungssteigerung

Lokalanästhetika führen nach Gewebsinfiltration zur reversiblen Ausschaltung der Nozizeptoren und der afferenten Fasern. Sie heben reversibel und lokal begrenzt die Erregbarkeit der schmerzvermittelnden, sensiblen Endorgane und das Leitungsvermögen der sensiblen Nervenfaseranteile auf. Da die Wirksamkeit der Lokalanästhetika mit einer Vergrößerung des Faserdurchmessers abnimmt, werden zuerst die sensiblen, und bei höherer Dosierung die motorischen Nervenfasern blockiert. Zielrichtung der therapeutischen Lokalanästhesie sind die sensiblen Nervenfasern. Lokalanästhetika setzen die Membranpermeabilität für Kationen herab, insbesondere für Natriumionen. Es kommt zu einer verringerten Membranpermeabilität mit verminderter Erregbarkeit.

Die Verwendung höherer Konzentrationen mit vollständiger Anästhesie und Paralyse ist für die lokale Infiltrationsbehandlung nicht erforderlich. Die Zielrichtung ist eine Herabsetzung der Erregbarkeit mit Heraufsetzen der Reizschwelle.

Die neurophysiologisch begründete Maßnahme der TLA besteht in der Zusammenhangstrennung zwischen Muskelspannung und Erregung der Nozizeptoren (*Zimmermann*, 1993). Ein Nozizeptoren- oder Nervenblock bringt entsprechend der Wirkungsdauer der eingesetzten Lokalanästhetika eine Schmerzreduktion, Herabsetzung der Nervenerregbarkeit und lokale Durchblutungssteigerung zwischen 3 und 8 Stunden. Erfahrungsgemäß hält die schmerzlindernde Wirkung länger an, als von der Wirkdauer des Lokalanästhetikum zu erwarten ist, insbesondere bei wiederholter Applikation. **Der Zustand der verminderten Erregbarkeit hält an, so daß man mit einer Serie von 8–12 Infiltrationen an aufeinanderfolgenden Tagen eine Dauerwirkung erzielen kann.**

Durch mehrmalige Infiltration eines Lokalanästhetikums in das Nozizeptorenfeld mit den abgehenden, afferenten Fasern kommt es zu einer Desensibilisierung der überaktiven, neuralen Elemente. Frequenz und Intensität der zur Schmerzwahrnehmung und motorischen bzw. vegetativen Reaktion geleiteten Erregungen lassen nach.

Wiederholte therapeutische lokale Anästhesie beugt dem Chronifizierungsprozeß von Schmerzen der Stütz- und Bewegungsorgane vor.

Bei bereits eingetretener Chronifizierung wird der Circulus vitiosus, Fehlhaltung-Nervenirritation-Muskelverspannung und Schmerz von der neuralen Seite her unterbrochen.

Die Desensibilisierung von Nozizeptoren und afferenten Fasern mit Heraufsetzen der Reizschwelle führt dazu, daß der gleiche mechanische Reiz weniger Schmerzen verursacht. In dieser Phase muß die kausale Schmerztherapie mit entlastender Lagerung, Bewegungsübungen usw. einsetzen.

Therapeutische Lokalinfiltration

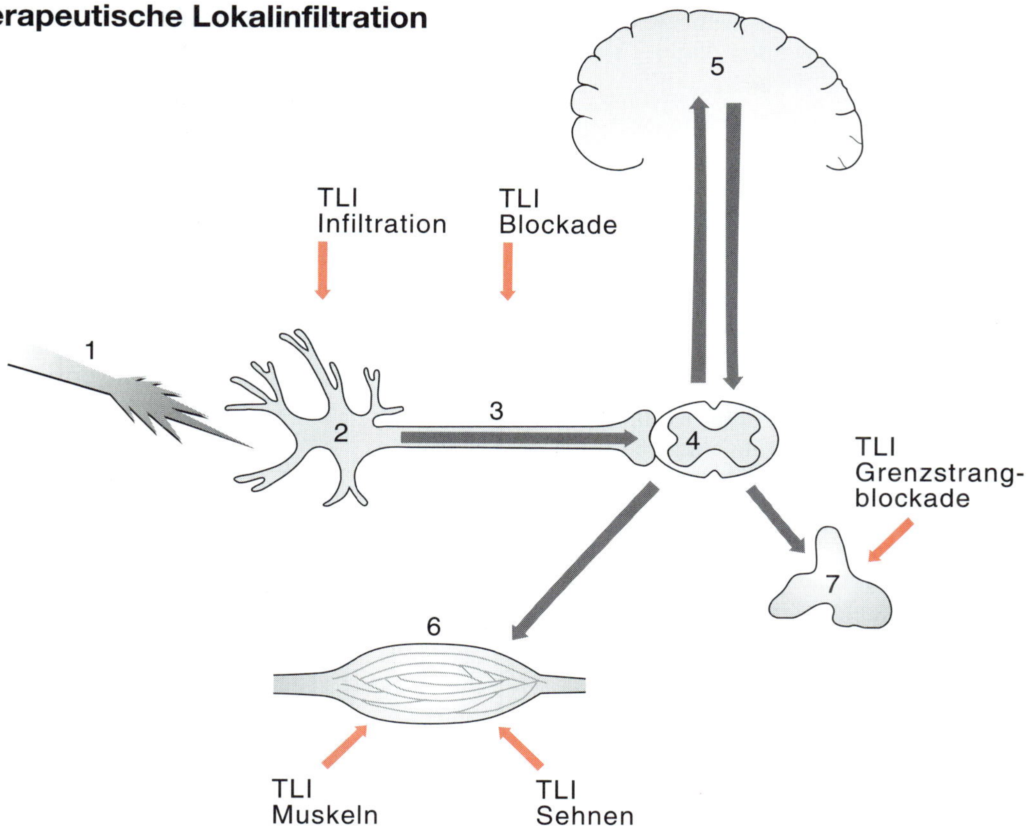

Abb. 4.5 Einfluß der TLI auf die Nozizeption der Stütz- und Bewegungsorgane. Ausschaltung der Nozizeptoren und afferenten Fasern durch Lokalinfiltration bzw. Nervenblockaden (2 u. 3). Unterbrechung des Kreislaufs Nozizeption-Muskelverspannung-Fehlhaltung (2,3,6, 1a) durch therapeutische lokale Infiltration der Sehnenansätze und Muskelinfiltrationen. Ausschaltung der vegetativen Reaktion (7) durch Grenzstrangblockaden.

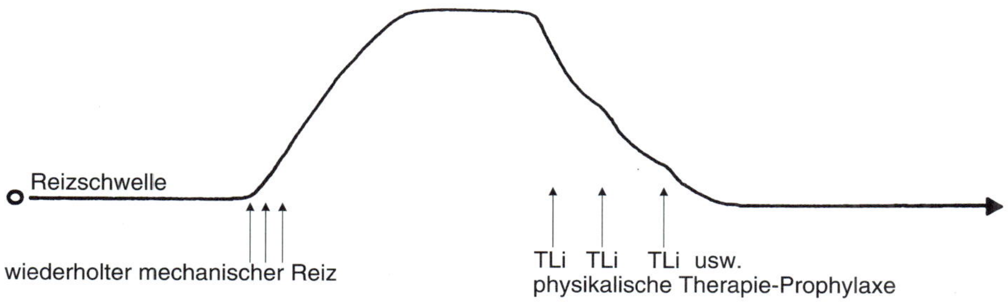

Abb. 4.6 Herabsetzen der Erregbarkeit von Nozizeptoren und afferenten Fasern durch wiederholte (bis zu 12mal) therapeutische Lokalanästhesie. Die durch wiederholte Noxeneinwirkung erhöhte Reizschwelle der Nozizeptoren und afferenten Fasern wird wieder auf das normale Ausmaß reduziert. Begleitende physikalische Therapie mit Lagerung, Krankengymnastik und Wärme verstärkt diesen Effekt.

Bei chronischen Schmerzsyndromen der Stütz- und Bewegungsorgane kommt es durch wiederholte Anwendung der therapeutischen Lokalanästhesie im Bereich der Nozizeption und der afferenten Fasern zu einem Abbau der Schmerzwahrnehmung und Schmerzverarbeitung (*Zieglgänsberger*, 1986).

Mit den reaktiv-entzündlichen Veränderungen von Nerven und Nervenwurzeln, z. B. durch prolabiertes Bandscheibengewebe, hat sich in erster Linie die Arbeitsgruppe um *Rydevik* (1990) und *Olmarker* (1993) beschäftigt. Sie wiesen nach, daß eine definierte chronische Kompression entzündlich ödematöse Veränderungen der Nervenwurzel hervorruft, die durch Lidocaininjektion weitgehend verhindert werden kann (*Yabuki*, 1996).

Die meisten Lokalanästhetika wirken auch vasodilatatorisch. Es kommt zu einer deutlichen Durchblutungsverbesserung im infiltrierten Bezirk. Allerdings werden hierdurch die Injektionsmittel auch schneller vom Blutsystem abtransportiert. Ein Zusatz von Vasokonstriktoren ist bei der lokalen Injektionsbehandlung von Beschwerden an den Bewegungsorganen in den meisten Fällen nicht angezeigt. Unter den spezifischen Nebenwirkungen der Lokalanästhetika sind insbesondere kardiovaskuläre Komplikationen bei zu hohen Blutspiegeln und allergische Reaktionen zu erwähnen. Sie treten allerdings sehr selten auf (s. Kap. 4.4.2.3, S. 71).

Um erhöhte Blutspiegel zu vermeiden, verwendet man pro Injektionsbehandlung maximal 10 ml einer 0,5–1 %igen Lokalanästhesielösung. Durch ständiges Aspirieren sind intravasale Applikationen zu vermeiden. Folgende Mittel haben sich für die örtliche Injektionsbehandlung bewährt.

Bewährte Medikamente für die TLI sind:

- **Lidocain** ist ein schnell und gleichzeitig anhaltend wirkendes Lokalanästhetikum.
- **Bupivacain** wird bevorzugt als Langzeitanästhetikum eingesetzt. Es ist ein lipophiles Lokalanästhetikum, das beim Einsatz von Konzentrationen bis zu 0,25 % langdauernde Analgesien unter weitgehender Erhaltung der Motorik bewirkt.
- **Naropin** ist das erste wirklich klar getestete Lokalanästhetikum. Sein Blockadeverhalten zeigt eine besonders günstige Gewichtung von sensorischer zu motorischer Wirkung.

Bei der lokalen Injektionsbehandlung im Rahmen der orthopädischen Schmerztherapie werden initial und im weiteren Verlauf immer wieder **Steroide** mitinfiltriert. Zielrichtung ist die entzündliche Begleitreaktion bei der Nozizeption und in der Umgebung der afferenten Fasern. Steroide neutralisieren schmerzproduzierend Prostaglandine und Leukotriene (*Wehling*, 1993).

Neben der antiphlogistischen haben die Steroide somit auch eine lokalanalgetische Wirkung. Bevorzugt werden Steroide mit hoher Rezeptoraffilität, wie z. B. Triamcinolon. Voraussetzung für eine effektive pharmakodynamische Wechselwirkung der Steroide mit den umschriebenen entzündlichen Prozessen ist eine ausreichend hohe Wirkstoffkonzentration in der unmittelbaren Umgebung der irritierten Strukturen.

Eine allgemeine Medikation mit z. B. oral verabreichten Steroiden ist deswegen nicht Gegenstand der orthopädischen Schmerztherapie und findet nur in Ausnahmefällen Anwendung. Die Konzentration am Schmerzausgangspunkt sollte über einen längeren Zeitraum aufrecht erhalten bleiben. Gleichzeitig sollte durch eine möglichst geringe systemische Abflutung des Glucocorticoids die pharmakodynamische Belastung des Gesamtorganismus auf ein Minimum beschränkt bleiben. Diese Vorgaben lassen sich am besten durch Glucocorticoiddepotpräparationen in Form von Kristallsuspensionen verwirklichen. Zur Therapie akuter und chronischer Radikulopathien setzen wir deswegen vorwiegend Triamcinolondiacetat und Triamcynolonacetonit ein.

Unsere Untersuchungen (*Barth*, 1990) haben ergeben, daß bei lokaler Applikation von 5–10 mg dieser Steroide alle Steroidrezeptoren der umgebenden Gewebsstrukturen abgesättigt werden können. Bei 1–3maliger Applikation in dieser Form im Rahmen eines Behandlungszyklus eines Schmerzsyndromes sind wesentliche Nebenwirkungen, wie z. B. eine nachhaltige Suppression der körpereigenen Cortisolproduktion nicht zu erwarten. Mit allergischen Reaktionen auf Trägersubstanzen der Steroide und Lokalanästhetika ist grundsätzlich bei allen Medikamentapplikationen zu rechnen.

Therapeutische lokale Injektionen werden in Gelenke, Gelenkkapseln, Schleimbeutel, an schmerzhafte Muskel- und Bandansätze sowie an verschiedene Orte des Bewegungssegmentes der Wirbelsäule appliziert. Indikation und Technik der einzelnen Injektionen finden sich im speziellen Teil.

4.4.2 Arzneistoffe in der Orthopädischen Schmerztherapie

STEPHAN BADE

> Die allgemeine medikamentöse Therapie bei Schmerzen der Stütz- und Bewegungsorgane ist symptomatisch und soll die übrigen therapeutischen Maßnahmen unterstützen.

Angesichts der Vielzahl patho-genetischer Momente im Bereich der Nozizeption, Schmerzweiterleitung, Schmerzwahrnehmung bis zur motorischen bzw. vegetativen Reaktion werden auch verschiedene Mittel eingesetzt, je nachdem welche Komponente im Vordergrund steht. Wirksam sind die in der Rheumatologie üblichen Analgetika und Antiphlogistika. Der Patient sucht in erster Linie den Arzt auf, um seine Schmerzen loszuwerden. Deswegen muß bei heftigen Schmerzen, die von den Stütz- und Bewegungsorganen ausgehen, am Beginn der Behandlung ein starkes Analgetikum stehen, es sei denn, es gelingt durch Lokalinfiltration, Manipulation oder Thermotherapie den Schmerz entscheidend zu beeinflussen.

Mit dem rechtzeitigen Einsatz von wirksamen Analgetika gelingt es vor allem in Frühfällen, die Lösung abnorm-reflektorischer Spannungszustände der Muskulatur.

Mit der **antiphlogistischen** Komponente der **Nichtsteroidalen Antirheumatika** beeinflußt man sekundär entzündliche Veränderungen der mechanisch irritierten, nervalen Anteile im Stütz- und Bewegungssystem. Zahlreiche Präparate enthalten noch B-Vitamine in unterschiedlicher Dosierung. Sie sollen wegen ihrer neurotropen Wirkung die Regeneration der druckgeschädigten Nervenfasern von Bedeutung sein. Man kann sie deswegen vor allem beim chronischen Nervenwurzelsyndrom in der Infusion mit einsetzen. **Vitamin-E** mit seiner muskel- und bindegewebsstabilisierenden Wirkung stellt in höherer Dosierung (300–600 mg pro Tag) eine auf jeden Fall unschädliche Therapie bei Schmerzzuständen der Stütz- und Bewegungsorgane dar.

Einen grundsätzlich anderen Wirkungsmechanismus, als die bisher genannten Substanzen haben muskelerschlaffende Mittel wie **Myotolytica**. Sie setzen den Muskeltonus herab und unterbrechen den Circulus vitiosus von der muskulären Seite (6) aus (Abb. 1.9, S. 14).

Eine indirekt muskelrelaxierende Wirkung haben auch **Sedativa** und **Tranquilizer**, die sich häufig in Kombinationspräparaten befinden oder zusätzlich verordnet werden. Mit Tranquilizern wird die Erregbarkeit der mechanisch irritierten Nervenelemente im Bewegungssegment herabgesetzt. Sie greifen im Bereich der Schmerzwahrnehmung, Schmerzverarbeitung und Schmerzäußerung (5) an. Der Circulus vitiosus Schmerz/Krampf/Schmerz wird von der zentralen Seite her beeinflußt. Außerdem sind Patienten mit chronisch-rezidivierenden, positionsabhängigen Beschwerden durch die nächtlich auftretenden Schmerzen, wenn sie unbewußt eine schmerzhafte Haltung einnehmen, psychisch so mitgenommen, daß u.U. vorübergehend eine psychopharmakologische Medikation indiziert erscheint.

Unter diesem Aspekt kann auch Diazepam als Sedativum, Psychoregulanz und Muskelrelaxans beim akuten und chronischen Schmerzsyndrom ergänzend zu den übrigen therapeutischen Maßnahmen eingesetzt werden.

Nicht nur Opiate, sondern auch **Antidepressiva und Neuroleptika** haben neben der direkten Wirkung auf das Gehirn auch einen inhibitorischen Effekt auf die Schmerzweiterleitung, bereits im Rückenmark. Die therapeutisch günstigen Wirkung von Antidepressiva und Neuroleptika bei chronischen Schmerzen kommt nicht nur durch eine Veränderung des Schmerzerlebens zustande, sondern es findet auch eine direkte Beeinflussung von Überträgerstoffen und Neuromodulatorensystemen bereits im Rückenmark statt (*Zieglgänsberger*, 1993). Vermutlich wirken Antidepressiva auch durch ihre blockierende Wirkung auf übererregbare Nozizeptoren (Na-Kanal-Blockade).

Die wichtigsten Arzneistoffe mit ihren Risiken und Nebenwirkungen sind in den folgenden Abschnitten dargestellt.

4.4.2.1 Nichtsteroidale Antirheumatika (NSAR)

Für diese Substanzgruppe haben sich zur Unterscheidung zu den Opioiden auch die Bezeichnungen „schwache“, „periphere“ und „kleine“ Analgetika eingebürgert, die allesamt nicht korrekt sind. Neben den peripheren sind auch zentrale Wirkungen an der Schmerzmodulation beteiligt, die vom Mechanismus aber noch zum Teil ungeklärt sind. Ein Hinweis darauf ist die Beobachtung, daß die antiphlogistische nicht immer mit der analgetischen Wirksamkeit korreliert (*McCormack* und *Brune*, 1991).

Eine Bezeichnung als schwach wirksame Analgetika fördert eine Fehleinschätzung der Wirkstoffgruppe. Ihre analgetische Wirksamkeit ist teilweise sehr ausgeprägt und bei bestimmten Schmerzzuständen den Opioiden überlegen. Zudem implizieren solche Bezeichnungen eine große therapeutische Sicherheit. Mit Suchtgefahr, Toleranz und schweren Nebenwirkungen wird häufig ausschließlich die Gruppe der Opioide in Verbindung gebracht. „Peripher“ wirkende Pharmaka erscheinen dagegen harmloser. Aber auch in dieser Gruppe der „schwachen“ Analgetika sind Mißbräuche vorgekommen. Erinnert sei an den Phenacetinmißbrauch in der Uhrenindustrie der Schweiz mit der Ausbildung einer „Phenacetinniere“. Phenacetin wurde daraufhin vom Markt genommen. Selbstverständlich weisen NSAR auch Nebenwirkungen auf, insbesondere bei längerem Gebrauch sind die gastrointestinalen Nebenwirkungen, Blutungen und Ulzerationen sowie Nierenschäden und Bronchospasmus gefürchtet.

Bezeichnungen aufgrund der entzündungshemmenden Wirkungskomponente sind „Non-steroidal-anti-inflammatory-drugs" (NSAID) und „Nichtsteroidale Antirheumatika" (NSAR). Letzteres soll im folgenden verwendet werden.

NSAR hemmen die Enzyme der Cyclooxygenase (COX1 und COX2). Diese Isoenzyme haben unterschiedliche Aufgaben. Neben den peripheren antiphlogistischen Eigenschaften sind ganz offensichtlich auch zentrale Effekte an deren Wirkungen beteiligt.

Die Prostaglandinkaskade

Vane zeigte 1971, daß Aspirin und verwandte Substanzen eine Hemmung der Synthese von Prostaglandinen bewirken. Er vermutete, daß dies die Basis für die analgetische Wirkung darstellt (*Vane*, 1971).

Gewebeschäden sind verbunden mit einer Freisetzung von Entzündungsmediatoren wie Prostaglandine, Histamin und Bradykinin. Dabei erzeugen die Prostaglandine selbst keinen Schmerz, sondern führen peripher zu einer Hyperalgesie. Histamin und Bradykinin alleine sind ebenfalls inaktiv. Jeweils zusammen mit Prostaglandin E_1 tritt ein mäßiger Schmerz auf, alle drei zusammen erzeugen eine starke Schmerzreaktion (*Cashman*, 1996; *McCormack*, 1994, *Mitchell* et al. 1995; *Waldvogel*, 1997). An dieser Stelle greifen die NSAR ein. Sie hemmen die Bildung von Prostaglandinen und damit auch die Nozizeption.

Die Prostaglandinproduktion kann in drei Schritte gefaßt werden:

1. Freisetzung von Arachidonsäure aus zellulären Phospholipiden. Die Arachidonsäure (AA) ist Ausgangssubstanz der Prostaglandinkaskade. Sie stellt eine mehrfach ungesättigte Fettsäure aus 20 Kohlenstoffatomen dar und gehört damit in die Gruppe der Eicosanoide. Sie liegt in den Zellen zum größten Teil verestert in Membran-

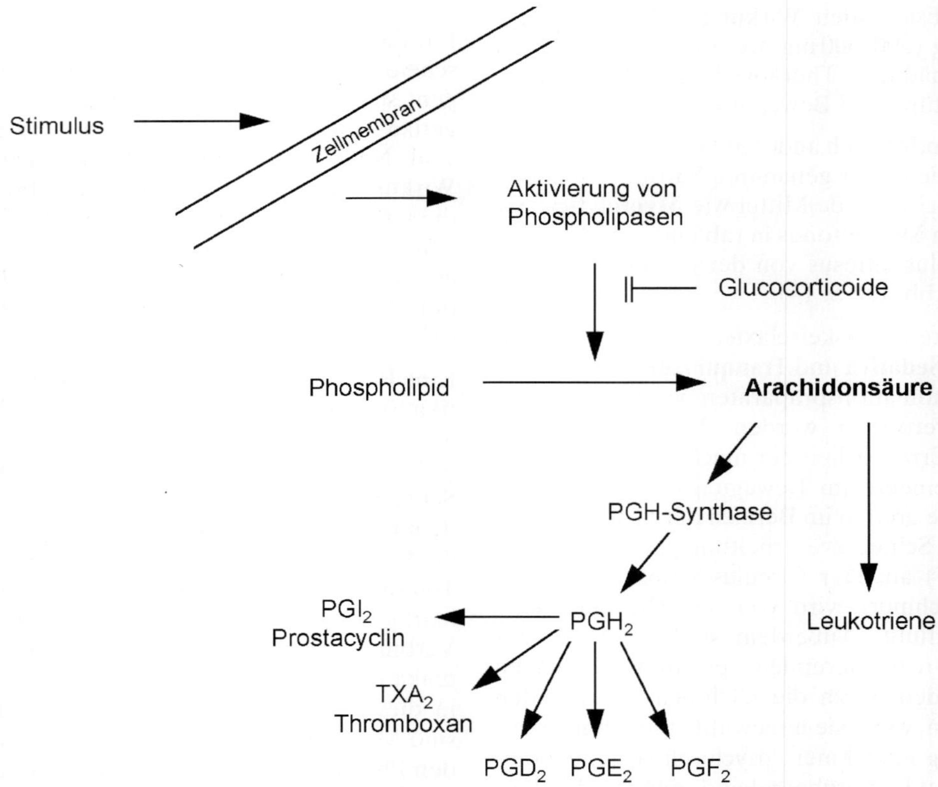

Abb. 4.7 Die Prostaglandinkaskade in stark vereinfachter Darstellung. Beim entsprechenden Stimulus wird die Arachidonsäure aus der Zellmembran freigesetzt. Neben den Prostaglandinen können aus der Arachidonsäure Leukotriene generiert werden. NSAR hemmen die Bildung von Prostaglandinen aus Arachidonsäure, während Clucocorticoide die Freisetzung derselben hemmen und damit auch Leukotriene nicht auftreten können.

phospholipiden vor. In freier Form ist sie kaum zu finden. Die Biosynthese von Prostaglandinen (PG) hängt also primär von der Freisetzung der Arachidonsäure als Substrat ab. Katalysiert wird die Freisetzung von der Phospholipase-A_2 oder in zwei Schritten durch die Phopholipase-C und die Diacylglyceridlipase. Aktiviert werden die Phopholipasen durch eine erhöhte intrazelluläre Ca^{2+}-Konzentration. Durch Zytokine wie Interleukin-1 wird der Spiegel der Phospholipase-A_2 erhöht.

2. Umwandlung der Arachidonsäure in PG-Endoperoxide: Primäre Produkte des Cyclooxygenase-Stoffwechsels der AA sind die Prostaglandinendoperoxide PGG_2 und nachfolgend PGH_2. Beide Umsetzungen werden durch die Cyclooxygenase (COX oder PGH_2-Synthase) katalysiert.

3. Isomerisierung oder Reduktion von PGH_2 zu biologisch aktiven Derivaten. Diese verschiedenen Prostaglandine (PGE_2, PGD_2, PGF_2) kommen im Organismus fast ubiquitär vor. Ihr Wirkungsspektrum ist breit (*Forth* et al., 1996, *Mitchel* et al., 1995). Die Effekte geben gleich einen Hinweis auf die klassischen Nebenwirkungen der NSAR.

PGE_1 und schwächer PGE_2 erweitern regional Gefäßgebiete. Sie senken den peripheren Widerstand und den arteriellen Blutdruck. PGG_2 und PGH_2 (Endoperoxide) dagegen zeigen eine Vasokonstriktion. Die lokale Durchblutung wird von Prostaglandine mitgesteuert.

PGE_2, PGI_2 und PGD_2 setzen in der Niere Renin frei. Diese Prostaglandine sind vermutlich die endogenen Mediatoren der durch Schleifendiuretika wie Furosemid ausgelösten Reninfreisetzung. PGE_2 und PGI_2 steigern den renalen Blutfluß und fördern die Na^+- und K^+-Ausscheidung.

Desweiteren relaxieren Prostaglandine vom Typ E die Bronchial- und Trachealmuskulatur. Am Magen werden Magensäure-, Schleim-, Bikarbonat- und Pepsinsekretion durch PGE_1, PGE_2 und PGI_2 gehemmt.

In den Thrombozyten wird überwiegend durch die Thromboxan-Synthase das vasokonstriktorisch und die Thrombozytenaggregation fördernde TXA_2 gebildet. Als funktioneller Gegenspieler wird in den Endothelzellen das Prostacyclin (PGI_2) mit vasodilatatorischen und thrombozytenaggregationshemmenden Eigenschaften gebildet.

Die Verbindungen werden sehr rasch inaktiviert, der pulmonale first-pass-Effekt der Prostaglandine der E- und F-Serie beträgt 95 %. TXA_2 hydrolysiert nichtenzymatisch mit einer Halbwertszeit von nur 30 Sekunden zum inaktiven TXB_2.

Wie eingangs angesprochen, spielen Prostaglandine neben der Steuerung physiologischer Vorgänge auch im Entzündungsgeschehen eine wichtige Rolle. Sie senken die Schmerzschwelle und verstärken die Effekte anderer Entzündungsmediatoren (s.o.). Durch Steuerung des Blutflusses und Erhöhung der Gefäßpermeabilität erhöhen sie die Bereitstellung proinflammatorischer Zellen im entzündeten Gewebe (*Mitchel* et al., 1995). Diese ineinandergreifenden Prozesse führen zu den vier klassischen Entzündungszeichen Calor, Dolor, Rubor und Tumor.

Isoenzyme der Cyclooxygenase (COX)

Seit wenigen Jahren sind zwei verschiedene Isoenzyme der COX identifiziert (*Spangler*, 1996; *Vane*, 1996; *Mitchell* et al., 1995, 1996). Ihre Aufgaben und Eigenschaften unterscheiden sich deutlich: Die COX-1 ist die konstitutiv exprimierte Form, sie gehört also zu dem permanenten Enzymsatz der Zelle. Ihre Aufgabe besteht dem jetzigen Wissen nach in der Synthese von Prostaglandin-Derivaten zur Steuerung physiologischer Vorgänge.

Im Gegensatz dazu gehört die COX-2 im allgemeinen nicht zur permanenten Enzymausstattung. Die de-novo-Synthese des Enzyms muß erst induziert werden. Stimuli sind z. B. Interleukin-1, Tumor-Nekrose-Faktor (TNFα), Lipopolysaccharide und reaktive Sauerstoffspezies (*Spangler*, 1996). Im Rahmen einer Entzündungsreaktion werden durch die induzierte COX-2 Prostaglandine gebildet.

Hinsichtlich der Wirkungsqualität der NSAR und den unterschiedlichen Eigenschaften der COX-Subtypen hat sich z.T. folgende Vorstellung entwickelt: Die therapeutisch erwünschte Wirkung sollen durch die Hemmung der COX-2 vermittelt sein, während die unerwünschten Arzneimittelwirkungen durch den Einfluß auf die COX-1 hervorgerufen werden. Die Inzidenz der klassischen wirkmechanismusabhängigen Nebenwirkungen soll daher in der Selektivität zu den Isoenzymen begründet sein. Je selektiver eine Substanz die COX-2 hemmt, desto freier sollte der therapeutisch gewünschte antiphlogistische Effekt von unerwünschten Arzneimittelwirkungen sein (*Mitchell*, 1994; *Vane*, 1996). Das Konzept neuer Arzneistoffindung geht davon aus, daß COX-2-selektive Hemmer bei gleichguter Wirksamkeit eine verminderte Nebenwirkungsrate haben.

Eine Zuordnung der Wirkung auf die COX-2 und der unerwünschten Arzneimittelwirkungen auf die COX-1 ist jedoch eine zu starke Vereinfachung. Im Gehirn liegt die COX-2 physiologisch vor und auch in der Niere scheint sie an der Homöostase des Organismus beteiligt zu sein. Salzmangel induziert hier eine Bildung der COX-2 (*Spangler*, 1996).

Nachdem erst zu Anfang der 1990er Jahre zwei verschieden Isoformen der COX erkannt wurden, ist noch offen, ob in Zukunft weitere Isoenzyme identifiziert werden. Das Vorkommen einer COX-3 wird bereits jetzt für möglich gehalten (*Cashman*, 1996; *Mitchel* et al., 1994; *Vane* et al., 1996). Auch im Zusammenhang mit dem antiphlogistisch nicht wirksamen Paracetamol wird eine weitere Isoform nicht ausgeschlossen. Es muß sich noch zeigen, ob in Zukunft durch eine höhere Enzymselektivität verträglichere Substanzen entwickelt werden.

Selektivität der NSAR für die COX-2 oder COX-1

Eine Enzymhemmung wird üblicherweise angegeben durch die Substanzkonzentration, die zu einer halbmaximalen Hemmung des Enzyms führt (IC_{50}). Um die Selektivität zu den COX-Unterformen auszudrücken, wird der IC_{50}-Wert für die COX-2 geteilt durch die IC_{50} der COX-1. Je kleiner das COX-2/COX-1-Verhältnis ausfällt, desto spezifischer wirkt das NSAR auf die COX-2; je größer der Wert, desto spezifischer wird die COX-1 gehemmt.

Zur Bestimmung des Profils der COX-2/COX-1-Hemmung gibt es unterschiedliche Testmodelle. Die experimentellen Bedingungen variieren hinsichtlich vieler Faktoren: Intakte oder zerstörte Zellen bzw. gereinigtes Enzym, verschiedene Zelltypen verschiedener Spezies, Art der Induktion der COX-2 etc. Die Ergebnisse unterschiedlicher Testmodelle sind daher nicht unmittelbar vergleichbar und die ermittelten Verhältniszahlen differieren deutlich (*Barnett* et al., 1994; *Churchill* et al., 1996; *Laneuville* et al., 1994; *Meade* et al., 1993; *Mitchell* et al., 1994).

Übereinstimmung besteht in den Ergebnissen, daß Indometacin (Amuno® u.a.) und Piroxicam (Felden® u.a.) hochselektiv die COX-1 hemmen. Eine bevorzugte Wirkung auf die COX-2 zeigt in den Studien nur Nabumeton (Arthaxan® u.a.) und das seit kurzem auf dem Markt befindliche Meloxicam (Mobec® u.a.). Die veröffentlichten Daten zur Spezifität von Nabumeton beziehen sich auf den aktiven Metaboliten 6-MNA (6-Methoxy-2-naphthylessigsäure).

Einen ähnlich starken Effekt auf beide Isoenzyme (je nach Testmodell eine höhere Affinität zur COX-1 oder zur COX-2) zeigen Diclofenac (Voltaren® u.a.), Naproxen (Proxen® u.a.) und Ibuprofen (Aktren®, Dolgit® u.a.).

Klinische Relevanz der unterschiedlichen Selektivität

Es stellt sich die Frage, ob die klinische Erfahrung in Übereinstimmung steht mit der Annahme, daß Substanzen mit relativ hoher Spezifität zur COX-2 generell sicherer und effektiver sind als Substanzen mit stärkerem Einfluß auf die COX-1. Eine neuere Veröffentlichung vergleicht die Enzymspezifität mit den Literaturdaten zur Klinik (*Spangler*, 1996).

- **Zur Wirksamkeit**

Trotz der großen Unterschiede in der Spezifität zeigen alle erwähnten NSAR eine ähnliche klinische Wirksamkeit in der Behandlung der Arthrose und der rheumatoiden Arthritis. Andere Autoren unterstützen diese Aussage (*Fries* et al., 1991; *McCormack*, 1994). Individuelle Unterschiede der Patienten beim Ansprechen auf verschiedene Arzneistoffe bleiben bei der allgemeinen Aussage natürlich unberücksichtigt.

Eine Erklärung für die zunächst überraschende Aussage kann das Vorkommen beider Isoformen in der Synovialflüssigkeit von Patienten (mit Rheumatoider Arthritis) sein. So hat die COX-1 also auch einen Anteil an der Bildung inflammatorischer Prostaglandine (*Mitchell* et al., 1995).

Eine weitere Erklärungsmöglichkeit bieten *McCormack* und *Brune* (1991) an: Aufgrund des sauren Charakters der NSAR und des ebenfalls sauren extrazellulären Milieus im chronisch entzündeten Gewebe sollen sich die Substanzen hier in den Zellen anreichern (Abb. 4.8).

Da alle NSAR schwache Säuren mit pKa-Werten von etwa 3,0 bis 5,0 darstellen, sind sie bei einem physiologischem pH- Wert von 7,4 praktisch vollständig dissoziiert und durch die negative Ladung nicht membrangängig. Im Gewebe mit erniedrigtem pH-Wert ist der Anteil an nichtionischer, lipophiler und membrangängiger Form höher. Eine Diffusion durch die lipophile Zellmembran ist erleichtert. In der Zelle herrscht im Vergleich zum Extrazellulärraum ein höherer pH-Wert vor, der die dissoziierte, ionische Form begünstigt. Ein Membrandurchtritt ist erschwert.

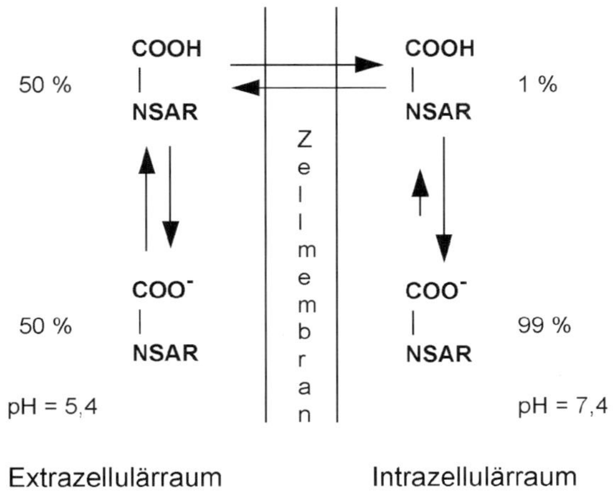

Abb. 4.8 Beispielhaftes Säure-Basen-Gleichgewicht eines NSAR mit pKa = 5,4. Nur die ungeladene Form kann die Zellmembran per Diffusion passieren. Durch den höheren Anteil an deprotonierter Form im Zellinneren reichert sie der Arzneistoff dort an, wenn ein saurer pH-Wert im Extrazellulärraum lipophile, protonierte Form begünstigt und ein Membrandurchtritt erleichtert ist.

Aufgrund dieses pH-Gradienten sollen sich die NSAR bis zu einer wirksamen intrazellulären Konzentration anreichern (*McCormack* und *Brune*, 1991).

- **Zu den Nebenwirkungen**

Hinsichtlich der Nebenwirkungen variieren NSAR stärker. Ein eindeutiger Trend ist nach *Spangler* nicht zu erkennen. Unter den Substanzen mit extremen Werten in der Selektivität zur COX-1 oder COX-2 sind Unterschiede in dem Sicherheitsprofil zu erkennen. Eine bevorzugte Hemmung der COX-2 scheint zu sicheren Substanzen zu führen. Es existieren allerdings Ausnahmen, die diese Aussage in Frage stellen.

Es scheint, als ob Substanzen mit einer Präferenz für die COX-2 weniger Nebenwirkungen auf den Magen haben. Das Bild ist aber nicht einheitlich. Indometacin, Sulindac und Piroxicam als COX-1-spezifische Substanzen sind bekannt für eine hohe Inzidenz an Magenschädigungen. Nabumeton mit einer relativen Spezifität zur COX-2 besitzt ein sehr gutes Sicherheitsprofil. Entgegen diesem Trend besitzt das Keterolac eine hohe Magentoxizität trotz einer vorwiegenden Wirkung auf die COX-2. Dies führt zu einer Anwendungsbeschränkung auf 5 Tage. In Deutschland ist Keterolac nur in Form von Augentropfen im Handel (Acular®).

Bei der renalen Toxizität hingegen herrscht ein sehr uneinheitliches Bild vor. Eine klare Verbindung von niedrigem Risiko und eine höherer Spezifität für die COX-2 kann nicht getroffen werden. Ein Grund kann sein, daß in der Niere auch die COX-2 eine physiologische Aufgabe zur Aufrechterhaltung der Hömostase hat.

Im März 1998 lagen dem Bundesinstitut für Arzneimittel und Medizinprodukte (BfArM) über 50 Verdachtsfälle zu unerwünschten Arzneimittelwirkungen von Meloxicam vor. Meloxicam mit einer Präferenz zur COX-2 gab Anlaß zur Hoffnung, daß damit das Risiko der klassischen Nebenwirkungen der NSAR deutlich reduziert werden konnte. In 20 Fällen werden gastrointestinale Nebenwirkungen (gastrointestinale Blutungen, Ulcusbildung) beschrieben. Die gastrointestinalen Blutungen traten in fast allen Fällen bei der empfohlenen Dosierung von 7,5 mg/Tag auf. Sechs Verdachtsmeldungen bezogen sich auf unerwünschte Wirkungen an der Haut. Aus dem Ausland wurden in Einzelfällen über schwere Hautreaktionen (Stevens-Johnsons-Syndrom, Erythema multiforme) berichtet. Sechs Fälle betrafen allergische, anaphylaktoide oder anaphylaktische Reaktionen und in zwei Fällen kam es zu einem akuten Nierenversagen.

Zusammenfassend kann gesagt werden: Sowohl die COX-1 als auch die COX-2 haben Anteil an der Bildung inflammatorischer Prostaglandine. Wirkungen und Nebenwirkungen können aber auch auf anderen Mechanismen als auf der Hemmung der Prostaglandinsynthese beruhen. Weitere Isoformen mit bisher völlig unklarer physiologischer Bedeutung werden für möglich gehalten. Von daher ist eine abschließende Beurteilung zur Zeit nicht möglich. Die Zukunft wird zeigen, ob COX-2-selektive Substanzen, wie die in der Entwicklung befindlichen neuen Arzneistoffe, klinische Vorteile gegenüber unspezifischen COX-Hemmern erkennen lassen. Niemand weiß, ob nicht durch eine hochspezifische und potente Hemmung der COX-2 neuartige unerwünschte Arzneimittelwirkungen ausgelöst werden könnten. Die beiden bekannten Isoformen der COX sind in ihrer Bedeutung und Funktion noch nicht endgültig geklärt.

Andere Wirkungsmechanismen

Es ist offensichtlich, daß NSAR ihre Wirkung nicht allein über eine periphere Hemmung der Prostaglandinsynthese hervorrufen. Daneben müssen auch andere Mechanismen – periphere wie zentrale – beteiligt sein. Es sollen kurz einige bekannte und diskutierte Mechanismen genannt werden (*Spangler*, 1996).

- **Periphere Mechanismen**

Hemmung der Zell-Zell-Aggregation von neutrophilen Zellen; Hemmung der Bildung von Hydrogenperoxide (Piroxicam); Einfluß auf die Lipoxygenase (Diclofenac, Indometacin); Hemmung von Phosphodiesterasen mit Anstieg des intrazellulären cAMP (Indometacin, Diclofenac); intrazelluläre Blockierung der cAMP/cGMP-Signaltransduktion.

- **Zentrale Mechanismen**

Diskutiert wird u.a. eine Hemmung der zentralen Prostaglandinsynthese (*McCormack* und *Brune*, 1991). Neben diesem aus der Peripherie bekannten Effekt, wird eine Aktivierung absteigender serotonerger Nerven (z. B. Diclofenac) für möglich gehalten.

Im Tiermodell antagonisieren Diclofenac und S(+)-Ibuprofen eine durch Aktivierung von spinalen Glutamat- und Substanz P-Rezeptoren hervorgerufene Hyperalgesie.

Nebenwirkungen und Wechselwirkungen

Für erst kurzzeitig bekannte und untersuchte Arzneimittel sind häufig auch nur wenige Neben- und Wechselwirkungen beschrieben. Davon auszugehen, daß neuere Substanzen allein wegen der geringen Nennung von unerwünschten Arzneimittelwirkungen weniger Schäden anrichten können, ist sicher nicht richtig. Bei den länger und häufiger verwendeten Substanzen ist aufgrund der Datenlage eine Nutzen-Risiko-Abschätzung leichter vorzunehmen als bei neuen Substanzen.

Hier sollen nicht alle Neben- und Wechselwirkungen sämtlicher NSAR aufgelistet werden, sondern ein Überblick über die wichtigsten Punkte vorgenommen werden. Es wird kein Anspruch auf Vollständigkeit erhoben. Eine detaillierte Darstellung der Thematik findet sich bei *Ammon* (1991) und *Waldvogel* (1996).

Wie es individuelle Unterschiede in der Wirksamkeit gibt, zeigen sich auch individuelle Unterschiede bei den Nebenwirkungen. Vorgeschädigte Personen sind natürlich besonders risikobelastet. Nach *Ammon* treten Nebenwirkungen etwa in folgender Häufigkeit auf: Indometacin 35–50 %, Piroxicam 15–25 %, Diclofenac 23–30 %, Flurbiprofen 27–42 %.

Eine allgemeingültige Angabe zur Häufigkeit der Nebenwirkungen ist schwierig, da insbesondere ältere Menschen empfindlicher als junge auf NSAR reagieren. Isoxicam aus der Gruppe der Oxicame wurde nach Auftreten schwerster Hautreaktionen (Lyell- und Stevens-Johnson-Syndrom, Erythema exsudativum multiforme) weltweit aus dem Handel genommen.

- **Allgemeine Nebenwirkungen**

Wie eingangs erwähnt, resultiert aus der Kenntnis des Wirkungsmechanismus der NSAR als Prostaglandinsynthese-Hemmer das Verständnis über das Gros der unerwünschten Arzneimittelwirkungen. Bei der Hemmung der Cyclooxygenase ist insbesondere in den Organen mit einer hohen Prostaglandinbildung eine unerwünschte Wirkung wahrscheinlich. Dies sind Erosionen, Ulcerationen und Blutungen im Magen-Darm-Trakt, Hemmung der Funktion von Blutplättchen (Thromboxansynthese) und Schäden von Funktionszellen der Niere und Leber.

Durch eine verminderte Prostaglandinsynthese kann die freie Arachidonsäure verstärkt zur Bildung von Leukotrienen verwendet werden. Dies kann Auslöser eines pseudoallergischen Asthmas und zu Symptomen ähnlich einem Heuschnupfen führen.

Die Häufigkeit bestimmter Nebenwirkungen ist nicht bei allen Substanzen gleich. Zentralnervöse Störungen wie Schwindel, Kopfschmerzen und Übelkeit treten insbesondere bei Indometacin auf (Häufigkeit 20–60 %). Die strukturelle Ähnlichkeit zu Serotonin wird dafür verantwortlich gemacht (*Waldvogel*, 1996). Indometacin und Oxicame haben einen stark ausgeprägten enterohepatischen Kreislauf. Dies soll der Grund für die im Vergleich mit anderen Substanzen gehäuften lebensbedrohlichen Blutungen im Dünndarmbereich sein. Salicylate und Ibuprofen zirkulieren dagegen nicht und sind für die tieferen Dünndarmabschnitte entsprechend harmloser.

- **Vergleich der Toxizität von NSAR**

Ein Versuch zur vergleichenden Beurteilung der Sicherheit der NSAR ist von *Fries* et al. 1991 veröffentlicht worden.

Alle unerwünschten Wirkungen wie z. B. Ulzerationen, Übelkeit, Erbrechen, abnorme Laborwerte, Hospitalisation wurden einbezogen. Es sollte das Gesamtrisiko für den Patienten erkennbar werden. Dafür wurden für die verschiedenen unerwünschten Arzneimittelwirkungen unterschiedliche Wichtungsskalen eingesetzt. Die allgemeine Reihung der Substanzen nach ihrem Toxizitätsindex wurde durch die unterschiedlichen Wichtungen jedoch kaum beeinflußt.

Die Substanzen mit hoher „Toxizität" sind nach der Untersuchung von *Fries* et al. Indometacin (Amuno® u.a.) und Ketoprofen (Alrheumun® u.a.). Einen mittleren Toxizitätsindex hat Piroxicam (Felden® u.a.) und einen geringen Index weist Ibuprofen (Dolgit® u.a.) auf. Dazwischen reiht sich Naproxen (Proxen® u.a.) ein. Die Substanz mit dem sichersten Profil ist in dieser Untersuchung die Acetylsalicylsäure (Aspirin® u.a.). Erklärt wird dies damit, das ausschließlich magensaftresistente und gepufferte Darreichungsformen eingesetzt wurden.

Natürlich unterscheiden sich nicht alle Substanzen signifikant voneinander. Aber zwischen den Substanzen mit einem hohen „Toxizitätsindex" und solchen mit einem niedrigem Wert sind die Ergebnisse statistisch signifikant unterschiedlich. Die in diesem Test mit einem höheren Risiko belastete Substanzen wurden im Durchschnitt deutlich unter der empfohlenen Maximaldosis eingesetzt, während die „sichereren" Substanzen nahe der empfohlenen Maximaldosis eingenommen wurden. Ein Dosiseffekt kann das unterschiedlich ermittelte Risiko nicht hervorrufen.

Diclofenac ist in der Untersuchung nicht enthalten. *Ammon* (1991) bescheinigt Diclofenac und Naproxen ein geringeres Auftreten von unerwünschten Arzneimittelwirkungen gegenüber anderen NSAR.

Auch hier gilt wie schon erwähnt, daß die Wahl des Arzneimittels individuell getroffen werden muß und nicht allein aufgrund einer solchen Toxizitätsreihung vorgenommen werden kann. Bei der Effektivität eingesetzter Arzneistoffe zeigen sich sehr große individuelle Unterschiede. So zeigt Diclofenac eine stark schwankende Resorption und Bioverfügbarkeit. Auch intraindividuelle Streuungen treten auf (Indometacin und Piroxicam). Eine Therapie muß daher individuell angepaßt und kann nicht im voraus kalkuliert werden.

- **Allgemeine Wechselwirkungen**

Wechselwirkungen sind ein komplexes Thema. Sie können auf pharmakokinetischen oder/und -dynamischen Ursachen beruhen. Nicht alle Wechselwirkungen sind von klinischem Interesse. Von besonderer Relevanz sind aber Effekte, die zu akuten Problemen von Kreislauf- und Stoffwechselregulation führen oder auch nachhaltige Folgen haben können (z. B. gehemmte Kontrazeption). Vor allem bei relativ hochdosierten Verbindungen mit starker Plasmaeiweißbindung von deutlich über 90 % besteht die Gefahr von Interaktionen mit anderen plasmagebundenen Pharmaka (evtl. mit geringer therapeutischer Breite). NSAR haben in der Regel Plasmaeiweißbindungen von über 99 %.

Aufgrund der hohen Plasmaeiweißbindung aller NSAR kommt es bei der Gabe von zwei verschiedenen Substanzen immer zu einer Konkurrenz um die Bindungsstellen. Zumindest eine der Verbindungen wird bei gleichzeitiger Gabe zweier NSAR anteilsweise aus der Bindung verdrängt. Wenn bei einer Plasmaeiweißbindung von 99 % nur weitere 2 % Arzneistoff verdrängt wird, steigt die Konzentration an freiem Arzneistoff auf das Dreifache. Hier besteht die Gefahr einer gefährlichen Überdosierung. Aus diesem Grund muß die gleichzeitige Gabe von zwei NSAR vermieden werden.

Nach dem Handbuch von *Ammon* soll Ibuprofen keine therapierelevanten Interaktionen aufweisen.

Tabelle 4.6 Wirkungsverstärkung von Pharmaka durch gleichzeitige Gabe von NSAR.

Orale Antidiabetika	insbesondere durch Salicylate (und Phenylbutazon). Blutzuckerkontrollen werden empfohlen.
Antikoagulantien	hohes Risiko durch Salicylate (und Phenylbutazon), aber auch andere NSAR (wie Indometacin, Diclofenac, Piroxicam). Die Prothrombinzeit sollte kontrolliert werden.
Corticosteroide	NSAR erhöhen den ulzerogenen Effekt. Vorsichtige Anwendung.
Digoxin	durch Indometacin, Diclofenac, Ibuprofen. Klinische Relevanz der Interaktion ist unklar.
Lithium	Plasmaspiegel und Toxizität werden gesteigert. Eine Dosisanpassung und die Kontrolle des Plasmaspiegels sind notwendig.
Methotrexat	Die Toxizität wird gesteigert. Eine Dosisanpassung ist notwendig.
Phenytoin	Interaktionen insbesondere mit Salizylaten, Ibuprofen und Piroxicam. Unklare klinische Relevanz.
K^+-sparende Diuretika	Gefahr der Hyperkaliämie. Kaliumspiegel kontrollieren.

Tabelle 4.7 Wirkungsminderung von Pharmaka durch gleichzeitige Gabe von NSAR.

Aldosteronantagonisten	insbesondere Salicylate, Ibuprofen.
β-Rezeptorenblokker	Senkung des antihypertensiven Effekts.
Diuretika	Diurese und antihypertensiver Effekt gesenkt.

Tabelle 4.8 Veränderte Wirkung der NSAR durch gleichzeitige Gabe anderer Pharmaka.

Acida, Antacida	von beiden ist eine Verstärkung des analgetischen Effekts beschrieben.
Antikoagulantien	verringern die Wirkung auf die Thrombozytenaggregation.
Corticosteroide	Verstärkung des ulzerogenen Potentials. Vorsichtige Anwendung.
Diuretika	durch verstärkte Clearance verringerter analgetischer Effekt.
Urikosurika	durch verringerte Clearance erhöhter analgetischer Effekt möglich. Der Plasmaspiegel von Indometacin wird jedoch gesenkt.

Spezielle Darreichungsformen

Zur besseren Verträglichkeit der NSAR wurden **magensaftresistente Arzneiformen** entwickelt. Leider wird öfter auch bei Single-vait-Formulierungen die Empfehlung ausgesprochen, diese Formen zum Essen einzunehmen, um die Belastung des Magens mit NSAR zu verringern. Der Magenpförtner läßt bei gefülltem Magen jedoch nur sehr kleine Partikel in den Zwölffingerdarm übertreten. Eine magensaftresistente Kapsel oder Tablette wird zurückgehalten und verbleibt je nach Nahrungsmenge bis zu mehrere Stunden im Magen. Der Wirkungseintritt ist deutlich verzögert und der Patient hat zurecht nach der Einnahme das Gefühl: „Das Mittel wirkt nicht". Eine Einnahme mindestens 30 Minuten vor der Mahlzeit mit ausreichend Flüssigkeit sichert einen schnellen Übergang vom Magen in den Darm.

Magensaftresistente Pellets sind dagegen so klein, daß sie den Magenpförtner auch bei vollem Magen passieren können. Eine Kapsel mit magensaftresistenten Pellets (multiple units) gibt diese im Magen frei. Die Liberation des Arzneistoffs findet dann jedoch nur unterhalb des Magens statt.

Aufgrund des Wirkungsmechanismus ist aber eine Hemmung der Schutzfunktion am Magen durch NSAR zu erwarten. Bei der Magenschleimhautschädigung durch NSAR ist die direkte Reizung nur zum Teil verantwortlich. Daher können Darreichungsformen mit magensaftresistenten Überzügen nur einen geringen Einfluß auf die Nebenwirkungen haben.

Zur **lokalen Behandlung** werden häufig Salben, Cremes oder Sprays mit NSAR angewendet. Auch die Verwendung der gleichen Substanz als orale und lokale Applikationsform kommt vor. Beim Patienten sind die örtlich aufzutragenden Arzneiformen beliebt, da angenommen wird, nebenwirkungsfrei oder -arm nur an dem Ort des Entzündungsgeschehens zu wirken. Diese Vorstellung ist schwer aufrechtzuerhalten. Von der Hornhaut bis in die Synovialflüssigkeit muß die Wirksubstanz mehrere gut durchblutete Gewebeschichten durchqueren. Es ist nahezu undenkbar, daß dabei nicht der absolut größte Teil vom Blut aufgenommen und über das zentrale Kompartiment verteilt wird. Eine Möglichkeit, die man sich bei der Hormonsubstitution in Form von Transdermalen Therapeutischen Systemen zu Nutze macht.

In einer Untersuchung wurde ein Gel mit Diclofenac auf ein Knie aufgetragen und anschließend die Konzentration von Diclofenac in der Synovialflüssigkeit beider Knie bestimmt. Das Ergebnis bestätigt die Distribution fast ausschließlich über den Blutkreislauf (*Rademacher* et al., 1991).

4.4.2.2 Vorwiegend zentral wirksame Analgetika

4.4.2.2.1 Opiate/Opioide

Seit Menschengedenken wird Opium – der getrocknete Milchsaft aus unreifen Kapseln des Schlafmohns (Papaver somniferum) – als Analgetikum, Antidiarrhoikum, Antitussivum und natürlich als Droge eingesetzt. Die Bedeutung des Opiums war groß: „Unter den Heilmitteln, die der allmächtige Gott dem Menschen zu Verfügung gestellt hat, um seine Leiden zu lindern, ist keines so universell und wirksam wie Opium." (*Thomas Sydenham*, 1680).

Im Jahre 1805 isolierte der Apotheker *Sertürner* die analgetisch wirksame Substanz und nannte sie nach dem griechischen Gott des Schlafes „Morphium". Die weitere Geschichte der „starken" Analgetika stellt ein besonders spannendes Kapitel der Arzneistofforschung dar. Für die Strukturaufklärung und nachfolgende Vollsynthese benötigte die Wissenschaft 147 Jahre. 1973 wurden die Opioidrezeptoren als stereospezifische Angriffspunkte der Opioide von drei unabhängigen Arbeitskreisen beschrieben (*Pert* und *Snyder*, 1973; *Simon* et al., 1973; *Terenius*, 1973). Kurz darauf wurde das körpereigene schmerzmodulierende System der Enkephaline (*Hughes*, 1975) und Endorphine (endogene Opioide) (*Cox* et al., 1976) entdeckt.

Neben den Opiumalkaloiden (Opiate) sind viele Derivate und vollsynthetische Abkömmlinge

(Opioide) dargestellt worden, die z.T. nur noch dem geübten Auge eine chemisch-strukturelle Verwandtschaft offenbaren.

Wirkungsmechanismus

Opioide wirken als Agonisten an hochspezifischen Rezeptorbindungsstellen. Es sind 3 Grundtypen von Opioidrezeptoren bekannt: μ (mü), κ (kappa), δ (delta). Subtypen der einzelnen Rezeptoren sind ebenfalls identifiziert. In Tabelle 4.9 sind die Rezeptorprofile einiger Analgetika gezeigt. Die Opioide lassen sich nach dem Angriff an den Rezeptoren in vier Gruppen einteilen:

1. **Volle Agonisten**, z. B. Morphin (MST Mundipharm®, Sevredol®), Pethidin (Dolantin®), Levomethadon (L-Polamidon®), Piritramid (Dipidolor®) und Fentanyl (Durogesic®-Pflaster, Thalamonal®). Diese Substanzen sind die stärksten bekannten Analgetika. Reine Agonisten scheinen keinen klinisch relevanten ceiling-Effekt bei der Analgesie aufzuweisen. Bei Dosissteigerung steigt auch der analgetische Effekt in einer log-linearen Funktion bis eine ausreichende Analgesie erreicht wird oder dosislimitierende Nebenwirkungen auftreten.

2. **Partielle Agonisten**, z. B. Buprenorphin (Temgesic®). Sie zeigen keine Spezifität zu den einzelnen Rezeptoren. Buprenorphin kann auch in die Gruppe 3 der Agonist-Antagonist eingeordnet werden. Diese Substanzen haben eine geringe intrinsische Aktivität, so daß die Dosis-Wirkungskurve einen ceiling-Effekt aufweist.

3. **Gemischte Agonisten-Antagonisten**. Sie zeigen agonistische Effekte an einem Rezeptortyp und fungieren an anderen als Antagonisten. Die Substanzen aus dieser Gruppe können am μ-Rezeptor antagonistisch wirken. Ihre Dosis-Wirkungskurve weist ein Plateau auf, Dosissteigerungen führen dann zu keiner stärkeren Wirkung („ceiling"-Effekt). Prototyp dieser Gruppe ist Pentazocin (Fortral®). Bei Gabe mit einem reinen μ-Agonisten zusammen kann die antagonistische Komponente am μ-Rezeptor eine Entzugssymptomatik auslösen. Dies ist insbesondere bei Patienten mit einer Morphin-Dauertherapie (Pumpentherapie) der Fall oder auch bei Einsatz von starken Opioiden des Typs reiner Agonist im Verlauf der operativen Anästhesie. Postoperativ wird bei ca. 20 % der Patienten Pentazocin eingesetzt. Eine Beachtung der Antagonisierung voller Agonisten am μ-Rezeptor kann nicht immer vorausgesetzt werden (*Waldvogel*, 1996).

4. **Volle Antagonisten**, z. B. Naloxon (Narcanti®) und Naltrexon (Nemexin®). Sie heben die Wirkung an den Rezeptoren auf und werden daher bei Opioidvergiftungen eingesetzt.

Tabelle 4.9 Rezeptorprofile einiger Opioide (aus: *Waldvogel*, 1996).

Substanz	K_i-Wert (nmol) μ-Rez.	δ-Rez.	κ-Rez.
Morphin (Sevredol®)	38	510	1900
Levomethadon (L-Polamidon®)	4,5	15	1630
Pethidin (Dolantin®)	193 385	2800 4350	5140
Tramadol (Tramal®)	1,3	62	54
Buprenorphin (Temgesic®)	0,77	2,2	1,1
Pentazocin (Fortral®)	39	90–467	87–120
Tilidin (in Valoron®)	Keine Werte, verhält sich wie ein μ-Agonist. Hauptwirkung durch Metabolit Nortilidin (μ-Agonist)		
Piritramid (Dipidolor®)	Keine Daten verfügbar.		

Vergleich der Wirkstärke

Die relative analgetische Potenz der Opioide wird üblicherweise im Vergleich mit 10 mg parenteral verabreichtem Morphin ausgedrückt. (Tab. 4.10).

Auffällig ist die lange Halbwertszeit von Methadon und die davon abweichende relativ kurze Wirkung von nur 4–8 Stunden. Methadon hat ein ausgeprägt träge Pharmakokinetik. Die Therapie muß mit der niedrigsten Dosis begonnen werden. Erst nach ca. 3 Tagen ist eine individuelle Beurteilung aufgrund der langsamen Kumulation möglich. In der Zwischenzeit sind andere Analgetika zum Überbrücken notwendig. Diese Phase ist unter klinischer Kontrolle durchzuführen und insbesondere für ältere und schwache Patienten gefährlich. Nach der Einschleichphase muß auf eine niedriger dosierte Langzeitmedikation umgestellt werden. Durch Kumulationen besteht sonst die Gefahr von schweren Überdosierungen (*Waldvogel*, 1997).

Für mäßige Schmerzen werden von den oben genannten Substanzen üblicherweise Tramadol (reiner Agonist), Pentazocin (Agonist-Antagonist), Buprenorphin (partieller Agonist) und Codein (reiner Agonist) eingesetzt. Für starke Schmerzen stehen die reinen Agonisten Morphin, Pethidin, Piritramid und Fentanyl zur Ver-

Tabelle 4.10 Äquianalgetische i.m.- und peros-Dosen einiger Opioide (ED: Einzeldosis, MD: Mehrfachdosis).

Substanz	Dosis (mg) i.m.	Dosis (mg) peros	i.m./peros-Verhältnis	$t_{1\beta}$ (Stunden)	Wirkdauer (Stunden)
Morphin (Sevredol®)	10	30 (MD) 60 (ED)	1 : 3 1 : 6	2–3,5	3–6
Codein (Codein phos.®)	120	200	1 : 1,7	3–4	3–5
Methadon (L-Polamidon®)	10	20	1 : 2	15–20	4–8
Pethidin (Dolantin®)	75	300	1 : 4	2–3	2–4
Tramadol (Tramal®)	100	120	1 : 1,2	3–4	4–6
Buprenorphin (Temgesic®)	0,4	0,8	2 : 1	2–3	6–9
Pentazocin (Fortral®)	35	100	1 : 3	2–3	3–4
Piritramid (Dipidolor®)	15	–	–	3–5,5	6–8

fügung. Piritramid wurde bereits 1960 eingeführt. Dies ist der Grund für die fehlenden Daten zum Rezeptorprofil und der Pharmakokinetik.

In Deutschland unterliegen alle Präparate mit Pentazocin, Buprenorphin, Morphin, Pethidin, Fentanyl, Piritramid und Methadon der Betäubungsmittelverschreibungs-Verordnung.

Unerwünschte Arzneimittelwirkung der Opioide

Opioide haben neben der analgetischen eine Fülle von weiteren Wirkungen, die über zentrale und periphere Opioidrezeptoren vermittelt werden: Veränderung der Stimmungslage (Euphorie und Dysphorie), Sedation, tranquillisierende Wirkung, Hemmung des Atem- und Hustenzentrums, Reduktion der Motilität und Erhöhung des Tonus des Gastrointestinaltraktes, Verringerung des Tonus der Blutgefäße mit der Gefahr orthostatischer Reaktionen, bei einigen Patienten Freisetzung von Histamin mit Urtikaria und Bronchospasmus bei Asthmatikern, emetogene und antiemetische Eigenschaften, Miosis (*Mutschler*, 1996).

- **Atemdepression**

Die Atemdepression stellt die gefährlichste Nebenwirkung der Opioide dar. Bei einer vorsichtigen Einstellung („Titration" des Patienten) ist sie selten. Eine klinisch relevante Atemdepression ist begleitet von anderen Symptomen einer ZNS-Depression. Ist die maximale Blutkonzentration bereits erreicht und der Patient bei Bewußtsein, kann bei Absetzen des Opioids und intensiver Überwachung des Patienten eine Besserung abgewartet werden ohne die Gabe eines Antagonisten. Bei anhaltender Atemdepression oder Koma hilft der Antagonist Naloxon (Narcanti®). Aufgrund der kurzen Halbwertszeit von Naloxon kann bei retardierten Morphin, transdermalem Fentanyl etc. eine wiederholte Gabe nötig sein (*Cherny*, 1996).

- **Obstipation**

Obstipation ist die häufigste unerwünschte Arzneimittelwirkung der Opioide. Bei der durch periphere Opioidrezeptoren ausgelösten Obstipation bildet sich keine Toleranz aus. Eine prophylaktische Laxantiengabe kann sinnvoll sein, z. B. Bisacodyl, das mit einem osmotisch wirksamen Laxans wie Lactulose bei Bedarf kombiniert werden kann (*Waldvogel*, 1996).

- **Übelkeit und Erbrechen**

Opiate stimulieren die Chemorezeptoren im Brechzentrum. Es bilden sich hier aber sehr schnell Toleranzen aus. Später zeigen sich antiemetische Effekte (*Mutschler*, 1996). Übelkeit und postprandiales Erbrechen können mit Metoclopramid (Paspertin®) behandelt werden (*Cherny*, 1996).

- **Sedation**

Der Therapiebeginn und eine Dosiseskalation sind häufig verbunden mit Müdigkeit und Einschränkung der geistigen Aktivität. Üblicherweise entwickelt sich eine Toleranz, nur einige Patienten behalten intolerable Effekte, die zu einer Therapieumstellung führt.

• **Herz-Kreislauf**
Meistens sind die Wirkungen auf das Herz-Kreislaufsystem gering. Durch Abnahme des peripheren Widerstandes kann sich eine Hypotension ausbilden. Opioide wirken in klinisch irrelevanten Höchstdosen negativ inotrop. Allerdings kann in Verbindung mit Benzodiazepinen schon in niedrigeren Dosierungen eine ausgeprägte negative Inotropie beobachtet werden.

Eine reduzierte Anpassungsfähigkeit des Herz-Kreislaufsystems an Positionsveränderungen mit orthostatischen Reaktionen kann auftreten.

• **Myoclonus**
Eine dosisabhängige Nebenwirkung aller Opioide ist der Myoclonus. Besonders ausgeprägt soll er bei Pethidin sein. Tritt er auf, kann eventuell eine Dosisreduktion helfen. Ist das nicht möglich, steht die Gabe eines anderen Opioids oder die empirische Gabe eines niedrig dosierten Benzodiazepins zur Auswahl (*Cherny*, 1996). Zur Wechselwirkung Opioide und Benzodiazepine siehe oben.

• **Abhängigkeit (Sucht)**
Sucht entwickelt sich durch die Einnahme psychoaktiver Substanzen. Es kommt zu psychischer und physischer Abhängigkeit mit entsprechenden Entzugszeichen. Auch andere Substanzgruppen, wie antipyretische Analgetika, Alkohol, Barbiturate, Nikotin, Tranquilizer, führen zu vergleichbaren Erscheinungen. Die psychische Abhängigkeit bezeichnet ein nicht zu unterdrückendes Verlangen, den Wirkstoff wegen seiner Wirkung auf die Befindlichkeit (Euphorie, Streßfreiheit) zu nehmen.

Der unter chronischer Opioidmedikation stehende Patient wird **physisch** abhängig. Eine Entzugssymptomatik tritt bei plötzlichem Absetzen oder Gabe eines Antagonisten auf. Ein Ausschleichen verhindert diese Problematik (*Cherny*, 1996). Im Gegensatz zu den psychisch Abhängigen braucht der Patient nie wieder Opioide.

Drogenabhängige rekrutieren sich nicht aus den Patientenkollektiven von Intensivpflegeabteilungen und Schmerzkliniken.

Eine psychische Abhängigkeit tritt bei Patienten mit organischen Schmerzen (ohne Substanzabusus bzw. psychischen Krankheiten in der Anamnese) nicht oder nur äußerst selten auf.

Toleranz

Toleranz ist keine Sucht. Toleranz stellt eine pharmakologisch fortschreitende Anpassung des Organismus an steigende Wirkstoffdosen dar. Als zugrundeliegende Mechanismen kommen Veränderungen in der Pharmakokinetik und -dynamik („down-regulation" der Rezeptorendichte) in Betracht.

Nicht das ganze Wirkungsspektrum der Opioide wird von einer Toleranzausbildung gleich betroffen. Müdigkeit, Übelkeit und Erbrechen sind in der Initialphase häufig ausgeprägt, verschwinden in der Regel aber zunehmend. Auch die gewünschte Analgesie wird sich bei chronischer Gabe abschwächen und eine Dosissteigerung notwendig werden lassen. Wie oben bereits erwähnt, ist bei der Obstipation nicht mit einer Toleranz zu rechnen.

Einzelsubstanzen

• **Tramadol (Tramal®)**
Tramadol ist ein partieller Agonist mit einer Wirkstärke von 10–25% von Morphin. Jedoch ist die maximale Wirkstärke deutlich geringer als bei den klassischen Opiaten. Auch die Gefahr einer Atemdepression (nur bei Überdosierung), Obstipation und Suchtgefahr ist niedriger (*Lee* et al., 1993).

Im Gegensatz zu den anderen Opioiden wird ein Teil der Wirkung unabhängig von Opioidrezeptoren vermittelt. Tramadol hemmt den Reuptake von Noradrenalin und Serotonin und aktiviert so schmerzinhibierende spinale Neurone. Die Hemmung des Reuptakes ist deutlich geringer als die von Imipramin. Auch wenn Studien noch fehlen, sollte eine Kombination mit MAO-Hemmern vermieden werden. Mit Naloxon ist die Analgesie daher nur teilweise aufhebbar. Im Falle einer Intoxikation mit Tramadol sind die Symptome ähnlich wie bei anderen Opioiden. Eine Atemdepression ist mit Naloxon behandelbar.

Bei oraler Gabe sind ca. 75 % bioverfügbar, bei Mehrfachgabe steigt die Bioverfügbarkeit auf 100 % (*Lee* et al., 1993). Die Plasmabindung beträgt nur 20 %. Interaktionen über die Verdrängung aus der Eiweißbindung sind bei diesem geringen Anteil nicht zu erwarten.

Die Einzeldosis liegt bei 50–100 mg. Bei einer Halbwertszeit von ca. 6 Stunden beträgt die Wirkdauer 4–6 Stunden. Sie verlängert sich bei Patienten im Alter von über 65 Jahren mit Ausbildung erhöhter Plasmaspiegel. Ab einem Alter von über 75 Jahren wird eine tägliche Höchstdosis von 300 mg empfohlen, sonst beträgt die tägliche Maximaldosis 400 mg. Bei Niereninsuffizienz ist eine vorsichtige Gabe notwendig. Hier wird nur eine Gabe von 50–100 mg alle 12 Stunden empfohlen (*Katz*, 1996). Bei einer Leberzirrhose gilt das Gleiche, die Eliminationshalbwertszeit steigt auf das 3fache.

Die Patienten sollten nach dem individuellem Ansprechen und der Schmerzintensität „austitriert“ werden. Während der ersten 1–3 Tage sollten niedrige Anfangsdosen gewählt werden, um die auftretende Übelkeit zu verringern.

Im Falle der Arthrose sollen NSAR nicht effektiver sein als Tramadol, da eine entzündliche Komponente nicht gesichert ist (*Katz*, 1996). Bei entsprechenden Patienten (gastrointestinale Komplikationen, insbesondere bei älteren Patienten) stellt Tramadol eine Alternative dar.

- **Buprenorphin (Temgesic®)**

Peroral ist Buprenorphin nur zu ca. 16 % bioverfügbar. Durch die lipophilen Eigenschaften wird Buprenorphin sublingual gut resorbiert und ist so durch den fehlenden first-pass-Effekt auch gut bioverfügbar (55 %).

Die Substanz ist stark analgetisch wirksam. 0,3 mg Buprenorphin entsprechen etwa 12 mg Morphin und stellt die Einzeldosis dar. Die Wirkung hält 6–8 Stunden an.

Dosisabhängig stellt Buprenorphin einen partiellen Agonisten bzw. ein Agonisten-Antagonisten dar. Durch seine hohe Affinität zum Rezeptor kann bei einem Patienten, der unter einer chronischen Medikation mit μ-Agonisten (z. B. Morphin) steht, eine Entzugssymptomatik ausgelöst werden. Durch die hohe Affinität kann bei einer Überdosierung bzw. Vergiftung mit Buprenorphin die Atemdepression nicht mit Opiatantagonisten aufgehoben werden.

- **Tilidin (in Valoron® N)**

Tilidin ist parenteral und enteral gleich effektiv. Die eigentliche Wirksubstanz ist das durch oxidative Demethylierung am Stickstoff entstehende Nortilidin.

In dem Handelspräparat Valoron® N ist 50 mg Tilidin mit 4 mg Naloxon fix kombiniert. Der Grund für diese Kombination ist folgende Überlegung: Bei oraler Gabe (normale Dosierung und Dosierungsintervall vorausgesetzt) erreicht Naloxon durch den hohen first-pass-Effekt keine wirksamen Spiegel, die analgetische Wirkung von Tilidin bleibt jedoch erhalten. Eine mißbräuchliche (parenterale Gabe oder überhöhte Dosierungen) führt zur Antagonisierung der Tilidinwirkung durch Naloxon.

Die Einzeldosis beträgt 50–100 mg und die Wirkdauer erreicht 3–5 Stunden.

- **Piritramid (Dipidolor®)**

Piritramid ist weltweit nur noch in Holland, Österreich und Deutschland im Handel. 90% des „Welt“-Umsatzes werden in Deutschland getätigt. Sehr häufig eingesetzt und bewährt hat sich Piritramid bei der postoperativen Schmerzbehandlung mittels PCA-Techniken. 1987 stand es in den alten Bundesländern mit dieser Indikation an erster Stelle der verwendeten Stoffe. Gegenüber Morphin hat Piritramid eine ausgeprägte Hypnosepotenz, ansonsten aber ein geringeres Nebenwirkungspotential. Die iv-Gabe muß langsam unter voller Reanimationsbereitschaft durchgeführt werden (*Waldvogel*, 1996).

Erhältlich sind nur Lösungen zur parenteralen Anwendung, da die perorale Gabe wegen eines ausgeprägten first pass Effekt nicht sinnvoll ist. Eine sublinguale bzw. buccale Anwendung verbietet sich wegen auftretender starker Übelkeit.

Besonders sinnvoll ist der Einsatz von Retard-Präparaten (z. B. MST retard, Valeron retard), die bei zeitkontigenter Gabe die Gefahr einer Suchtentwicklung minimieren. Neue Entwicklungen gehen dahin, Opiode in Form Transdermaler Therapeutischer Systeme zu applizieren (z. B. Durogesic-Pflaster).

4.4.2.2.2 Andere zentral wirksame Analgetika

Flupirtin

Diese Substanz ist bereits seit 10 Jahren auf dem deutschen Markt unter der Bezeichnung Katadolon® erhältlich. Nach Erlöschen der Zulassung von Chlormezanon (Muskel Trancopal® u.a.) wurde Flupirtin von Sanofi Winthrop als Nachfolgepräparat unter der Bezeichnung Trancopal Dolo® ausgewählt. Der Grund für das Erlöschen der Zulassung von Chlormezanon war das Auftreten einiger Fälle mit schwerwiegenden Hautreaktionen (z. B. Lyell-Syndrom).

Über den tatsächlichen Wirkmechanismus von Flupirtin zur Analgesie ist bisher nicht viel bekannt. Der Angriffspunkt ist sicher zentral. Es wird eine Aktivierung der absteigenden schmerzmodulierenden Nervenbahnen vom noradrenergen Typ diskutiert (*Friedel* und *Fitton*, 1993).

1990 wurde von *Nickel* et al. eine Hemmung der Reflexe durch Flupirtin im analgetischen Dosisbereich bei Ratten festgestellt (*Nickel* et al., 1990). Entgegen ersten Veröffentlichungen hemmt Flupirtin nur polysynaptische Reflexe (*Schwarz* et al., 1994). Die Versuche lassen sich auf den Menschen übertragen, auch hier hat Flupirtin in analgetischer Dosierung einen Einfluß ausschließlich auf polysynaptische Reflexe (Flexorreflex). Der monosynaptische Hoffmann-Reflex wird nicht beeinflußt (*Timmann* et al., 1995).

Die Hemmung der Reflexe wird über einen anderen Mechanismus hervorgerufen als die Analgesie. Es sind keine Effekte an Benzodiazepinrezeptoren beteiligt. Eine intrazelluläre Blockade eines am NMDA-Rezeptor ausgelösten Signals wird diskutiert (*Schwarz* et al., 1996). Der endogene Ligand am NMDA-Rezeptor ist Glutamat, der Rezeptortyp wurde nach dem spezifischen Agonisten N-Methyl-D-aspartat (NMDA) benannt.

Die Hemmung der Reflexe gaben Anlaß zu der Hoffnung, daß neben einer Analgesie gleichzeitig eine Muskelrelaxation erreicht werden kann. Zwei Studien aus den letzten Jahren beschäftigten sich mit dieser Frage. Bei der Indikation „Chronischer Spannungskopfschmerz" ist Flupirtin in allen Schmerzparametern dem Plazebo überlegen. Bei der Beurteilung durch die Patienten hinsichtlich des subjektiven Verspannungszustandes ist allerdings kein signifikanter Unterschied zwischen Flupirtin und Plazebo zu erkennen (*Wörz* et.al., 1995a). Eine weitere Studie vergleicht Flupirtin mit Chlormezanon hinsichtlich der Muskelrelaxation (*Wörz* et al., 1996). Beide Pharmaka unterscheiden sich hinsichtlich des Verspannungszustands nicht signifikant vom Plazebo. Bis jetzt ist also eine klinische Verbesserung durch den experimentell nachweisbaren Effekt von Flupirtin auf Reflexe nicht zu erkennen. Einzig zugelassene Indikation ist die kurzfristige Behandlung von Schmerzen verschiedener Genese.

Unter der Therapie mit Flupirtin treten unerwünschte Wirkungen häufig auf, die aber meist milder Natur sind. An erster Stelle der Nebenwirkungen steht Müdigkeit (14 %), gefolgt von Schwindel, Übelkeit, Kopfschmerzen und Mundtrockenheit.

Von den unerwünschten Arzneimittelwirkung können ausgeschlossen werden: Atemdepression (*Magnussen* & *Scheidt-Mackes*, 1992), Sucht und Toleranzphänomene. Bei einer Langzeitstudie über 12 Monate kam es zu keiner Mehreinnahme des Medikamentes oder zu Entzugssyndromen nach dem Absetzen (*Herrmann* et al., 1993). Allerdings muß gesagt werden, daß seltene und vielleicht auch schwere Nebenwirkungen erst bei einer breiten Anwendung auffallen und die Beurteilung eines Arzneimittels verändern (siehe Chlormezanon). Ein abschließende Beurteilung ist daher noch nicht möglich.

4.4.2.3 Lokalanästhetika

Bereits im Jahre 1884 wurde mit Cocain bei ophthalmologischen Operationen eine Lokalanästhesie durchgeführt. Um die Probleme mit der suchterzeugenden Eigenschaft und geringen Stabilität beim Sterilisieren zu umgehen, wurden synthetische Abkömmlinge entwickelt. Der erste Vertreter aus dieser Gruppe war das Procain (1905).

Lokalanästhetika hemmen an Nervenfasern reversibel die Entstehung bzw. Weiterleitung eines Aktionspotentials.

Dadurch wird die Schmerzempfindung vorübergehend ausgeschaltet. Die Wirkung ist nicht spezifisch. Prinzipiell können alle erregbaren Strukturen blockiert werden (z. B. auch am Herzen). So gehört zum Einsatzgebiet einiger Lokalanästhetika auch die Anwendung als Antiarrhythmikum (Procainamid, Lidocain).

Eine gewisse Selektivität zugunsten der sensiblen im Vergleich zu den motorischen Fasern ist in deren unterschiedlichen Durchmesser begründet. Dünne Nervenfasern werden eher blockiert als dickere. Sensible schmerzleitende C-Fasern (∅ = 0,4–1,2 mm) sind daher von der Blockade eher betroffen als motorische A-Fasern (∅ = 12–20 mm).

Wirkungsmechanismus

Grundlage aller erregbaren Zellen ist eine ungleiche Ionenverteilung zwischen Zellinnerem und -äußerem. Die wichtigsten Konzentrationsunterschiede werden durch die Na^+-/K^+-ATPase aufrechterhalten, die gegen das Konzentrationsgefälle Kalium in die Zelle und Natrium aus der Zelle schleust. Es ergibt sich im Zellinneren ein elektrochemisches Potential von –50 bis –90 mV zum Äußeren der Zellmembran (das „Ruhepotential"). Während eines Aktionspotentials werden Na^+-Kanäle kurzzeitig geöffnet und ein Natriumeinstrom entlang des Konzentrationsgefälles in die Zelle ermöglicht. Es kommt zur Depolarisation. Kurzzeitig wird im Zellinneren eine positive Ladung von bis zu etwa +40 mV erreicht. Durch K^+-Kanäle wird sehr schnell das Ruhepotential wieder hergestellt (Repolarisation). Der gesamte – hier vereinfachte – Vorgang von De- und Repolarisation benötigt weniger als eine Millisekunde. Unter Energieverbrauch befördert die Na^+-/K^+-ATPase eingeströmte Natriumionen aus der Zelle wieder nach außen.

Lokalanästhetika hemmen den spannungsabhängigen Na^+-Kanal. In höheren Dosen kann auch der K^+-Kanal blockiert werden. Eine Erregungswelle führt zu keiner Depolarisation an der Nervenmembran und kann nicht weitergeleitet werden. Bei allen basischen Lokalanästhetika beruht der vorrangige Mechanismus auf einer Interaktion der protonierten und damit geladenen Struktur mit einer Bindungsstelle im Inneren der Kanäle (*Mutschler*, 1996). Die Bindungsstelle ist für die Lokalanästhetika nur vom Zellinneren aus erreichbar. Eine intensive Betrachtung der elektrochemischen Vorgänge am Na^+-Kanal und der Einfluß von Lokalanästhetika findet sich bei *Butterworth* und *Strichartz*, 1990.

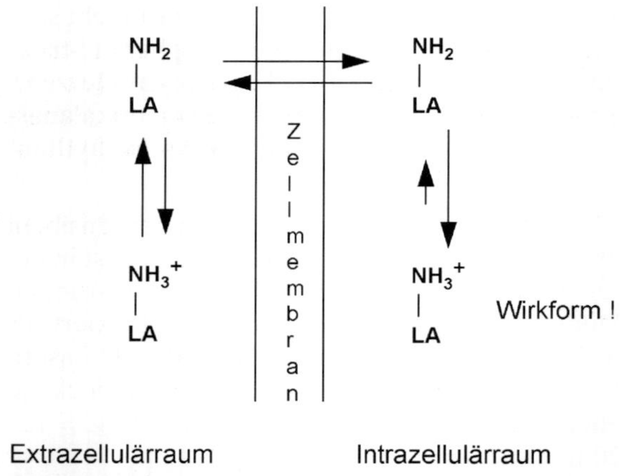

Abb. 4.9 Säure/Base-Gleichgewichte der Lokalanästhetika. Entscheidend für den Membrandurchtritt ist ein ausreichender Anteil an unprotonierter Base, die als lipophile Struktur die ebenfalls lipophile Membran durch Diffusion überwinden kann. Der extrazelluläre pH-Wert wie auch der substanzspezifische pKa-Wert bestimmen den unprotonierten Anteil (Erläuterung im Text).

Einfluß von pH- und pKa-Werten

Bei der Wirksamkeit der Lokalanästhetika spielen drei Faktoren eine entscheidende Rolle: Die Basenstärke des Lokalanästhetikums (ausgedrückt durch den pKa-Wert), die Lipidlöslichkeit der freien Base und der pH-Wert des Milieus am Axon (*Forth* et al., 1996).

Üblicherweise haben Lokalanästhetika einen pKa-Wert im Bereich von 7,8 bis 9. Bei einem physiologischen pH-Wert von 7,4 liegen daher 3–20 % der Substanz in ihrer unprotonierten, lipidlöslichen Form vor (siehe *Henderson-Hasselbalch*-Gleichung). Nur die unprotonierte Form kann durch die Zellmembran in das Zellinnere und damit an den Wirkort gelangen. In der Zelle stellt sich das Verhältnis zwischen protonierter und unprotonierter Form erneut ein. Am Ionenkanal wirkt dann die protonierte Form. In der Abb. 4.9 sind schematisch die Gleichgewichte dargestellt.

Es ergibt sich zwangsläufig, daß mit einem sinkendem pH-Wert des Extrazellulärraumes auch der Anteil an unprotonierter Substanz sinkt. Bei niedrigen pH-Werten z. B. in entzündlichem Gewebe (pH < 6) liegen nur noch minimale Anteile in membrangängiger unprotonierter Form vor (Procain ca. 0,1 %), so daß es zu keiner ausreichenden Anästhesie kommen kann. Umgekehrt wird klar, warum stärker basische Substanzen mit einem pKa-Wert von > 9 auch bei physiologischem pH-Wert nicht wirken können.

Als Maß der Lipidlöslichkeit wird der Verteilungskoeffizient (VK) benutzt. Definitionsgemäß gibt er die Verteilung in einem Zweiphasensystem zwischen Octanol und einem wässrigen Puffer an. Der Quotient aus der Konzentration in der Lipidphase geteilt durch die Konzentration in der wässrigen Phase ergibt den Verteilungskoeffizienten. Je größer der Wert, desto höher die Affinität zu Lipidstrukturen und um so besser der Durchtritt durch Zellmembranen. Durch einen größeren lipophilen Substituenten im Bupivacain (Carbostesin® u.a.) ist der Verteilungskoeffizient um den Faktor 4,4 größer als

Tabelle 4.11 Physikochemische Eigenschaften einiger Lokalanästhetika (*Forth* et al., 1996).

Substanz	Typ	pKa	VK	Wirkdauer	Proteinbindung
Procain (Novocain® u.a.)	Ester	8,9	100	ca. 1 Stunde	6%
Lidocain (Xylocain® u.a.)	Amid	7,8	366	1–3 Stunden	64%
Ropivacain (Naropin®)	Amid	8,1	775	2–6 Stunden	94%
Bupivacain (Carbostesin® u.a.)	Amid	8,1	3420	4–6 Stunden	96%

Ropivacain (Naropin®), 9mal größer als bei Lidocain (Xylocain® u.a.) und 34mal größer als von Procain (Novocain® u.a.).

Mit Ropivacain (Naropin®) wurde nur eines der beiden optischen Isomere – das S-Enantiomer – auf den Markt gebracht. Das Nutzen-Risiko-Verhältnis soll damit optimiert worden sein. Bupivacain liegt als Gemisch beider Isomere vor; Lidocain und Procain besitzen keine optische Aktivität und damit sind keine zwei Enantiomere möglich.

Nebenwirkungen und Wechselwirkungen

- **Intoxikationen**

Schwere, z.T. lebensbedrohliche Komplikationen haben ihren Grund in einer intravasalen Applikation infolge mangelhafter Technik oder durch Verwechslung, z. B. können Lokalanästhetika für die Anwendung zur Oberflächenanästhesie versehentlich injiziert werden (*Forth* et al., 1996). Tödliche Wirkungen der Lokalanästhetika haben ihren Ursache durch ihre Wirkung am Herzen oder ZNS. Am Herzen zeigt sich eine Frequenzabnahme (evtl. bis zum Stillstand), eine Verlängerung der Überleitungszeit (evtl. bis zum AV-Block), Herabsetzung der Erregbarkeit und Verminderung der Kontraktilität.

Am ZNS können sich die toxischen Wirkungen z. B. als Übelkeit, Erbrechen, Euphorie, Rededrang, Unruhe, Angst, Schwindel, Erregungszuständen bemerkbar machen. Je nach Schwere der Intoxikationen zeigen sich auch Sedierung, Bewußtlosigkeit und Atemlähmung. Bei schweren Intoxikationen (intravasale Gabe großer Mengen Lokalanästhetikum) kann eine generelle zentrale Lähmung ohne vorheriges Erregungsstadium auftreten.

Als Stoffe mit der höchsten Toxizität gelten Bupivacain und Tetracain (*Ammon*, 1991).

- **Idiosynkrasie**

Bei einigen Patienten kommt eine erhöhte Empfindlichkeit gegenüber Lokalanästhetika vor. Tödliche Zwischenfälle wurden bereits nach 10 mg Procain beobachtet. Selten sind solche Überempfindlichkeitsreaktionen jedoch bei Lidocain (*Ammon*, 1991).

- **Allergische Reaktionen**

Weniger als 1 Prozent aller unerwünschten Arzneimittelwirkungen der Lokalanästhetika sind allergische Reaktionen. Sie äußern sich primär in Form von Hautausschlägen.

Lokalanästhetika vom Amidtyp (z. B. Lidocain, Bupivacain) scheinen erheblich seltener Allergien auszulösen als die Lokalanästhetika vom Estertyp (z. B. Procain).

Auch wenn viele Allergietests positiv ausfallen, wird von einem Fehlen der zu erwartenden allergischen Reaktion berichtet. Dies gilt insbesondere dann, wenn die Dosis graduell gesteigert wird. Es wird angenommen, daß es sich bei der sogenannten allergischen Reaktion lediglich um eine Überempfindlichkeit der Haut und nicht um eine anaphylaktische Reaktion handelt. Ein Schock kann vielmehr die Folge einer Überempfindlichkeit (s.o.) oder einer Intoxikation sein (*Ammon*, 1991).

Nebenwirkungen wie allergische Reaktionen können natürlich auch aufgrund der Konservierungsmittel in Mehrdosenbehältnissen auftreten. So enthält z. B. Xylocain®- und Xyloneural®-Lösung als Konservierungsmittel Methyl-4-hydroxybenzoat (syn. Methylparaben). Auch Durchstechflaschen anderer Lokalanästhetika enthalten zum Teil Parabene als Hilfsstoffe.

- **Wechselwirkungen** (Tab. 4.12–4.14)

Tabelle 4.12 Veränderte Wirkung der Lokalanästhetika durch gleichzeitige Gabe anderer Pharmaka.

Adrenalin, Noradrenalin	Steigerung der systemischen Wirkungen (insbesondere bei unsachgemäßer Anwendung).
Antiarrhythmika	Verstärkung der pharmakodynamischen Wirkung von Lidocain. Gleichzeitige Anwendung vermeiden (insb. bei systemischer Gabe des Lidocains).
Aprindin	Steigerung der toxischen Wirkung von Mepivacain aufs Herz (eventuell auch andere Lokalanästhetika).
Cimetidin	Gesteigerte Toxizität von Lidocain durch gesenkten Metabolismus. Gleichzeitige Anwendung vermeiden, eventuell eine Dosisanpassung vornehmen.
Propranolol	Durch verzögerten Abbau von Lidocain werden dessen Wirkungen verstärkt.
Zentral erregende Stoffe	Steigerung der zentralen Erregung durch Lokalanästhetika. Gleichzeitige Gabe vermeiden.

Tabelle 4.13 Wirkungsminderung von Pharmaka durch gleichzeitige Gabe von Lokalanästhetika.

Sulfonamide	Lokalanästhetika vom Estertyp senken die antibakterielle Wirkung.

Tabelle 4.14 Wirkungsverstärkung von Pharmaka durch gleichzeitige Gabe von Lokalanästhetika.

Muskel-relaxantien	Vorsicht vor unsachgemäßer Anwendung. Die Möglichkeit zur künstlichen Beatmung muß gegeben sein.
Antiarrhythmika	Verstärkung der pharmakodynamischen Wirkung durch Lidocain. Gleichzeitige Anwendung vermeiden (insb. bei systemischer Gabe des Lidocains).
Aprindin (Amidonal®)	Steigerung der toxischen Wirkung aufs Herz durch Mepivacain (eventuell auch andere Lokalanästhetika).

4.4.2.4 Glucocorticoide

Glucocorticoide haben nicht nur Anteil – wie der Name vermuten ließe – an der Regulation des Kohlenhydratstoffwechsels, sondern beeinflussen auch den Eiweiß- und Fettstoffwechsel. Durch die vielfältigen Effekte sind sie für die Bewältigung schwerer Streßsituationen unentbehrlich. Die große therapeutische Anwendung liegt aber in ihrer antiphlogistischen, antiallergischen und immunsuppressiven Wirkung.

Wirkungsmechanismus

Steroidhormone wirken im Allgemeinen über intrazelluläre Rezeptoren. Durch ihre lipophile Struktur ist ein Membrandurchtritt leicht möglich. Im Gegensatz zu anderen Steroidhormonen befindet sich der Rezeptor für Glucocorticoide im Zytoplasma und nicht im Zellkern. Nach Bindung des Corticoids an den Rezeptor diffundiert dieser Komplex in den Zellkern, bindet an die DNA und moduliert die Genexpression. Aufgrund dieses Mechanismus wird verständlich, daß bis zum Wirkungseintritt mehrere Stunden bis Tage vergehen.

Unabhängig von der Entzündungsursache hemmen Glucocorticoide sowohl frühe (z. B. Ödem; Migration von Leukozyten, Fibrinablagerungen) als auch späte entzündliche Reaktionen (z. B. Kollagenablagerungen). Sie stabilisieren die Integrität von Zellmembranen und verhindern die Freisetzung lysosomaler Enzyme.

Die Phospholipase A2 und damit die Synthese von Prostaglandinderivaten und Leukotrienen wird gehemmt. NSAR hemmen hingegen die Synthese von Prostaglandinen aus der Arachidonsäure. Corticoide setzen also im Vergleich mit den NSAR einen Schritt vorher ein. Ein vermehrtes Einschleusen der Arachidonsäure in die Leukotrienbiosynthese ist nicht möglich, da auch hierfür das Substrat fehlt. Zudem wird durch eine Hemmung der Synthese der COX-2 (die induzierbare Form) auf einem zweiten Wege auf die Prostaglandinbildung Einfluß genommen (*Spangler*, 1996; *Mitchel* et al., 1995).

Durch Variationen am Molekül erhielt man Substanzen mit immer stärker antiphlogistischen Eigenschaften unter gleichzeitiger Elimination der mineralocorticoiden Wirkung. Die Hoffnung auf Verminderung anderer Nebenwirkungen haben sich nicht erfüllt. Parallel mit der antiphlogistischen Wirkung nahm z. B. auch die Beeinflussung des Glucosestoffwechsels zu.

Tabelle 4.15 Vergleich verschiedener Glucocorticoide.

Substanz	Relative antiphlogistische Wirksamkeit	Relative Mineralocorticoid-Wirkung
Cortison (Cortison Ciba®)	0,8	0,8
Hydrocortison syn. Cortisol	1	1
Prednisolon (Decortin H® u.a.)	4	0,6
Triamcinolon (Volon® u.a.)	6	< 0,1
Dexamethason (Fortecortin® u.a.)	30	< 0,1
Betamethason (Celestan® u.a.)	30	< 0,1

Nebenwirkungen und Wechselwirkungen

Das Auftreten unerwünschter Arzneimittelwirkungen hängt zum einem von der Dosis und zum anderen – in viel höherem Ausmaß – von der Dauer der Therapie ab. Die Einzelgabe eines Glucocorticoids ruft gewöhnlich keine gefährlichen Nebenwirkungen hervor, auch wenn eine relativ hohe Dosis benutzt wurde. Auch Behandlungen über mehrere Tage führen in der Regel nur bei extrem hohen Dosen zu schweren Nebenwirkungen hervor. Nach hoher Cortisondosierung, z. B. bei der Schockbehandlung, können Hüftkopfnekrosen auftreten.

Nebenwirkungen

Nebenwirkungen ergeben sich bei den Glucocorticoiden aus deren Hauptwirkungen. Zu nennen ist das Cushing-Syndrom bei Überschreiten der – individuell unterschiedlichen – Cushingschwelle

(Tagesdosis von ≥ 7,5 mg Prednisolon). Des weiteren treten auf: Geschwüre im Magen-Darm-Kanal, erhöhte Infektionsgefahr, verzögerte Wundheilung, Atrophien von Muskulatur, Haut- und Fettgewebe; Osteoporosegefahr; diabetogene Wirkung; Gefahr einer Glaukombildung; erhöhtes Thromboserisiko, Schädigung des Knochenmarks, Kaliumverluste (Glucocorticoide ohne mineralocorticoiden Eigenschaften führen nur nach hochdosierter Langzeittherapie zu Kaliumverlusten). Wie bereits erwähnt, nimmt das Risiko mit steigender Dosis und Therapiedauer zu.

Beim schnellen Absetzen einer hochdosierten längerdauernden Therapie kann aufgrund der gestörten Rückkopplung Hypothalamus-Hypophyse-Nebennierenrinde eine Nebennierenrinden-Insuffizienz auftreten. Latente NNR-Insuffizienzen unter Dauertherapie sind häufiger und machen sich erst unter Streßbedingungen (z. B. OP, schwere Infektionen) bemerkbar.

Wechselwirkungen

Glucocorticoide können die Wirkung von Antikoagulantien und oralen Antidiabetika vermindern. Erwartungsgemäß ist bei gemeinsamer Gabe mit NSAR die Gefahr von gastrointestinalen und anderen klassischen Nebenwirkungen, die sich durch eine Hemmung der Prostaglandinsynthese ergeben, erhöht.

Enzyminduktoren (Phenytoin, Barbiturate, Rifampicin) führen zu einem schnelleren Abbau und vermindern die Wirkung. Das Ausmaß der Wirkungsabschwächung ist bei den langwirksamen Corticoiden größer als bei den kürzer wirkenden Substanzen. So wird die Halbwertszeit von Dexamethason (36–72 Stunden normal) bei Induktion mit Phenytoin um ca. 50 % verkürzt. Das kürzer wirkende Hydrocortison (Halbwertszeit 8–12 Stunden) nur um 15 % verkürzt.

Tabelle 4.16 Wirkungsverstärkung von Pharmaka durch gleichzeitige Gabe von Corticoiden.

ACE-Hemmer allgemein	Knochenmarksschädigung verstärkt, Kombination vermeiden.
Amphotericin B	Hypokaliämie verstärkt, Kaliumsubstitution wird empfohlen.
NSAR	Verstärkte Schädigung der Magenschleimhaut, siehe oben.
Diuretika	Hypokaliämie verstärkt, evtl. Kaliumsubstitution.
Herzwirksame Glykoside	Verstärkte Wirkung am Herzen durch Kaliummangel möglich, evtl. Kaliumsubstitution
Laxantien	Verstärkter Kaliummangel möglich, evtl. Kaliumsubstitution
Salbutamol	Verstärktes Risiko von Hypoglykämie und -kaliämie, Kombination vermeiden.

Tabelle 4.17 Wirkungsminderung von Pharmaka durch gleichzeitige Gabe von Corticoiden.

Antikoagulantien	Eventuell Dosisanpassung des Antikoagulanz.
Diphenhydramin	
Phenytoin	
Sulfonylharnstoffe	Hypoglykämische Wirkung gesenkt, Blutzuckerkontrollen werden empfohlen.
Cholinesterasehemmer	Verschlechterung des Krankheitsbildes bei Myasthenia gravis.

Tabelle 4.18 Veränderte Wirkung der Corticoide durch gleichzeitige Gabe anderer Pharmaka.

ACE-Hemmer	Knochenmarksschädigung verstärkt, Kombination vermeiden.
Amphotericin B	Hypokaliämie verstärkt, Kaliumsubstitution wird empfohlen.
Antikoagulantien	Verstärkte Reaktivierung von Magenulzera.
NSAR	Verstärkte Schädigung von Magenschleimhaut etc, siehe oben.
Barbiturate, Phenytoin, Primidon	Geringere Wirkung der Corticoide durch verstärkten Metabolismus, eventuell ist eine Dosisanpassung erforderlich.
Diphenhydramin	Geringere Wirkung der Corticoide durch verstärkten Metabolismus, eventuell Dosisanpassung erforderlich.
Diuretika	Hyperglykämische Wirkung verstärkt, Blutzuckerkontrollen werden empfohlen.
Laxantien	Verstärkter Kaliummangel möglich, Blutkalium kontrollieren.
Rifampicin	Geringere Wirkung der Corticoide durch verstärkten Metabolismus, eventuell Dosisanpassung erforderlich.
Salbutamol	Verstärktes Risiko von Hypoglykämie und -kaliämie, Kombination vermeiden.
Schildrüsenhormone	Stärkere Wirkung bei Hypothyreose, geringere Wirkung bei Hyperthyreose.
Estrogene	Verstärkung der antiphlogistischen Komponente.

4.4.2.5 Psychopharmaka

4.4.2.5.1 Trizyklische Antidepressiva

Dauerhafter Schmerz führt häufig zu Depressionen und Angstzuständen (*Waldvogel*, 1996). Bei chronischen Schmerzen kann daher die Gabe von Psychopharmaka – insbesondere Antidepressiva – indiziert sein. Neben der antidepressiven Eigenschaft weisen trizyklische Antidepressiva wie z. B. Amitryptilin (Saroten® u.a.), Doxepin (Aponal® u.a.) und Clomipramin (Anafranil® u.a.) auch analgetische Effekte auf (*Wörz* et al., 1995b).

Bei den Antidepressiva unterscheidet man drei Hauptwirkungsqualitäten: zentrale Dämpfung, Lösen der Depression und Steigerung des Antriebs. Nach dem Schwerpunkt der Wirkung werden die Antidepressiva nach *Kielholz* in drei Gruppen eingeteilt („Kielholz-Schema"):

1. Desipramin-Typ: Sie wirken aktivierend und antriebssteigernd. Angst wird eher gefördert als unterdrückt. Eine Antriebssteigerung ist leichter und schneller zu erreichen als eine Stimmungsaufhellung. Bei fortbestehender tiefer Depression besteht aufgrund der Antriebssteigerung erhöhte Suizidgefahr.

2. Imipramin-Typ: Diese Substanzen haben kein Einfluß auf den Antrieb.

3. Amitryptilin-Typ: Sie wirken psychomotorisch dämpfend, antriebshemmend und angstlösend.

Die Einteilung erfolgte nach den damals nur verfügbaren trizyklischen Antidepressiva. Inzwischen mehren sich Zweifel an dieser einfachen Einteilung. Neuere Antidepressiva ohne trizyklische Grundstruktur lassen sich nicht ohne Probleme in das Kielholz-Schema einreihen.

Erst 10 bis 14 Tage nach Beginn einer Therapie ist mit einer Stimmungsaufhellung und Depressionslösung zu rechnen. Bereits am ersten Tag tritt hingegen eine zentrale Dämpfung ein (*Finzen*, 1993). Nach wenigen Tagen folgt die antriebssteigernde Wirkung, die (bei fortbestehender Depression) auch als innere Unruhe empfunden wird und eventuell die Verzweiflung des Patienten erhöhen kann. Der Patient muß zur Geduld angehalten werden und das Präparat darf wegen vermeintlicher Unwirksamkeit nicht zu schnell gewechselt werden. Insbesondere zu Therapiebeginn ist eine sorgsame Patientenführung wichtig.

Der analgetische Effekt ist von der antidepressiven Wirkkomponente unabhängig. Erstere tritt rascher (Tag 3–7) und meist in niedrigerer Dosierung auf als die antidepressive Wirkung. Dies gilt insbesondere bei neuropathischen Schmerzen (*Zenz* und *Jurna*, 1993).

Wirkungsmechanismus

Obwohl trizyklische Antidepressiva bereits seit über 25 Jahren auf dem Markt sind, ist der Wirkungsmechanismus nicht vollständig aufgeklärt. Dem heutigen Verständnis nach haben psychische Erkrankungen eine Ursache in einer Störung des Neurotransmitterhaushaltes. Antidepressiva hemmen die Wiederaufnahme von Neurotransmittern (Noradrenalin- und Serotoninreuptake-Hemmer). Auch Tramadol soll einen Teil der Analgesie durch eine Reuptake-Hemmung vermitteln (s.o.). Substanzen vom Imipramintyp beeinflussen den Noradrenalin-Stoffwechsel stärker als den Serotonin-Stoffwechsel. Beim Amitryptilintyp ist das Verhältnis umgekehrt (*Ammon*, 1991). Durch eine veränderte Konzentration von Monoaminen im synaptischen Spalt wird vermutlich die Rezeptordichte verändert. Dieser Mechanismus macht verständlich, daß die antidepressive Wirkung erst mit einer Latenz von Tagen bis Wochen einsetzt.

Das Wirkprofil der einzelnen Substanzen wird mitbestimmt durch eine direkte, unterschiedlich starke Blockade verschiedener Neurotransmitterrezeptoren (z. B. Sedierung über H1-Rezeptoren, Anxiolyse über 5-HT_2-Rezeptoren). Die anticholinerge Wirkkomponente hat am antidepressiven Effekt wohl keinen Anteil, da wirksame Antidepressiva ohne anticholinerge Begleiterscheinungen entwickelt wurden.

Toxizität

Antidepressiva stehen weltweit an erster Stelle der Vergiftungsfälle mit Arzneistoffen (*Ammon*. 1991). Hier sind Arzneimittelüberdosierungen von Intoxikationen unter suizidaler Absicht zu unterscheiden. Die Suizidgefahr ist gerade zu Therapiebeginn erhöht, da die Antriebssteigerung vor dem antidepressiven Effekt auftritt. Um Intoxikationen zu vermeiden, ist das Wissen um die großen interindividuelle Schwankungen des Plasmaspiegels von Bedeutung. Die Schwankungen erschweren die Dosiseinstellung. Sie sollte daher individuell einschleichend mit der kleinsten Dosis beginnend erfolgen (*Finzen*, 1993).

Symptome einer Überdosierung sind u.a. Sinustachykardie (51% der Fälle), Koma (35%),

QRS-Intervall < 0,1 s (21 %), Hypotension (14 %) und Krämpfe (8 %).

Nebenwirkungen

Bei dem vielfältigem Angebot von Antidepressiva macht es Sinn, sich in der täglichen Praxis für ein oder zwei Standardpräparate zu entscheiden, die der Therapeut hinsichtlich des Wirkungs- und Nebenwirkungsspektrum gut kennt (*Finzen*, 1993). Eine individuelle Dosisanpassung orientiert sich u.a. am Auftreten und an der Stärke der Nebenwirkungen.

Trizyklische Antidepressiva weisen adrenerge und anticholinerge Wirkungskomponenten auf, die je nach Substanz unterschiedlich stark ausgeprägt sind. Die Nebenwirkungen, die sich daraus ergeben, sind: Mundtrockenheit, Akkomodationsstörungen, Tachykardie, Miktionsstörungen, Obstipation. Einige sind harmlos, werden aber als sehr unangenehm empfunden. Weitere Nebenwirkungen sind ein feinschlägiger Tremor, kardiotoxische Schädigungen (selten bei therapeutischer Dosis, häufiger bei Vergiftungen) und Senken der Krampfschwelle. Das Auftreten eines Tremors ist neben dem Auftreten von Parästhesien oftmals eine Zeichen für eine Überdosierung. Bei 10 % der Patienten tritt er aber auch in therapeutischen Dosen auf.

Bei Substanzen mit deutlicher H1-antagonistischer Wirkkomponente (wie Amitryptilin) tritt eine starke Sedierung auf. Eine aktive Teilnahme am Straßenverkehr sollte unterbleiben, auch aufgrund einer erhöhten Risikobereitschaft.

In seltenen Fällen treten Blutzellschäden wie Agranulozytosen auf. Blutbildkontrollen vor und während der Behandlungen werden dringend angeraten. Bei pathologischen Blutwerten darf keine Behandlung mit trizyklischen Antidepressiva (wie auch Neuroleptika) erfolgen.

Wechselwirkungen

Die Zahl der Wechselwirkungen der Antidepressiva ist groß und sprengen den vorgegebenen Rahmen. Antidepressiva haben einen zentraldämpfenden Effekt, anticholinergische Eigenschaften und wirken über eine Reuptake-Hemmung. Viele andere Arzneistoffe teilen diese Mechanismen und Interaktionen sind daher vorprogrammiert. Zusätzlich gibt es pharmakokinetische Interaktionen. Durch die basischen Eigenschaften der trizyklischen Antidepressiva kann die renale Elimination und die Metabolisierung anderer Substanzen beeinflußt werden.

Wegen der hier besonders umfangreichen Problematik soll auf das Standardwerk von *Ammon* verwiesen werden.

4.4.2.5.2 Andere Psychopharmaka

Zur Behandlung chronischer Schmerzen werden auch **Antikonvulsiva** eingesetzt. Zu nennen sind Carbamazepin (Tegretal® u.a.), Clonazepam (Rivotril® u.a.), Phenytoin (Zentropil® u.a.) und Valproinsäure (Ergenyl® u.a.). Ihre analgetische Wirksamkeit soll bei Neuralgien nachgewiesen sein (*Zenz* und *Jurna*, 1993). An anderer Stelle wird das Fehlen gut dokumentierter Großuntersuchungen bemängelt und der Stellenwert der Antikonvulsiva als schwierig einzuschätzen beurteilt (*Waldvogel*, 1996).

Tranquillizer vom Typ der Benzodiazepine (Tetrazepam, Diazepam) werden als zentrale Muskelrelaxantien eingesetzt. Tetrazepam hat mit einer kürzeren Halbwertszeit von ca. 12 Stunden Vorteile gegenüber dem ebenfalls wirksamen Diazepam (HWZ von 30 bis 45 Stunden). Ein großer Nachteil ist der sedierende Effekt der zentralen Muskelrelaxantien. Neben der muskelrelaxierenden Eigenschaft wirken die Benzodiazepine anxiolytisch und verändern die zentrale Schmerzverarbeitung. Diazepam potenziert die Wirkung von Opioiden. In Verbindung mit Benzodiazepinen kann unter Opioidtherapie eine ausgeprägte negative Inotropie als Wechselwirkung auftreten. Eine Langzeitgabe von Benzodiazepinen ist sorgfältig abzuwägen. Deren Auswirkungen durch Beeinflussung der zentralen GABAergen Mechanismen ist noch nicht endgültig abzuschätzen (*Waldvogel*, 1996).

Neuroleptika haben in der Schmerztherapie ihren Einsatz zur Unterdrückung des opioidinduzierten Erbrechens. Auch eine Sedierung wird erreicht. Eine eigene analgetische Wirkung der Neuroleptika ist nicht jedoch bewiesen (*Zenz* und *Jurna*, 1993).

4.4.2.6 Körpereigene schmerzhemmende Opioide, Endorphine

Die synaptische Aktivität mit Übererregung von Nervenzellen durch überschießende, intrazelluläre Calziumanhäufung kann durch exogene Morphingabe, aber auch durch körpereigene, schmerzhemmende Endorphinsysteme vom betroffenen Organismus selbst unterdrückt werden (siehe auch Seite 15).

Sport und Gymnastik, aber auch psychogene Faktoren, Placeboanwendungen und andere Endorphinproduzenten können chronische Schmerzen beeinflussen und den Chronifizierungsprozeß aufhalten (siehe Kapitel 6).

Man unterscheidet drei verschiedene endogene opioiderge Systeme, die im zentralen Nervensystem vertreten sind, nämlich das

- Endorphinsystem
- Enkephalinsystem
- und das Dynorphinsystem.

Endogene Opioide werden von spontan aktiven Neuronen des Rückenmarks und Kleinhirns gebildet.

Für die endogene Opioidpeptidsynthese sind bislang drei Gene identifiziert worden (*Waldvogel*, 1996). Endorphine und die anderen endogenen Opioidpeptide funktionieren als Hormon via Blutstrom, als Transmitter, also intrasynaptisch und als Mediator über axonale extrasynaptische, zentrifugale Freisetzung. Das endogen freigesetzte Opioidpeptid kann periphere Opioidrezeptoren aktivieren bzw. periphere Nozizeptoren in gereizten Geweben hemmen. Endorphine werden bei Streßsituationen freigesetzt. Teleologisch wird durch diese verminderte Schmerzwahrnehmung die Gefahrenmeisterung bzw. der Selbstschutz verbessert. Im Tierversuch können Betaendorphine eine Katatonie auslösen (*Waldvogel*, 1996). Endorphine sind relativ stabil und werden langsam abgebaut.

Endorphine hemmen u.a. die Freisetzung schmerzimpulsvermittelnder Neurotransmitter, wie z. B. Substanz P und setzen dadurch die Zahl der übergeleiteten nozizeptiven Aktionspotentiale herab.

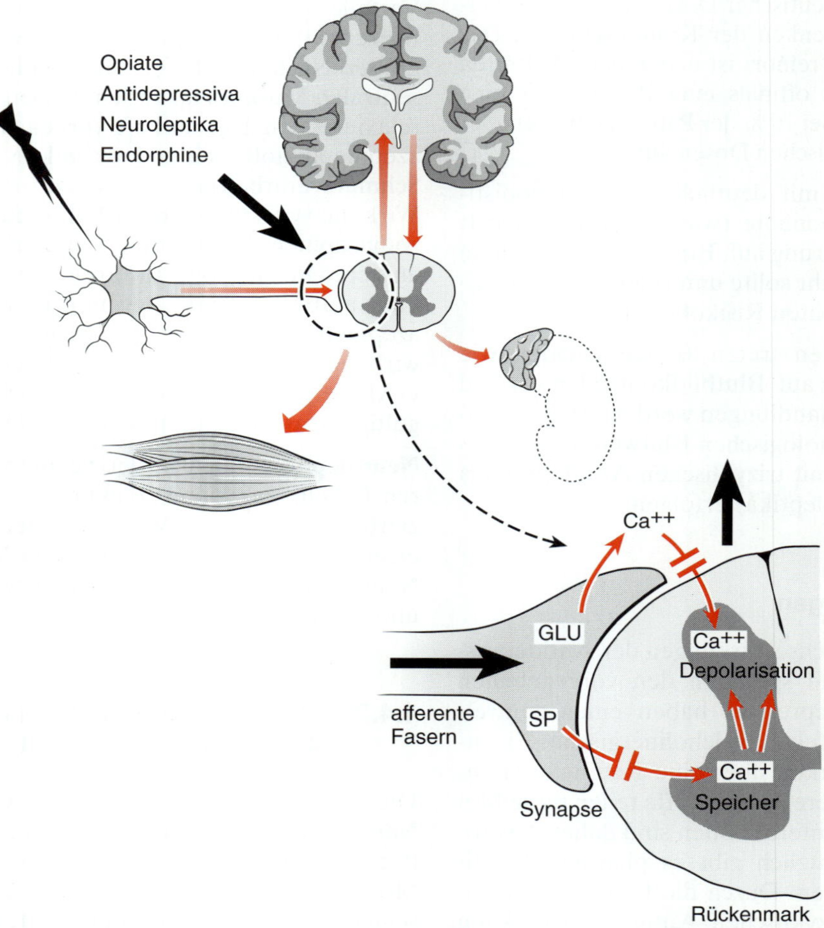

Abb. 4.10 Die synaptische Aktivität mit überschießender, Intrazellulärer Calziumanhäufung wird durch Opiate, Antidepressiva, Neuroleptika aber auch durch Endorphine unterdrückt (siehe dazu auch Abb. 1.16, Seite 26).

4.4.3 Thermotherapie (Wärme)

Wärme in jeder Form wirkt lindernd auf chronische Schmerzen der Stütz- und Bewegungsorgane.

Vielfach wird die wohltuende Wärme schon vom Patienten eingesetzt, bevor er den Arzt aufsucht. Bei akut auftretenden Schmerzen wirkt Kälte besser (siehe nächstes Kapitel).

Wärme wirkt lokalanalgetisch über den Abtransport der Entzündungsmediatoren, muskelentspannend und beruhigend auf das Vegetativum. Wärme wird in Cortex und Psyche als wohltuend empfunden.

Applikationsform: Wärme kann auf verschiedene Weise appliziert werden. Sie wird entweder durch die direkten Kontakt vom Wärmeträger auf den Patienten fortgeleitet oder man wendet sie indirekt als strahlende Wärme an. Fango und Moorpackungen entwickeln eine gute Tiefenwirkung, aber auch einfache Trockenapplikationen wie Rotlicht und Heißluftkasten haben sich in der Praxis bewährt. Für die Heimbehandlung als Sofortmaßnahme empfehlen sich Heizkissen, Wärmflasche oder ein heißes Bad. Die lokale thermische Wirkung steigert sich in folgender Reihenfolge (*Tilscher*, 1989):

- Dampfdusche 52 Grad
- Heiße Wasserdusche 40–42 Grad
- Heiße Teilpackung 40–42 Grad
- Peloidpackung 43–45 Grad
- Heusack 43–45 Grad
- Heißluftdusche (Föhn) 35 Grad

Die intensivste örtliche Wärmeapplikation ist die Dampfdusche. Sie wird besonders von Patienten mit chronisch-rezidivierenden Cervicalsyndromen als wohltuend empfunden.

Kontraindikationen für lokale und generalisierte Wärmeanwendungen finden sich bei Thrombosen und Thrombophlebitiden, bei Herzkreislaufstörungen, Dermatosen sowie bei akut-entzündlichen Vorgängen und floride infektiöse Prozesse.

4.4.4 Kryotherapie

Kälte bewirkt eine zentrale Hemmung der Nozizeption durch Aktivierung inhibitorischer Rezeptorfelder.

Die Wirkung setzt sofort ein. Deswegen ist Kältespray bei akuten Sportverletzungen so beliebt. Auch postoperativ applizieren wir Kältepackungen in die Umgebung der frischen Wunde, um

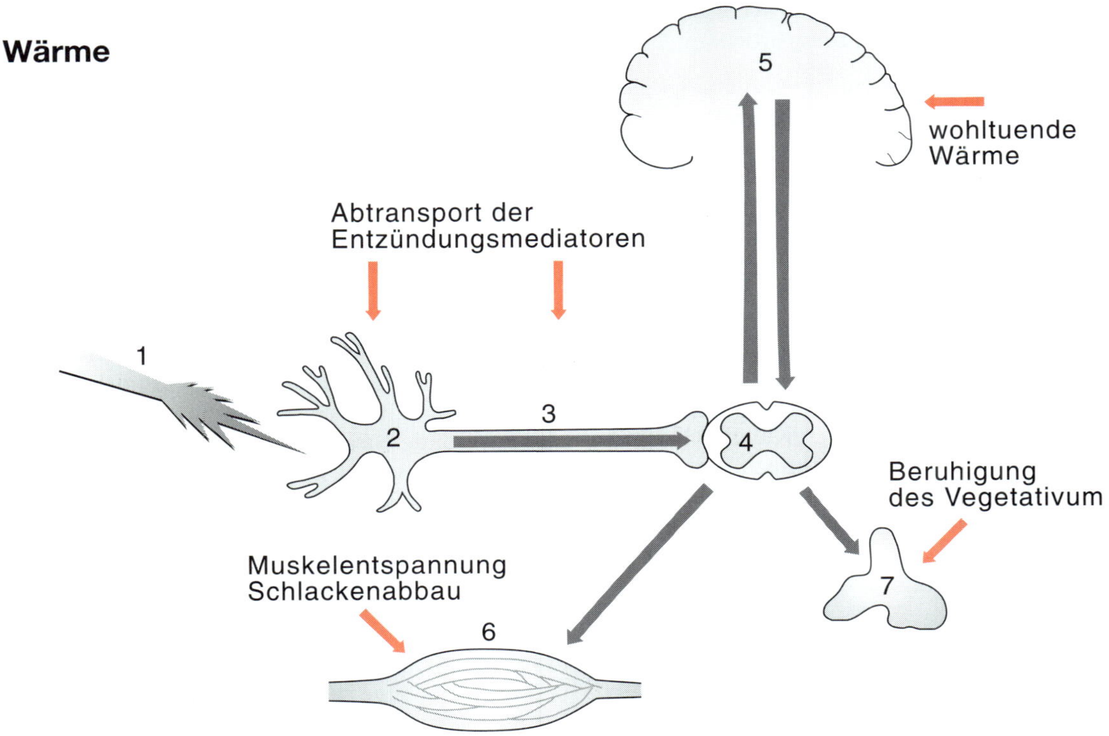

Abb. 4.11 Wärmeanwendung bei chronischen Schmerzzuständen der Stütz- und Bewegungsorgane.

Kälte

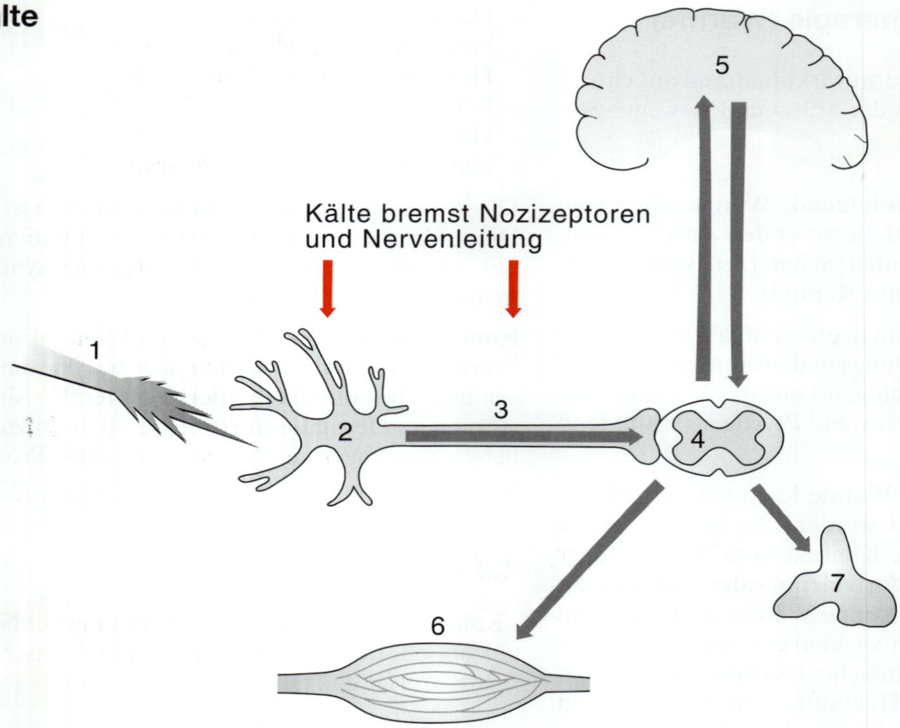

Abb. 4.12 Kälte in der orthopädischen Schmerztherapie.

die Schmerzmedikation einzuschränken und den Patienten zu Bewegungen zu animieren. Der Circulus vitiosus zum Muskelspasmus und zur Schmerzwahrnehmung mit allen psychischen Begleitreaktionen wird sofort unterbrochen.

Entsprechend der Reaktionsgeschwindigkeitstemperaturregel (RGT-Regel) laufen bei Kälteeinwirkung alle sekundären Entzündungsvorgänge nach Verletzung und Operation verlangsamt ab, d. h. sie werden bei rechtzeitiger Einwirkung gar nicht erst in Gang gesetzt. Bei chronischen Schmerzen wirkt sich Kälte eher negativ aus, dadurch daß bereits bestehende Muskelspasmen sich verstärken und die entzündlichen Stoffwechselprodukte nicht abtransportiert werden.

Applikationsformen: Eine Kältewirkung erzielt man mit Eispackungen, fertigen Kältepackungen (Kryogelbeutel), die im Tiefkühlfach aufbereitet werden. Die Dauer der Kältebehandlung sollte wenigsten 10 Minuten dauern. Weitere Anwendungsformen sind Kältespray, tiefgekühlter Stickstoff und feuchtkalte Wickel.

Kontraindikationen stellen alle spastischen Muskelzustände dar, ferner kann es durch Kältereiz zu einer Histaminfreisetzung kommen. Weitere Kontraindikationen sind arterielle Durchblutungsstörungen und Hautkrankheiten.

4.4.5 Massage

Massage ist eine spezielle Form der manuellen Therapie bei schmerzhaften Erkrankungen der Stütz- und Bewegungsorgane.

Haut, Unterhautfettgewebe, Muskeln und Bänder werden mit den Händen Streichungen massiert. Dabei kommen verschiedene Techniken zur Anwendung:

- Streichungen und Reibungen
- Knetungen und Walkungen
- Querfriktionen

Sonderformen sind Reflexzonen- und Bindegewebsmassage. Bei der Technik der Bindegewebsmassage handelt es sich um in besonderer Weise auszuführende Streichungen (Striche) mit einer (meist der 3. oder 4.) Fingerkuppe bei leicht federnder Haltung von Hand, Arm und Schulter. Die Streichungen orientieren sich segmental in ihrer Verlaufsrichtung.

Für alle Massageformen ist es wichtig, daß sich der Patient in der entspannten Entlastungshaltung, vor allem im betroffenen Skelettabschnitt, befindet. Massage wirkt sich positiv aus auf die lokale Nozizeption, über den Abtransport von Entzündungsmediatoren. Weiterhin wird der

Massage

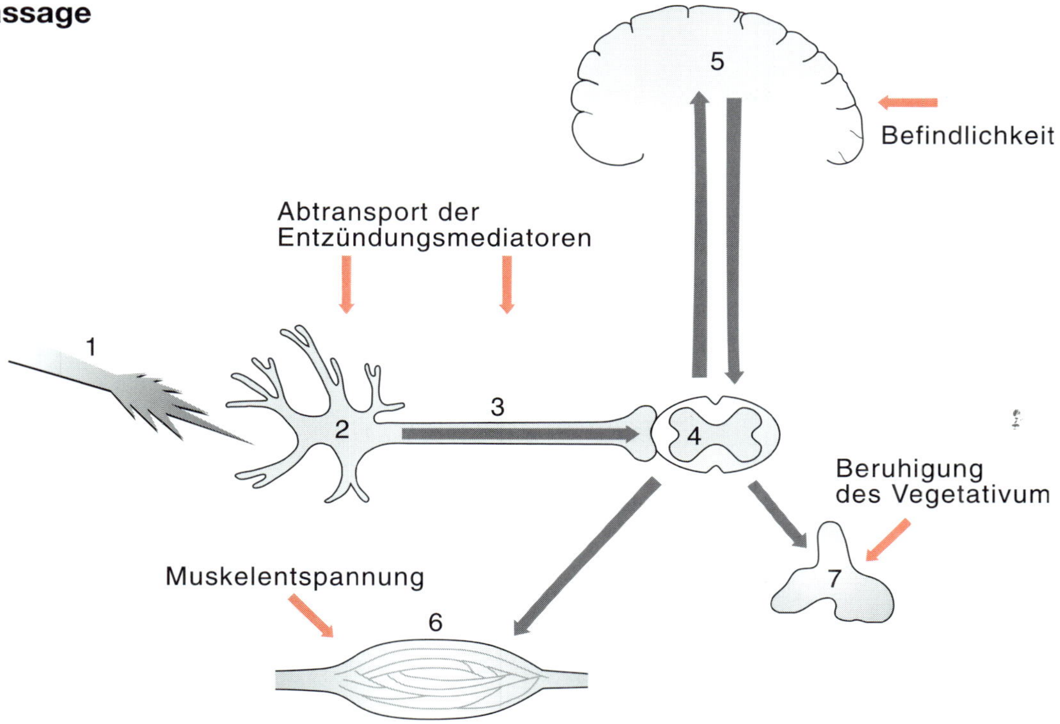

Abb. 4.13 Massage in der orthopädischen Schmerztherapie.

Circulus vitiosus, Schmerz-Muskelkrampf-Schmerz, von der muskulären Seite her durchbrochen.

Kontraindikationen ergeben sich in der Regel bei akuten Schmerzen, Entzündungen, Hautveränderungen und bei Nervenwurzelkompressionssyndromen.

4.4.6 Elektrotherapie

Bei der Elektrotherapie wird elektrische Energie für Heilzwecke verwendet. Aufgrund unterschiedlicher physikalischer und biologischer Wirkungen unterscheidet man verschiedene Stromformen:

• **Hochfrequente Ströme** als Kurzwelle, Dezimeterwelle, Mikrowellentherapie zeichnen sich durch ihre Wärmewirkung in der Tiefe des durchfluteten Gewebes aus. Die Oszillationen sind allerdings zu schnell, um eine Zelle direkt zu erregen. Die therapeutisch angewendeten Hochfrequenzstromarten beginnen bei 20.000 Hz und gehen über in die Diathermie mit etwa 3×10^6 Hz zur Kurzwellentherapie mit etwa 5×10^7 Hz.

• **Niederfrequente Stromarten** (15–250 Hz) kommen bei der Galvanisation unter Verwendung von Gleichströmen zur Anwendung. In diesem Frequenzbereich kommt es zur Über- oder Depolarisation der Zelle mit allen Übergangsstadien. Dem konstant fließenden galvanischen Strom, z. B. in Form des Stangabades) wird eine schmerzlindernde Wirkung zugeschrieben. Bei den diadynamischen Strömen nach Bernard handelt es sich um niederfrequente Ströme mit wechselnder Frequenz und Amplitude, die ebenfalls schmerzreduzierend wirken. Die elektrischen Ströme werden gewöhnlich bipolar angewendet, d. h. mittels zweier Elektroden.

• **Mittelfrequenzströme** sind sinusförmige Wechselströme mit Frequenzen zwischen 1 und 1.000 Hz. Das Prinzip der Mittelfrequenz oder Interferenzstromtherapie besteht in der Erzeugung des biologisch wirksamen Frequenzbereiches im Organismus selbst. Bei der Interferenzstromtherapie werden zwei mittelfrequente, biologisch reizlose Ströme, z. B. 4.000 Hz über je 2 Elektroden dem Körper zugeführt. Die Frequenzen der beiden Ströme differieren bis zu 100 Hz. Durch Superposition entsteht im Körper ein amplituden- und frequenzmodulierter Strom mit niedriger, d. h. biologisch wirksamer Frequenz. Die Vorteile der Interferenzstromtherapie liegen darin, daß die schmerzempfindliche Haut und die äußeren Gewebsschichten durch reizunwirk-

Elektrotherapie

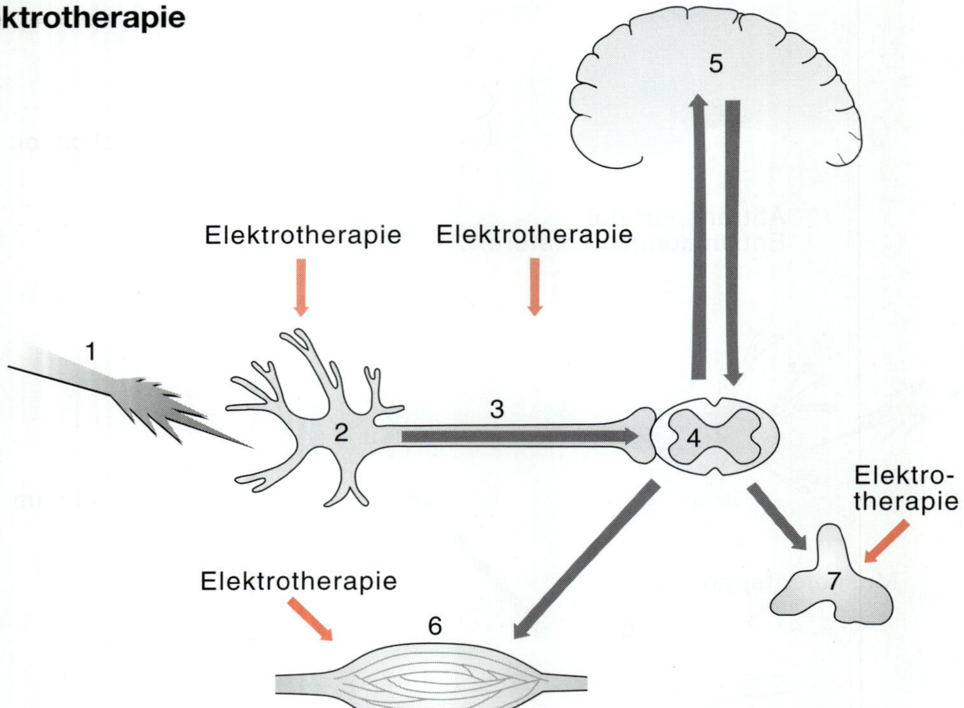

Abb. 4.14 Elektrotherapie in der orthopädischen Schmerztherapie.

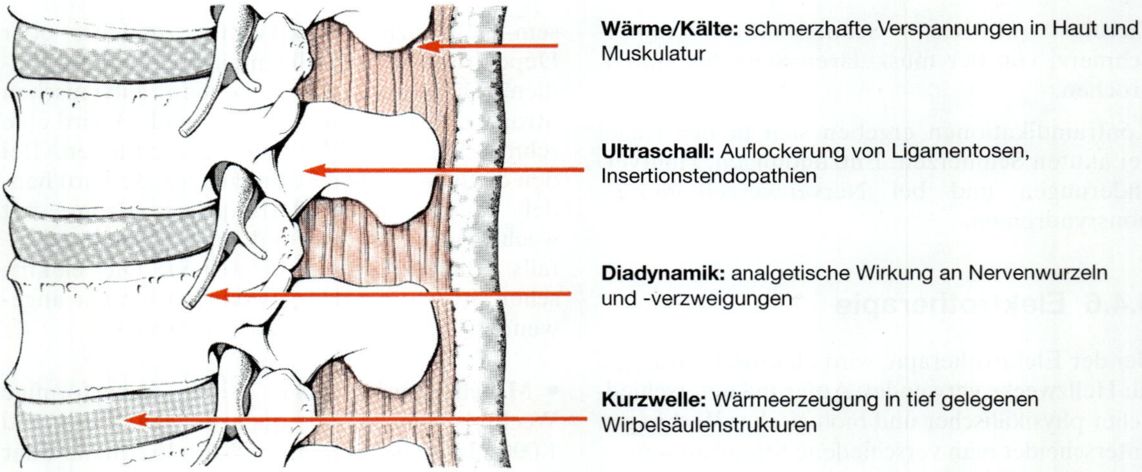

Abb. 4.15 Differenzierte Indikation zur physikalischen Therapie am Beispiel Wirbelsäule (aus: *Niethard* und *Pfeil*, 1994).

same, mittelfrequente Ströme überwunden werden, während die niederfrequenten Ströme zwischen 0 und 100 Hz erst in tieferen Gewebsschichten entstehen und dort **schmerztherapeutisch** wirken.

Auf diese Weise entwickeln sich am Bestimmungsort im Organismus elektrische Ströme, die in dieser Frequenz und Intensität nicht direkt von außen zugeführt werden können.

Die direkte Einwirkung des elektrischen Stromes im Niederfrequenzbereich in der Tiefe führt zur Beeinflussung des vegetativen Nervensystems. Die Durchblutung verbessert sich in der Tiefe.

Hochfrequente, niederfrequente und Interferenzstromtherapie wirken gleichermaßen auf Nozizeptoren, afferente Fasern, Muskel und Vegetativum ein.

4.4.7 TENS (Transkutane elektrische Nervenstimulation)

Bei der TENS handelt es sich um eine elektrische Reizung der A-Fasern peripherer Nerven durch die Haut mit inhibitorischer Wirkung auf das Hinterhorn des Rückenmarks und Aktivitätsminderung der C-Fasern im gleichen Segment.

Die elektrischen Impulse werden über batteriegespeiste Simulatoren angebracht. Man unterscheidet kontinuierliche und diskontinuierliche Stimulation. Die Elektroden werden auf die Haut geklebt. Das Ziel der Anwendung besteht darin, Nervenfasern elektrisch zu beeinflussen, ohne daß Muskelkontraktionen oder Schmerzen auftreten. Gereizt wird ein peripherer Nerv, der entweder das schmerzhafte Areal direkt sensibel versorgt, oder von den Rückenmarksegmenten her diesem Areal entspricht. Die Position der Elektroden folgt dem Verlauf der peripheren Nerven, so daß sie an den Extremitäten, vor allem in Längsrichtung und am Stamm, quer angeordnet sind, entsprechend den Dermatomen (*Diener*, 1997).

Die TENS-Wirkung variiert von Patient zu Patient beträchtlich. Die Analgesie setzt entweder sofort, im Durchschnitt nach 20 Minuten, oft auch wesentlich später ein (*Nebel in Diener*, 1997).

Wichtig ist die individuelle Anpassung. Die meisten Studien stimmen darin überein, daß die Anfangserfolge während der ersten Wochen wesentlich besser sind, als die über Monate oder Jahre anhaltenden Effekte. Dieses Phänomen einer abnehmenden Effizienz von Monotherapien bei chronischen Schmerzen ist auch von anderen Behandlungsformen bekannt (*Thoden* in *Zenz*, 1993).

Immerhin ist der Einsatz von TENS praktisch frei von Nebenwirkungen und damit für den Patienten gefahrlos, so daß ein Behandlungsversuch bei **chronischen Neuralgien** gerechtfertigt ist. Über Erfahrungen berichten u.a.: *Hankemeyer* u. *Kriranitz* (1986); *Johnson* et al. (1993).

4.4.8 Extrakorporale Stoßwellenbehandlung

Stoßwellen sind modulationsfähige Druckimpulse, die über Elektroden generiert, wegen ihrer akustischen Eigenschaften auch in den Körper eindringen und auf kleine Areale focussiert dort eine osteoinduktive, aber auch eine analgetische Wirkung entfalten können.

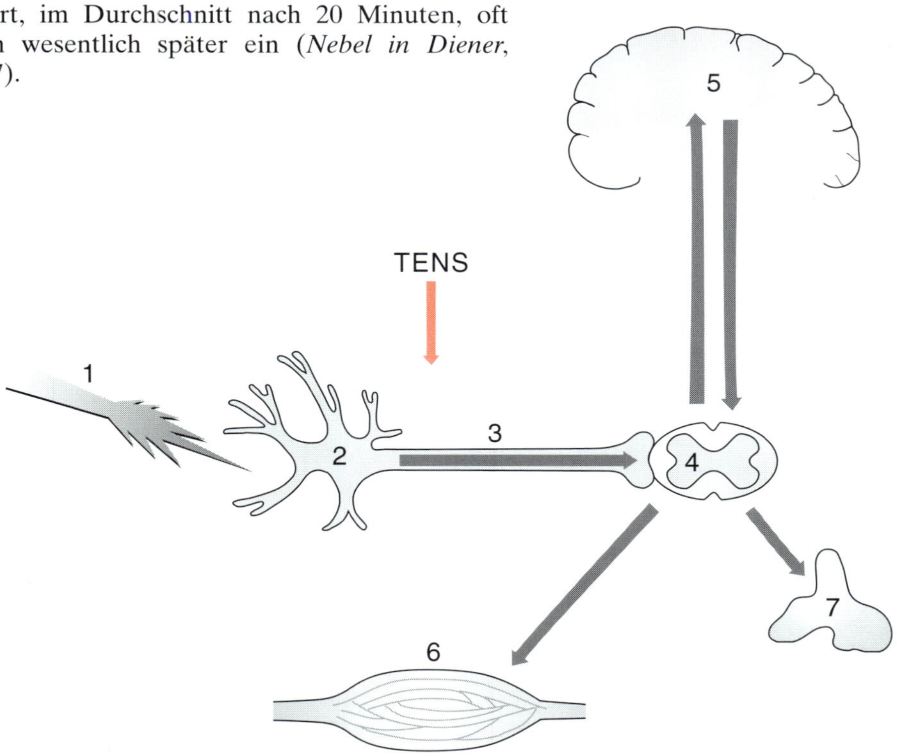

Abb. 4.16 Transkutane elektrische Nervenstimulation mit indirekter Wirkung auf die afferenten C-Fasern durch Reizung afferenter kutaner A-Fasern, peripherer Nerven durch die Haut.

Ursprünglich galt die Stoßwellenbehandlung den Nieren- und Gallensteinen als sog. Lithotripsie. Die biologisch nutzbaren Energien liegen in einer Größenordnung zwischen 14 und 20 Kilovolt. Neben der Steinzertrümmerung haben Stoßwellen auch Einwirkungen auf kollagene Gewebe der Stütz- und Bewegungsorgane durch Induktion von Reparations- und Transformationsvorgängen. Wesentlich ist eine Knochenneubildung, z. B. bei der Umwandlung von nicht kalzifiziertem Pseudarthrosengewebe zu Knochengewebe. Die höheren Energien bis zu 20 Kilovolt werden für die Osteoinduktion bei Frakturen, Knochenzysten, fibröser Dysplasie, aseptischen Knochennekrosen und Osteochondrosis dissecans eingesetzt.

Der Einfluß auf kollagene Gewebe mit Induktion von Reparations- und Transformationsvorgängen, vor allem in Sehnen- Periostübergängen, wird bei der Schmerztherapie von Insertionstendopathien wie z. B. der Epikondylopathia radialis humeri, der Periarthropathia humero-scapularis (Subacromialsyndrom), Achillodynie und Adduktorensyndrom genutzt. Durch die Induktion von Reparationsvorgängen handelt es sich um eine semikausale Therapie mit anhaltender Wirkung. Inzwischen liegen kontrollierte Studien vor, die die Effektivität der extrakorporalen Stoßwellenbehandlung bei Pseudarthrosen und chronischen Insertionstendopathien der Stütz- und Bewegungsorgane belegen (*Schleberger* und *Senge,* 1992; *Dahmen* et al., 1995).

4.4.9 Akupunktur

Akupunktur bedeutet, Aktivierung körpereigener schmerzhemmender Systeme durch Nadelstiche in definierte Hautareale.

Die analgetische Wirkung der Akupunktur beruht wahrscheinlich auf einer Schmerzlinderung durch Ausschüttung von Endorphinen (siehe Kapitel 4.4.2.6). Nach *Pomeranz* (1981) wird die analgetische Wirkung durch einen Schmerzreiz in der Peripherie in Gang gesetzt, der einen Wirkungsmechanismus auf drei Ebenen hervorruft:

Der Schmerzreiz durch Nadelstich als Noxe (1) ist stimuliert den Nozizeptor (2) und wird über

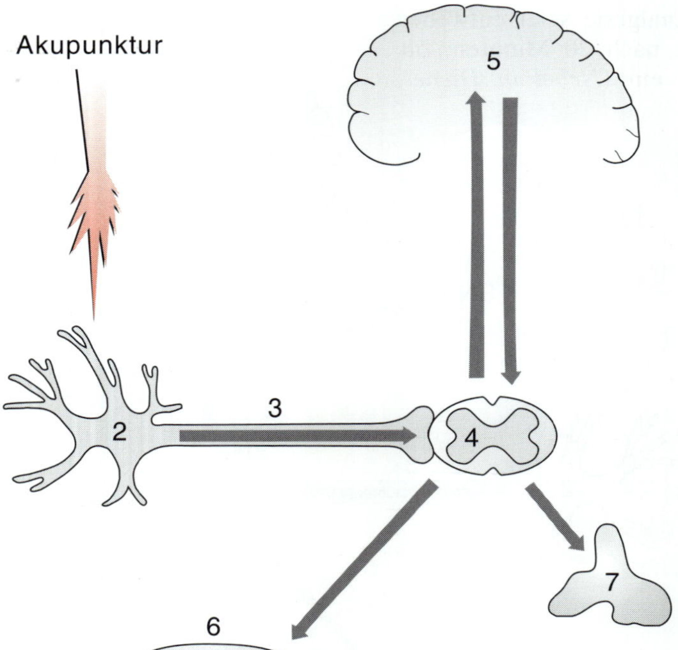

Abb. 4.17 Akupunktur und Nozizeption. Die Akupunktur mit dem Nadelstich als Noxe (1) stimuliert den Nozizeptor (2). Der Reiz wird über afferente Fasern (3) zum Rückenmark (4) und von dort über den Tractus spino thalamicus zum Hirnstamm (5) weitergeleitet. Eine Schmerzwahrnehmung findet nicht statt. Schmerzhemmende Systeme werden über ableitende Bahnen zur Analgesie wieder in die Peripherie weitergeleitet.

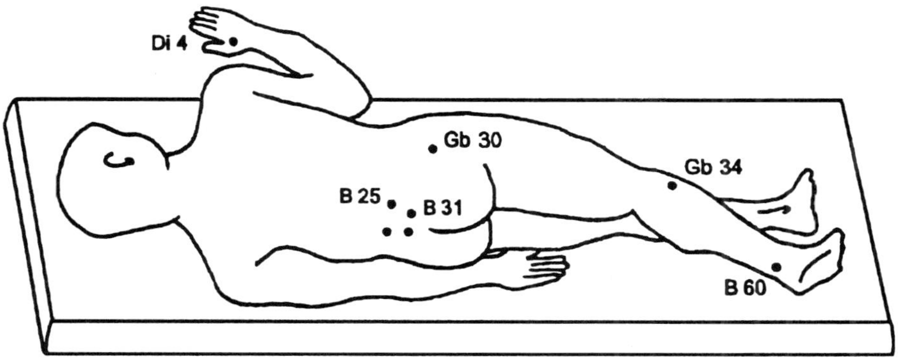

Abb. 4.18 Akupunkturprogramm z. B. bei Ischialgie. Der Patient liegt in entspannter Seitlage mit angewinkelten Hüft- und Kniegelenken, die schmerzhafte Seite nach oben gerichtet. Die Nadel werden, am Fuß beginnend nacheinander mit einer Einstichtiefe zwischen 2 mm und 15 mm gesetzt und nach 15 Minuten wieder entfernt. Die Akupunkturpunkte liegen im wesentlichen im Schmerz bzw. im Schmerzausstrahlungsgebiet (Akupunkturpunkte nach *Stux*, 1993).

Afferenzen (3) zu den Hinterhörnern des Rükkenmarks (4) weitergeleitet. Hier erfolgt die Umschaltung auf ein 2. Neuron, das den Schmerzreiz weiter zum Thalamus und schließlich zur Hirnrinde (5), dem Ort der Schmerzlokalisierung leitet. An den Synapsen des nozizeptiven Systems im Rückenmark (4) und Gehirn (5) üben körpereigene Opioidpeptide (Endorphine) eine hemmende Funktion auf die Übertragung nozizeptiver Informationen aus. Die Neurone, aus denen endogene Opioide als inhibitorische Überträgerstoffe freigesetzt werden, können als Teile des antinozizeptiven Systems aufgefaßt werden, das durch Akupunktur aktiviert werden kann (*Stux*, 1993).

Die Akupunktur stellt einen Teil der traditionellen chinesischen Medizin dar, ist dort definiert als das Stechen und Wärmen. Die definierten Punkte an der Körperoberfläche werden auch als Akupunkturlöcher bezeichnet, da im Bereich eines Akupunkturpunktes meist ein Faszienloch mit Durchtritt eines Nervs, einer Vene und einer Arterie zu finden ist.

Die klassische Körperakupunktur kann als adjuvante Therapie im Rahmen der orthopädischen Schmerztherapie bei allen chronischen Schmerzzuständen eingesetzt werden. Die Behandlung sollte möglichst in entspannter Lage durchgeführt werden, d. h. in der Entlastungslagerung für die Wirbelsäule und einer Position mit möglichst geringer Kapselspannung an den Gelenken (siehe Tabelle 4.3, S. 48).

Für eine vergleichende Studie zur Wertigkeit der Akupunktur im Rahmen der Schmerzbehandlung wurden von uns Untersuchungen an Schmerzpatienten durchgeführt, wobei keine individuelle Punktauswahl, sondern eine Standardisierung der zu stechenden Punkte stattfand (*Grifka*, 1992). In dieser Studie haben wir feststellen können, daß die Körperakupunktur mit den klassischen Akupunkturpunkten einer Placeboakupunktur mit willkürlich ausgewählten Punkten deutlich überlegen ist. Die Skala für den Gesamtschmerz und für den Höchstschmerz lag bei den Patienten mit klassischer Akupunktur nach 14 Behandlungen deutlich niedriger als bei den Patienten mit Placeboakupunktur (*Grifka*, 1992). Allerdings spielt die individuelle Ansprechbarkeit des Patienten für die Effektivität der Akupunktur eine bedeutende Rolle (*Grabow* 1992).

Minimalkriterien für ein sinnvolles Therapieprinzip unter Einschluß der Akupunktur bedeutet, Durchführung von mindestens 10 Akupunktursitzungen mit einer Sitzungsdauer von mindestens 15 Minuten.

Eine Metaanalyse zeigte bei 75 von 88 Studien ein positives Ergebnis der Akupunktur im Rahmen der Schmerztherapie (*Molsberger*, 1997).

5 Allgemeine psychologische Schmerztherapie

Allgemein müssen zwei psychologische Ansätze der Behandlung von Schmerzpatienten unterschieden werden: das Schmerz**bewältigungstraining** und die psychologische Schmerz**therapie**.

Verfahren der Schmerzbewältigung sind indiziert für alle Patienten, die bereits chronische Schmerzen haben oder aber Gefahr laufen, daß ihre Schmerzen chronisch werden. Sie beinhalten eine Reihe von Maßnahmen, die die Intensität des erlebten Schmerzes reduzieren und zu aktivem Verhalten ermutigen sollen. Diese Verfahren werden meist in Form von Kursen für Gruppen von etwa 10 Patienten mit 6 bis 10 Sitzungen vermittelt.

Methoden der Schmerztherapie sind für chronische Schmerzpatienten dann angezeigt, wenn entweder die Schmerzintensität so stark ist, daß die Teilnahme am Schmerzbewältigungstraining keine Wirkung zeigt, oder aber das Schmerzerleben und Schmerzverhalten zu einem so wesentlichen Bestandteil der Lebensführung geworden ist, daß psychotherapeutische Maßnahmen zur Veränderung des Erlebens und Verhaltens notwendig werden.

5.1 Psychologisches Schmerzbewältigungstraining

Trainingsprogramme zur Schmerzbewältigung umfassen die Vermittlung von Informationen für ein angemessenes Verständnis der Prozesse, die das Schmerzerleben bestimmen, und praktische Übungen zur Körperwahrnehmung.

5.1.1 Informationsvermittlung

Ziele der Vermittlung eines angemessenes Verständnis der Vorgänge der Schmerzwahrnehmung ist die Beseitigung der Einstellung des Patienten, daß er lediglich hilflos und passiv der Schmerzwahrnehmung ausgesetzt sei. Um dieses Ziel zu erreichen, werden die Patienten in angemessener Form über die physiologischen Vorgänge der Nozizeption aufgeklärt, die sich nicht in passiven Prozessen der afferenten Stimulation erschöpfen. Die Erläuterung der nozizeptiven Afferenz beginnt mit der Erklärung der Erregung der Nozizeptoren, beschreibt die Verschaltung nozizeptiver Neuronen im Hinterhorn und die aufsteigenden Bahnen über den Thalamus und das limbische System bis zum Cortex. Die Funktionen der einzelnen Stationen werden erläutert und dabei die Möglichkeiten zur eigenständigen aktiven Einflußnahme in den Vordergrund gestellt.

Auch wenn die Gate-Control-Theorie in der Grundlagenforschung nicht als vollständig bewährt gelten kann, eignet sich hier eine vereinfachte Darstellung dieses Modelles zur Begründung der Empfehlung, daß bei chronischen Schmerzen motorische und soziale Aktivitäten sinnvoll sind. Voraussetzung für die Umsetzung dieser Empfehlung ist die **Kenntnis wirbelsäulenfreundlicher bzw. gelenkgerechter Bewegungsmuster, wie sie in Rücken- oder Gelenkschulen vermittelt wird**.

Den Patienten muß der grundlegende Unterschied zwischen akuten und chronischen Schmerzen erläutert werden. Besonders wichtig ist die Herausstellung, daß die für den akuten Schmerz bedeutsame Alarmfunktion beim chronischen Schmerz nicht mehr bedeutsam ist. Dieser Funktionswandel ist für den Patienten besonders schwierig nachzuvollziehen, da der subjektive Schmerzeindruck nach wie vor die Notwendigkeit von Rückzug und Schonung zu signalisieren scheint.

Auf der Ebene corticaler Prozesse wird die evaluative Komponente (siehe Kap. 1.5) des Schmerzes, d. h. die Bedeutung der Interpretation des Schmerzeindruckes, hervorgehoben. Auf diese Weise wird ein Verständnis der Wirkungen kognitiver Übungen zur Schmerzbewältigung vorbereitet (s.u.).

Ein unverzichtbarer Bestandteil der Informationsvermittlung im Rahmen des Schmerzbewältigungstrainings ist die Beschreibung des Circulus vitiosus von Schmerz und Muskelverspannung einschließlich seiner psychologischen Komponente (s. Kap. 1.6.5.2). Der Patient muß verstehen, daß sowohl biomechanische als auch psychische Belastungsfaktoren den Teufelskreis schmerzhafter muskulärer Verspannungen initialisieren können. Damit wird die Notwendigkeit des Erlernens von Verfahren der muskulären Entspannung verständlich.

Tabelle 5.1 Übersicht Inhalte der Informationsvermittlung.

INHALT	LERNZIEL
Psychophysiologie der Nozizeption	Schmerzwahrnehmung ist kein mechanisch-passiver Prozeß
vereinfachtes Gate-Control Modell	Soziale und motorische Aktivität wirkt schmerzmindernd
Unterscheidung akuter vs. chronischer Schmerz	Der chronische Schmerz hat seine Warnfunktion verloren
Circulus vitiosus Schmerz-Muskelverspannung	Psychische Belastungen können Schmerzen auslösen oder verstärken

5.1.2 Übungen

Kognitive Übungen

Übungen zur kognitiven Schmerzbewältigung beziehen sich vor allem auf die Interpretation und Bewertung des Schmerzes. Das Ausmaß der wahrgenommenen Bedrohlichkeit des Schmerzreizes bestimmt auch die Intensität der Schmerzwahrnehmung. Wird als Folge der geübten Neuinterpretation der Schmerz als nicht gewebeschädigendes Zeichen bewertet und so als nicht alarmierend und weniger bedrohlich erlebt.

Zur Erfassung der aktuellen Interpretationen des Schmerzerlebens werden die Teilnehmer des Programmes gebeten, auf vorbereiteten Blättern die Gedanken zu notieren, die ihnen während der Schmerzempfindung durch den Kopf gehen. „Katastrophisierende" Gedanken, wie z. B. „Der Schmerz wird immer schlimmer und hört nie auf", scheinen ebenso ungünstig für die Bewältigung wie „bagatellisierende" Interpretationen, z. B. „Ich beachte den Schmerz überhaupt nicht und verhalte mich so, als gäbe es ihn gar nicht" (*Hasenbring*, 1992, 1994). Im Bewältigungsprogramm werden Kognitionen trainiert, die den **Schmerz akzeptieren, ohne ihn zum lebensbestimmenden Faktor werden zu lassen**, z. B. „Jetzt ist der Schmerz zwar stark, jedoch ich weiß, daß er sich vermindert, wenn ich die Stufenlagerung einnehme".

Phantasiereise

Zu den kognitiven Verfahren der Schmerzbewältigung zählt auch die Herbeiführung von Vorstellungen, die mit Schmerz unvereinbar sind. Ein typisches Beispiel sind sog. „Phantasiereisen". Hier werden in entspanntem Zustand Bilder beschrieben, die eine möglichst angenehme Stimulation für den Patienten bedeuten. Dies kann etwa eine Urlaubssituation am Strand beinhalten. Visuelle, auditive, haptische und olfaktorische Eindrücke, die mit dieser Situation einhergehen, werden ausführlich und konkret geschildert. Der Patient hat die Aufgabe, diese Vorstellung möglichst lebendig zu realisieren und bei beginnenden oder anhaltenden Schmerzen gezielt produzieren. Es ist sinnvoll, diese Vorstellungsübungen mit Übungen zur muskulären Entspannung zu verbinden.

Übungen zur muskulären Entspannung

Das am besten untersuchte Verfahren zum Training muskulärer Entspannung stammt von *Jacobson* (1938) und ist mit der Bezeichnung „Progressive Muskelentspannung" bekannt geworden. Es ist ein Verfahren zum schrittweisen Erlernen einer verbesserten willkürlichen Kontrolle der Spannung und Entspannung einzelner Muskelgruppen.

Es umfaßt 16 Muskelgruppen, die zunächst isoliert für jeweils etwa 5 bis 7 Sekunden isometrisch angespannt werden. Unmittelbar anschließend wird die Anspannung der Muskelgruppe zurückgenommen und für den Zeitraum von etwa 40 Sekunden im entspannten Zustand belassen. Die Teilnehmer werden instruiert, sich auf die Empfindung in der entspannten Muskelgruppe zu konzentrieren und mit dem Gefühl während der Anspannung zu vergleichen. Durch die kontrastierende Gegenüberstellung der gezielten Wahrnehmung angespannter und entspannter Muskulatur soll die Sensibilität für den Spannungszustand der Muskulatur gesteigert werden.

Die 16 Muskelgruppen sind:

1) Hand und Unterarm der dominanten Seite
2) Oberarm der dominanten Seite

3) Hand und Unterarm der anderen Seite
4) Oberarm der anderen Seite
5) Stirn
6) Wangen, Nase und Augenbereich
7) Kiefer und Mund
8) Hals und Nacken
9) Brust, Schultern, oberer Rücken
10) Bauch
11) Oberschenkel der dominanten Seite
12) Unterschenkel der dominanten Seite
13) Fuß der dominanten Seite
14) Oberschenkel der anderen Seite
15) Unterschenkel der anderen Seite
16) Fuß der anderen Seite

Die erste Sitzung des Programmes umfaßt neben der erläuternden Einführung in das Verfahren die praktische Training mit den 16 genannten Muskelgruppen. Um die Fähigkeit zur Konzentration auf die Empfindungen in der Muskulatur zu steigern, werden die Übungen mit geschlossenen Augen durchgeführt. Auch Teilnehmer mit geringen Erfahrungen mit Verfahren der Körperwahrnehmung berichten häufig schon nach der ersten Sitzung über Wärme- oder Schweregefühle während der Entspannungsphasen. Die Teilnehmer werden informiert, daß es für den Erfolg des Programmes entscheidend ist, zweimal täglich die gelernten Übungen auszuführen.

Im Verlauf der weiteren Sitzungen werden Muskelgruppen zur gleichzeitigen An- und Entspannung zusammengefaßt, zunächst zu 7 Gruppen:

1) Hand, Unter- und Oberarm der dominanten Seite
2) Hand, Unter- und Oberarm der anderen Seite
3) drei Gesichtsmuskelgruppen
4) Hals und Nacken
5) Brust, Schultern, oberer Rücken, Bauch
6) Oberschenkel, Unterschenkel, Fuß der dominanten Seite
7) Oberschenkel, Unterschenkel, Fuß der anderen Seite

Danach erfolgt eine Zusammenfassung auf 4 Gruppen:

1) Hand, Unter- und Oberarm beider Seiten
2) Gesichtsmuskulatur, Hals und Nacken
3) Brust, Schultern, oberer Rücken, Bauch
4) Oberschenkel, Unterschenkel, Fuß beider Seiten

Die Teilnehmer müssen die täglichen Übungen über einen Zeitraum von vier Wochen regelmäßig durchführen. Mit zunehmender Übung werden die wahrgenommenen Entspannungszeichen deutlicher. Nach einiger Zeit ist es vielen Teilnehmern möglich, das Gefühl entspannter Muskulatur auch ohne vorherige Anspannung herbeizuführen. Allein die gezielte Erinnerung an die Empfindung der entspannten Muskulatur kann dann bereits die Entspannung hervorrufen.

Die bekannteste Alternative zum Training der Progressiven Muskelentspannung ist das Autogene Training nach *J.H Schultz*. Anders als beim *Jacobson*schen Verfahren wird hier die Muskulatur nicht angespannt, sondern der Patient wird instruiert, sich vorzustellen, z. B. sein rechter Arm werde schwer oder warm. Dieses Verfahren hat einen suggestiven bzw. autosuggestiven Charakter. Die Wirksamkeit des Autogenen Trainings setzt also ein Mindestmaß an Suggestibilität voraus, das jedoch nicht bei den Teilnehmern des Schmerzbewältigungstrainings gegeben sein muß. Schmerzpatienten mit guten Erfahrungen in diesem Verfahren berichten oft vom erfolgreichen Einsatz des Autogenen Trainings zur Schmerzreduktion.

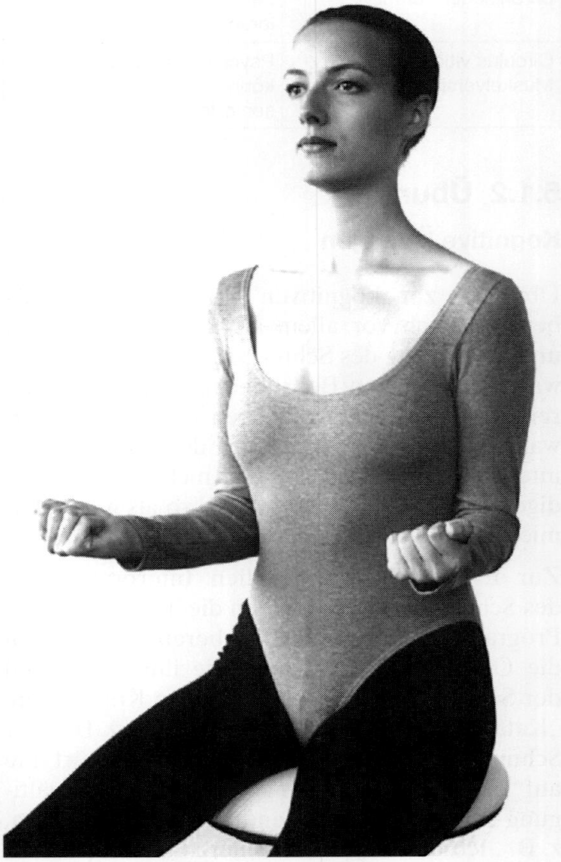

Abb. 5.1 Körperhaltung bei der Progressiven Muskelentspannung.

5.2 Psychologische Schmerztherapie

Die psychologische Schmerztherapie setzt sowohl beim Prozeß der Schmerzwahrnehmung an als auch beim Schmerzverhalten.

Maßnahmen der Verhaltenstherapie haben vor allem den Abbau unangemessenen Schmerzverhaltens zum Ziel. Teilweise ist es notwendig, Lebenspartner des Patienten mit einzubeziehen, um auf diese Weise Quellen unangemessener Verstärkung des Schmerzverhaltens zu modifizieren. Demgegenüber sind die Verfahren der Klinischen Hypnose vor allem zur Veränderung der Schmerzwahrnehmung geeignet. Das Biofeedback-Training greift unmittelbar in die Veränderung physiologischer Prozesse ein, die eine Reizung der Nozizeptoren bewirken.

5.2.1 Verhaltenstherapie

Definition und Indikation

Die Verhaltenstherapie besteht in der Anwendung von experimentell gesicherten Gesetzen des Erlebens und Verhaltens zur Veränderung klinisch auffälliger Verhaltensmuster.

Dabei wird bevorzugt auf Prozesse des respondenten, operanten und stellvertretenden Lernens zurückgegriffen, die zur Modifikation konkreter offen beobachtbarer Verhaltensweisen und zur Veränderung verdeckter Reaktionen (Kognitionen und Emotionen) genutzt werden. Die Verhaltenstherapie hat sich inzwischen seit über 40 Jahren weiterentwickelt und zählt heute zu den besonders bewährten Verfahren der Psychotherapie (*Grawe* et al., 1994).

Operante Verhaltensmodifikation

Die diagnostische Phase der Verhaltensmodifikation wird als **Verhaltensanalyse** bezeichnet. Es werden Daten zur Qualität und Frequenz der Schmerzreaktionen erhoben. Dies geschieht sowohl im anamnestischen Gespräch als auch durch die systematische Protokollierung durch den Schmerzpatienten. Eine Aufgabe der Verhaltensanalyse besteht in der Erfassung möglicher positiver Konsequenzen von Schmerzreaktionen, die deren Auftreten stabilisieren (s. Kapitel 1.6.5.3). Zum anderen wird die Häufigkeit motorischer und sozialer Aktivitäten bestimmt, die entsprechend dem Stadium der Chronizität meist erheblich reduziert sind.

Die wichtigsten Ziele der Verhaltensmodifikation beim chronischen Schmerzsyndrom bestehen in der Steigerung nicht schmerzbezogener Verhaltensweisen, wie dem Wiederaufnehmen und Intensivieren der geselligen, kulturellen und sportlichen Aktivitäten des Patienten, und der Reduktion schmerzbezogener Reaktionen (Klageverhalten, Vermeidungsverhalten).

Dazu müssen die in der Verhaltensanalyse identifizierten angenehmen Konsequenzen der Schmerzreaktionen entfernt werden, und statt dessen positive Konsequenzen für nicht schmerzbezogene Reaktionen eingeführt werden. Da die angenehmen Folgen des Klageverhaltens häufig durch die Interaktion mit den Lebenspartnern entstehen, ist es meistens notwendig, diese in das Modifikationsprogramm zu integrieren.

Z.B. kann die Verhaltensanalyse ergeben haben, daß die Familienmitglieder auf die Schmerzäußerungen des Patienten mit Aufmerksamkeit, mit tröstender Zuwendung, mit den Entlastung von unangenehmen Aufgaben reagieren. Der Verhaltenstherapeut erklärt dann den beteiligten Lebenspartner die stabilisierende Wirkung dieser Interaktionen, die ja keiner der beteiligten Partner wünscht. Es wird vereinbart, daß diese belohnenden Reaktionen nicht mehr auf Schmerzäußerungen hin erfolgen. Statt dessen sollen die für den Patienten angenehmen Reaktionen der Lebenspartner künftig gerade dann gezeigt werden, wenn der Patient keine Schmerzen äußert. Auf diese Weise wird die belohnende Kontingenz zur Steigerung nicht schmerzbezogener Aktivitäten genutzt. Die Regeln für die neue Form der Interaktion zwischen Schmerzpatient und Lebenspartnern werden unter Anleitung des Verhaltenstherapeuten ausgearbeitet und teilweise auch konkret schriftlich festgehalten. Eine Möglichkeit dieser Konkretisierung hat die Form eines „Kontingenzvertrages": Die beteiligten Interaktionspartner vereinbaren schriftlich die Einhaltung der neuen Interaktionsregeln. Die Inhalte des Vertrages können im Verlauf der folgenden Sitzungen modifiziert werden, so daß eine kontinuierliche Steigerung der Häufigkeit nicht schmerzbezogener Reaktionen des Patienten erzielt wird.

Kognitive Verhaltenstherapie

Die kognitive Verhaltenstherapie berücksichtigt, daß menschliches Verhalten nicht unmittelbar von physikalischen Stimuli gesteuert wird, sondern daß der menschliche Organismus die einwirkenden Stimuli interpretiert und sein Verhalten durch das Ergebnis dieser Interpretation kontrolliert wird.

Zu den für die psychologische Schmerztherapie wichtige Kognitionen zählen u.a. Überzeugungen, Einstellungen, Selbstinstruktionen in Hinblick auf die Erkrankung und die Schmerzsymptomatik. Konkret bedeutsam sind

- das subjektive Krankheitsmodell
- die Ursachenzuschreibungen für die Beschwerden
- die Kontrollerwartungen in Hinblick auf die Genese

des Schmerzpatienten.

Die kognitive Verhaltenstherapie (*Flor & Turk*, 1996) verläuft entsprechend dem folgenden Behandlungsplan:

- **Diagnostische Phase**

Gedanken, Einstellungen, Bewertung und Interpretation in Hinblick auf das Schmerzerleben werden erfaßt. Chronische Schmerzpatienten haben z. B. oft die Vorstellung, daß sie ihren Schmerzen ununterbrochen hilflos ausgesetzt sind und daß das Krankheitsgeschehen ohne ihre Kontrolle seinen Lauf nimmt.

- **Aufbau eines neuen Modells der Störung**

Die kognitive Verhaltenstherapie hat zum Ziel, diese eher fatalistische Vorstellung zugunsten einer eher angemessenen Auffassung zu korrigieren. Z.B. wird dem Patienten anhand der Daten seines Schmerztagebuches verdeutlicht, daß die Intensität der Schmerzwahrnehmung durchaus variiert. Mögliche Einflußfaktoren auf die Schmerzwahrnehmung, wie etwa Tageszeiten oder Aktivitäten des Patienten, werden mit ihm besprochen.

- **Aneignung von Bewältigungsfertigkeiten**

Daraus ergeben sich andere, z. B. weniger fatalistische Möglichkeiten der Interpretation der Schmerzwahrnehmung. Der Patient erfährt, daß er zunächst zumindest in einem gewissen Umfang selbst Einfluß auf das Schmerzgeschehen nehmen kann.

- **Verhaltensübung**

Diese Möglichkeiten zur Schmerzkontrolle werden konkretisiert und trainiert. Es werden Übungen durchgeführt, in den Patient lernt „kathastrophisierende“ Interpretationen des Schmerzes („Das wird immer schlimmer und hört nie auf“) zu ersetzen durch angemessene Bewertungen, wie „Wenn ich die Stufenlagerung einnehme und meine Entspannungsübungen mach, wird der Schmerz gelindert“.

- **Selbstkontroll-Training**

Damit die so geübten neuen schmerzbezogenen Kognitionen stabil bleiben, erhält der Patient Hausaufgaben, über die er Protokoll führt. Das Protokoll wird jeweils bei der folgenden therapeutischen Sitzung als Grundlage für das weitere therapeutische Vorgehen genutzt.

5.2.2 Biofeedback-Training

Unter Biofeedback versteht man die technische Rückmeldung von physiologischen Zuständen oder Prozessen, die normalerweise der bewußten Wahrnehmung nicht zugänglich sind.

Dazu zählen z. B. der elektrische Hautwiderstand (Galvanische Hautreaktion), die Hauttemperatur, die Herzfrequenz (Pulsrate bzw. EKG), die Atemfrequenz, der Blutdruck und die Muskelspannung (EMG). Diese Signale werden mit Hilfe von Elektroden an entsprechenden Körperstellen abgegriffen, in einem Verstärker gereinigt und intensiviert, um dann über ein Wiedergabemedium (z. B. Kopfhörer, Monitor) an die Person zurückgemeldet zu werden, von der die Signale erhoben werden (Abb. 5.2).

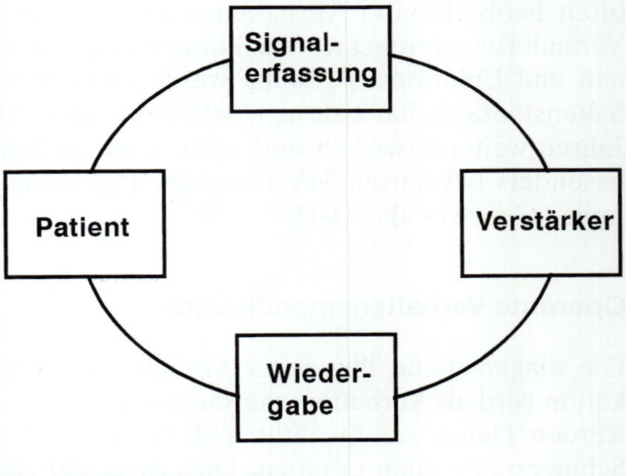

Abb. 5.2 Biofeedback-Kreis.

Erhält eine Person dieses unmittelbare Feedback über bereits kleinste Veränderungen physiologischer Größen, so lernt sie – bis einem bestimmten Umfang – die aktive Kontrolle über diese Variable, die ursprünglich als Bestandteil des autonomen Nervensystemes willkürlicher Kontrolle nicht zugänglich war. Eine Erklärung für den Wirkmechanismus ist der Prozeß des operanten Lernens (s. Kap. 1.6.5.3): Die Wahrnehmung von Veränderungen ist eine positive Verhaltenskonsequenz, die aktive Veränderung physiologischer Signale wird durch Belohnung verstärkt.

Der gezielte Einsatz dieser Verfahren mit dem Ziel des Erlernens der operanten Steuerung autonomer Funktionen durch den Patienten wird als Biofeedback-Training bezeichnet.

Biofeedback-Training und Schmerzbehandlung

Für die Behandlung der Kopfschmerzen vom Migränetyp hat sich das Feedback der Stirntemperatur bewährt. Dem Verfahren liegt die Vorstellung zugrunde, daß dem schmerzhaften Migräneanfall eine Phase der zerebralen Mangeldurchblutung vorausgeht, die von Patienten z.T. auch als prodromale Aura in Form verminderter Stirntemperatur wahrgenommen wird. Die überschießende Gegenreaktion des Organismus besteht in der zu starken Erweiterung der Lumina der hirnversorgenden Gefäße, deren Schmerzrezeptoren auf diese Weise stimuliert werden. Kann dagegen als Folge des Biofeedback-Trainings der Patient willentlich die kritische Verminderung der Stirntemperatur vermeiden, so ist es ihm möglich, den Migräneanfall zu kupieren.

Zur Behandlung von Rückenschmerzen kann das Biofeedback-Training auf verschiedene Weise genutzt werden.

Durch Rückmeldung der elektromyographischen Aktivität kann das Erlernen der Muskelentspannung im Rahmen des Schmerzbewältigungstrainings erleichtert oder ersetzt werden. Diese Möglichkeit ist sinnvoll für Patienten, die von der Progressiven Muskelentspannung nach *Jacobson* (1938) allein nicht profitieren.

Durch Rückmeldung von wirbelsäulenbelastenden Körperhaltungen können angemessene Körperhaltungen und angemessenes Bewegungsverhalten erlernt werden. Das Verfahren wurde u.a. erfolgreich zur Behandlung von Skoliosen eingesetzt (*Birbaumer*, 1996).

Durch das gezielte Feedback der Aktivität schmerzhaft verspannter Muskelgruppen in der Einzelbehandlung kann der Circulus vitiosus von stresshaften und psychisch belastenden Erfahrungen oder Vorstellungen des Patienten unterbrochen werden. Hier werden zunächst die für den Patienten belastenden Faktoren diagnostiziert und dann im Verlauf des Biofeedback-Trainings auf der Vorstellungsebene eingeführt. So erlebt der Patient unmittelbar die Wirkungen seiner Stressoren auf die Muskelspannung und erfährt den Zusammenhang zwischen Streß und Schmerzwahrnehmung.

Verfahren und praktisches Vorgehen

Für die Behandlung von Rückenschmerzen wird häufig die Rückmeldung der elektromyographischen Aktivität der M. frontalis ausgewählt. Dieses Verfahren beruht auf der allerdings nicht gesicherten Annahme, daß die Frontalismuskulatur ein genereller Indikator für Muskelspannungen des gesamten Körpers sei. Weiterhin bietet sich an, die Aktivitäten der Muskelgruppen rückzumelden, die vom Patienten als schmerzhaft empfunden werden. Für Patienten mit HWS-Syndrom sind das meist der M. Trapezius, für Patienten mit LWS-Syndrom die Rückenstreckmuskeln (Abb. 5.3).

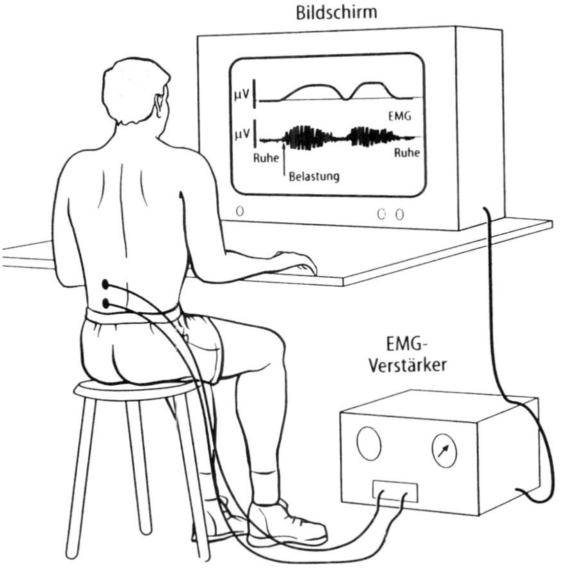

Abb. 5.3 Anbringen der Elektroden an den Rückenstreckmuskeln; der Patient sieht auf dem Monitor selbst geringste Veränderungen der Muskelspannung (nach *Birbaumer* & *Schmidt*, 1996).

Vor Beginn des Trainings wird der Patient über Muskelverspannungen als Schmerzursache aufgeklärt und der Zusammenhang zwischen Streß und Muskelanspannung erläutert. Der Patient muß wissen, daß er durch gezielte Einflußnahme auf seine Muskelspannung Schmerzen selbständig reduzieren kann.

Im Normalfall umfaßt ein Biofeedback-Training etwa 10 Sitzungen von 50 Minuten Dauer mit ein bis zwei Sitzungen pro Woche.

Im Verlauf der **ersten Sitzungen** wird der Patient mit der Biofeedback-Anordnung vertraut gemacht. Er erhält die Instruktion, etwa die Stirnmuskulatur durch Runzeln der Stirn anzuspannen und danach zu entspannen. Auf diese Weise erfährt er den Zusammenhang zwischen Biofeedback-Signal und seiner Muskelspannung. Später wird dadurch für den Patienten Streß erzeugt, daß er aufgefordert wird, Kopfrechenaufgaben zu lösen. Die dabei eintretende Veränderung der Muskelspannung zeigt ihm den Zusammenhang zwischen Streßerfahrung und muskulärer Anspannung. Weiterhin erfährt der Patient die Veränderungen seiner Muskelspannungen im Gespräch mit dem Therapeut und nimmt Unterschiede zwischen angenehmen, neutralen und angstauslösenden Themen wahr.

Während der **folgenden Trainingssitzungen** erhält der Patient die Aufgabe, gezielt seine Muskulatur zu entspannen. Dazu soll er alle Vorstellungen, Gedanken und Ausrichtungen der Aufmerksamkeit austesten, die hilfreich seien können. Mit zunehmender Kontrolle über das EMG-Signal werden dem Patienten schwierigere Aufgaben gestellt, z. B. Reduktion der Muskelspannung während des Lösens von Kopfrechenaufgaben oder während der Vorstellung belastender Situationen. Diese Aktivitäten soll der Patient auch außerhalb der Sitzungen trainieren, um so die Unabhängigkeit vom Feed-Back-Gerät zu üben. Die selbständigen Übungen oder Biofeedbackgerät sind entscheidend für den andauernden Therapieerfolg. In manchen Fällen kann der Patient auch ein Gerät für die häuslichen Übungen mitnehmen.

Die schmerztherapeutische Wirksamkeit des Biofeedback-Trainings ist einerseits auf die erlernte Fähigkeit gezielter muskulärer Entspannung, auch in kritischen Situationen zurückzuführen. Andererseits spielt für die Wirkung eine wichtige Rolle, daß der Patient der konkrete Erfahrung macht, daß er selbst in der Lage ist, in einem gewissen Umfang seine Schmerzerfahrung zu kontrollieren. Damit ändert sich die für chronische Schmerzpatienten charakteristische externale Kontrollüberzeugung in Richtung Internalität (siehe Kapitel 1.6.5.4). Auch Ängstlichkeit und Depressivität können als Folge des Biofeedback-Trainings vermindert werden, d. h. die psychologischen Komponenten der chronischen Schmerzen werden günstig beeinflußt.

Manche Patienten sind für die Behandlung mit einem Biofeedback-Training deshalb besonders aufgeschlossen, weil sie der apparative Aufwand beeindruckt. Gerade wenn zu Beginn der Therapie eine geringe Bereitschaft zur Berücksichtigung psychologischer Verfahren besteht, kann durch das Biofeedback-Training die Akzeptanz gesteigert werden.

5.2.3 Klinische Hypnose

Die Klinische Hypnose als therapeutische Technik hat nichts gemeinsam mit den manchmal in den Medien zu beobachtenden „Show-Hypnosen". Es handelt sich vielmehr um ein seriöses Behandlungsverfahren, das seine schmerzreduzierende Wirksamkeit in Laborversuchen und in kontrollierten klinischen Studien nachgewiesen hat (*Grawe* et al., 1994).

Im deutschen Sprachraum hat zunächst *S. Freud*, der gegen Ende des letzten Jahrhunderts u.a. bei *Charcot* an der Salpetriere das Verfahren kennengelernt hatte, über den Einsatz der Hypnose in der Psychotherapie berichtet. Er verwarf jedoch die Methode bald wieder und mit ihm viele seiner Nachfolger. Später haben verhaltenstheoretische Psychologen sich in experimentellen Laboruntersuchungen der Erforschung hypnotischer Phänomene angenommen und dabei auch die schmerzreduzierende Wirkung der Hypnose geprüft. Zur Herbeiführung von Schmerzempfindungen im Labor wurden z. B. der „Eiswassertest" genutzt, bei dem der Unterarm so lange in eiskaltes Wasser gehalten wird, bis eine Schmerzwahrnehmung eintritt, oder der „Ischämietest" bei dem der Oberarm abgebunden wird. Die im Labor nachgewiesene schmerzreduzierende Wirksamkeit hypnotischer Verfahren war die Grundlage für die Integration von Techniken der Hypnose in die verhaltenstherapeutische Schmerzbehandlung (*Peter, Kraiker, Revensdorf*, 1991).

Definition wichtiger Begriffe

- **Trance**

In der Hypnosebehandlung wird der Patient mit Hilfe verschiedener Techniken in einen veränderten Entspannungs- oder Wachheitszustand versetzt, der als „Trance" bezeichnet wird. Trance ist ein Befinden, das in der Körperwahrnehmung Ähnlichkeiten mit dem Schlafzustand hat, jedoch durch eine hohe Konzentrationsfähigkeit und einen engen Kontakt zum Therapeuten charakterisiert ist. Das mag zunächst etwas okkult klingen; tatsächlich beschreibt dieser Zustand jedoch eine Erfahrung, die den meisten vertraut ist. Ähnliche Zustände ergeben sich etwa nach einer durchwachten Nacht oder als „Jet-Lag" nach dem Rückflug aus einer anderen Zeitzone: Der Körper fühlt sich müde an, der Geist ist dabei hellwach.

In diesem besonderen Zustand besteht eine besondere Sensibilität für Körperwahrnehmungen und sind Veränderungen von Körperwahrnehmungen möglich. Dieses Phänomen wird in der hypnotischen Schmerztherapie genutzt.

- **Suggestibilität**

Unter der Suggestibilität wird die Bereitschaft einer Person verstanden, auf Suggestionen zu reagieren. Diese Bereitschaft ist individuell unterschiedlich ausgeprägt und kann über Skalen gemessen werden. Die Frage ob ein hohes Maß an Suggestibilität Voraussetzung für den erfolgreichen Einsatz hypnotischer Schmerztherapie bedeutet, ist bislang noch nicht eindeutig beantwortet. Eine hohe Suggestibilität scheint zwar keine notwendige, zumindest jedoch eine hilfreiche Voraussetzung für die schmerzreduzierende Wirkung zu haben. Die unterschiedliche Bedeutung der Suggestibilität als Voraussetzung für den Einsatz psychologischer Verfahren der Schmerztherapie zeigt Abb. 5.4.

Die Wirkweise der hypnotischen Schmerzreduktion ist noch nicht eindeutig geklärt. Wohl spricht viel dafür, daß die periphere Physiologie der Nozizeption nicht beeinflußt wird. Die Wirkung beruht demnach auf der Veränderung von Vorgängen des Zentralnervensystemes, vor allem von kognitiven Prozessen.

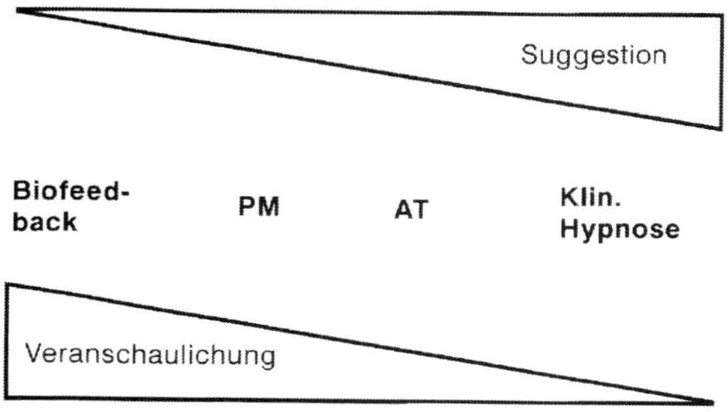

Abb. 5.4 Relativer Anteil von suggestiven und anschaulichen Prozessen für Entspannungsmethoden (PM = Progressive Muskelentspannung, AT = Autogenes Training).

Verfahren und praktisches Vorgehen

- **Einleitung der Trance**

Der Zustand der Trance kann durch verschiedene Methoden herbeigeführt werden, die jeweils auf den Patienten abgestimmt werden. Häufig wird der Patient gebeten, die Augen zu schließen; danach werden entspannende Suggestionen gegeben, die die Lenkung der Konzentration auf Körpergefühle (z. B. die Atmung) beinhalten. Eine andere Methode ist die „Augenfixation", bei der der Patient instruiert wird, seinen Blick solange auf einen festen Punkt zu richten, bis die Augen müde werden und zufallen.

- **Handschuhanästhesie**

Nach der Induktion der Trance wird der Patient gebeten, sich sehr konkret vorzustellen, wie er einen Handschuh über die rechte Hand zieht. Nachdem er diese Vorstellung umgesetzt hat, werden Suggestionen zur veränderten Wahrnehmung der Hand gegeben. Manche Patienten nehmen ihre Hand in dieser Situation „wie eingeschlafen" oder „wie unter Lokalanästhesie" wahr. Diese Erfahrung kann dann genutzt werden, indem vergleichbare Instruktionen für den schmerzhaften Teil des Körpers gegeben werden, etwa einen Schal für die Halswirbelsäule.

- **Dissoziation**

Einige Patienten haben bei der Suggestion der Handschuhanalgesie den Eindruck, daß sie ihre Hand gar nicht mehr spüren können oder als von sich losgelöst wahrnehmen. Dies ist bereits ein Sonderfall der hypnotischen Methode der Dissoziation, als der Vorstellung der Loslösung des (schmerzenden) Körperteiles vom Rest des Körpers. Dieses Verfahren der Dissoziation ist gut geeignet für konkret lokalisierbare Schmerzen.

Ist das Schmerzbild multilokulär, so kann die Dissoziation dadurch herbeigeführt werden, daß der Patient sich in seiner Vorstellung an einen anderen Ort begibt. Häufig werden hierfür angenehm erinnerte Reise- oder Urlaubssituationen ausgewählt. Viele Patienten berichten, daß sie sich für die Zeit der Umsetzung dieser Vorstellung schmerzfrei gefühlt haben.

- **Altersregression**

Bei der Methode der Altersregression wird der Patient instruiert, sich konkret in eine Situation seines Lebenslaufes zu versetzen, die vor Beginn seiner Schmerzen stattgefunden hat. Eine konkrete und bildhafte Vorstellung auch länger zurückliegender Situationen ist in Hypnose leichter möglich, da das Erinnerungsvermögen im Zustand der Trance verbessert erscheint.

• **Hausaufgaben**
Auch wenn sich durch die Anwendung dieser hypnotherapeutischen Verfahren zunächst die Schmerzlinderung oder Schmerzfreiheit nur für den Zeitraum ihrer Anwendung einstellt, so ist dieses Erlebnis für viele Patienten sehr bedeutsam. Sie erfahren, daß sie nicht ununterbrochen hilflos ihren Schmerzen ausgesetzt sind, sondern daß es Möglichkeiten der Beeinflussung des Schmerzerlebens gibt. Deshalb ist es wichtig, daß der Patient weiß, daß er selbst diese Veränderungen bewirkt und daß der Therapeut lediglich ein hilfreicher Lehrer für diese Fertigkeiten ist. Der Patient soll die unter Anleitung geübten Verfahren selbst zu Hause üben und intensivieren. So wird er z. B. instruiert, die Übungen gezielt einzusetzen, wenn er nachts mit Schmerzen aufwacht. Vielfach gelingt es dann, mit den Übungen wieder einschlafen zu können. Ein wichtiges Ziel der Behandlung besteht also darin, daß der Patient erfährt, selbst Möglichkeiten zur Schmerzkontrolle zu haben, um so besser mit Schmerzen leben zu können.

6 Bewegung im schmerzfreien Raum (BISFR)

Das BISFR-Konzept geht von der Beobachtung aus, daß Bewegung Schmerzen abbaut. Voraussetzung sind Bewegungen, die den Schmerz nicht verstärken, d. h. die Bewegungen müssen in den Körperabschnitten stattfinden, die vom Schmerzgeschehen nicht betroffen sind. Da bei starken und multilokulären chronischen Schmerzen nur wenige Abschnitte des Bewegungssystems schmerzfrei aktiviert werden können, stellen die Betroffenen meistens jegliche körperliche Aktivität, insbesondere Sport und Gymnastik ein. So lautet denn auch bei Rücken- und Arthrosepatienten der stereotype Satz in der Sportanamnese: „Wegen der Schmerzen habe ich jegliche Sportart, insbesondere meinen Lieblingssport aufgegeben, weil ich dadurch vermehrt Schmerzen hatte."

Auf der anderen Seite geben Schmerzpatienten immer wieder an, daß sie insgesamt weniger Schmerzen haben, wenn sie sich mehr bewegen. Diese Patienten haben aus Erfahrung herausgefunden, welche Bewegungen ihnen guttun und auch nach der Betätigung keine weiteren Schmerzen hinterlassen. So lautet auch die erste Rückenschulregel: Du sollst Dich bewegen.

Kontrollierte Studien haben gezeigt, daß Patienten mit akuter Lumbago durch Bewegung eher schmerzfrei werden, als durch Bettruhe (*Coomes* 1961; *Deyo*, 1986; *Gilbert*, 1985; *Malmivaara*, 1995; *Postacchini*, 1988; *Szpalski*, 1992; *Wilkinson*, 1995). Bewegungstherapie in ein multimodeles Programm integriert führt bei chronischen Rückenschmerzen zum Erfolg (*Hildebrand*, 1994; *Pfingsten*, 1997).

6.1 Bewegung und Nozizeption

Bewegung, sofern sie nicht selbst als Noxe wirkt, hat an verschiedenen Stellen einen Einfluß auf die Nozizeption der Stütz- und Bewegungsorgane:

- Über die Durchblutungssteigerung, die mit jeder Bewegung verbunden ist, werden in der Peripherie Entzündungsmediatoren abgebaut.
- Muskelbetätigung bedeutet, Abtransport von Stoffwechselschlacken aus der Muskulatur.
- Wirbelsäulen- bzw. gelenkfreundliche Bewegungsmuster belegen im Zentralnervensystem die Bahnen für die Schmerzweiterleitung und Schmerzwahrnehmung.

Zur Begründung kann sowohl die Gate Control Theorie (siehe Kap. 1.5) als auch die neuronale Plastizität herangezogen werden. Ähnlich wie bei der medikamentösen Schmerztherapie werden Schmerzweiterleitung und Schmerzwahrnehmung gedämpft und ggf. ganz unterbrochen.

Tabelle 6.1 BISFR: Motivation für den Patienten.

- Schmerzstoffe wegspülen
- Schmerzbahnen belegen
- Endorphine ausschütten
- Psychischer Aufbau, Ablenkung
- Be„weg den Schmerz"

Bewegung ab einer bestimmten Intensität bewirkt Ausschüttung von körpereigenen, schmerzhemmenden Substanzen. Die Aktivierung endorphinerger Neurone führt zur Toleranzentwicklung gegenüber Schmerzen bis hin zur Analgesie (siehe S. 15).

Endogene Opioidpeptine aktivieren periphere Opioidrezeptoren und hemmen die Nozizeption im geschädigten Gewebe. Endorphine gelangen wie ein Hormon von der Produktionsstätte zum Erfolgsorgan. Sie hemmen die Freisetzung schmerzimpulsvermittelnder Neurotransmitter, wie z. B. Substanz P und setzen dadurch die Zahl der übergeleiteten Aktionspotentiale herab. Die synaptische Aktivität mit Übererregung schmerzvermittelnder Nervenzellen durch überschießende intrazelluläre Calciumanhäufungen wird gebremst (*Waldvogel*, 1996). Die wesentliche Bedeutung der BISFR liegt im psychischen Bereich, sowohl im Sinne der Schmerzbewältigung, als auch der Schmerzbehandlung: Ablen-

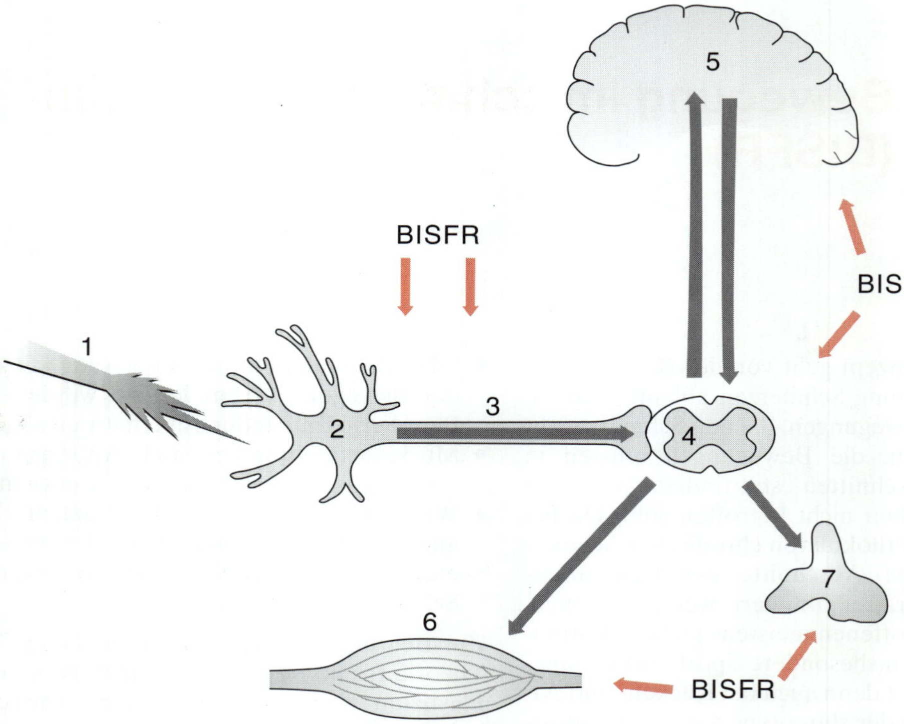

Abb. 6.1 Angriffspunkte des BISFR-Programms in der Nozizeption der Stütz- und Bewegungsorgane.
- Bewegung fördert über die Durchblutungssteigerung den Abtransport von Entzündungsmediatoren im Bereich der **Nozizeptoren** (2) und **afferenten Fasern** (3).
- Neue Bewegungsmuster belegen die Bahnen für die Schmerzweiterleitung (4) und **Schmerzwahrnehmung** (5) und verdrängen noxische Signale.
- Aktivierung endorphinerger Neurone führ zur Toleranzentwicklung gegenüber Schmerzen mit Rückgang der Schmerzwahrnehmung. Es kommt zur Verbesserung der **Schmerzbewältigung** (5) und **Verarbeitung** (5).
- Abtransport von Stoffwechselschlacken aus der **Muskulatur** (6). Endogene Noxen (siehe Seite 14) werden abgebaut.
- Bessere Durchblutung des **Vegetativums** (7).

kung und das Gefühl, etwas für die Gesundheit getan zu haben, auch durch Abbau der Medikamente, stehen im Vordergrund. Das Selbstwertgefühl steigt.

6.2 Welche Bewegungen sind geeignet?

Das BISFR-Programm unterschiedet sich von der krankheitsbezogenen Physiotherapie (Krankengymnastik) dadurch, daß primär nicht Gelenk mobilisiert oder Muskeln gekräftigt werden sollen, die Bewegung in der Regel entfernt vom Schmerzort stattfindet und es sich um ein rein dynamisches isotonisches Bewegungsprogramm handelt.

Im BISFR-Programm ist Bewegung schlechthin gefragt. Es kommen nur dynamische Bewegungen mit isotonischer Muskelanspannung in Frage, die lokal und generell Kreislauf und Stoffwechsel merkbar anregen, mit Steigerung der Puls- und Atemfrequenz sowie der Transpiration.

Prinzipiell wirbelsäulen- und gelenkfreundlich sind alle Bewegungsmuster, die unter teilweiser oder vollständiger Entlastung des bewegten Skelettabschnitts ablaufen, das Gelenk gleichmäßig im idealen Bewegungsspielraum bewegen, d. h. ohne Kapselanspannung, Drehbewegungen und asymmetrischer Krafteinleitung.

Im Mittelpunkt des BISFR-Programms stehen deswegen dynamische, sog. Geradeaussportarten wie

- Schwimmen
- Laufen
- Radfahren.

Die Bewegungsmuster dieser Sportarten stehen im Gegensatz zu den eher gelenkbelastenden Zick-Zack-Sportarten wie Tennis, Squash, Fußball, Volleyball usw., die mit sog. „Stop-and-Go“ Bewegungen einhergehen.

Neben dem eigentlichen Sport zählen auch andere körperliche Aktivitäten zum BISFR-Programm, wenn sie die Voraussetzungen erfüllen:

- Dynamische Bewegungen mit meßbarer Stoffwechsel- und Kreislaufaktivierung.
- Die Schmerzen dürfen während und nach der Aktivität sich nicht verstärken.

In der Regel tritt dies für vernünftige Gymnastik, Aquajoggen, Fitneßtraining und Tanzen zu. Dazu zählen auch alle Arten von Bewegungen, wie sie bei der dynamischen Garten-, Haus- und Berufsarbeit vorkommen.

Wenn sie die Voraussetzungen erfüllen, gibt es für BISFR keine zeitliche Begrenzung. Das heißt: Viel Bewegung hilft viel.

Tabelle 6.2a,b Sport und Bewegungsarten und ihre Bewegungsintensität pro Zeiteinheit bei durchschnittlicher Belastung. 10 hohe, 0 keine Belastung.

a: BISFR 1. Stufe	Bewegungspunkte
Laufen (Joggen)	10
Gehen, Wandern	3
Schwimmen	5
Radfahren	6
Aquajogging	5
Aerobic	6
Gymnastik	3
Fitneßtraining	3
Armjoggen	4
Tanzen	4
Dyn. Gartenarbeit	3
Dyn. Hausarbeit	3
Dyn. Berufsarbeit	3

b: BISFR 2. Stufe	Bewegungspunkte
Fußball	10
Handball	10
Basketball	10
Volleyball	7
Golf	2
Tischtennis	5
Tennis	6
Badminton	8
Squash	10
Ski alpin	4
Skilanglauf	10
Bergwandern	5
Inlineskating	3
Snowboard	4
Wasserball	10

Bewegungspunkte

Die einzelnen BISFR-Aktivitäten zeichnen sich durch unterschiedliche Intensität aus. Diese wird relativiert zur Zeit. Beide zusammen ergeben sog. Bewegungspunkte. Die Intensität der üblichen wirbelsäulen- und gelenkfreundlichen Sportarten sowie körperliche Aktivitäten in Garten, Haushalt und Beruf wurden durch Pulskontrolle ermittelt, in Anlehnung an den Kalorienverbrauch pro 10 Minuten und mit Punkten belegt. Die höchsten Werte erzielen die Laufprogramme mit ihren unterschiedlichen Modifikationen. Aber auch dynamische Gartenarbeiten (z. B. Harken, Rasenmähen), körperliche Bewegungen während der beruflichen Tätigkeit bringen ebenso wie dynamische Hausarbeit (z. B. Staubsaugen, Fegen) und Freizeitbeschäftigung wie Tanzen und normales Spazierengehen (Wandern) Punkte, die sich im Laufe des Tages summieren und vom Patienten im BISFR-Tagebuch verzeichnet werden.

Stufenprogramm

Je nach Befund und Befindlichkeit können im Laufe des Tages unterschiedliche Bewegungs- bzw. Sportarten ausgeführt werden. Bei stärkeren Schmerzen der Stütz- und Bewegungsorgane und in der Rehabilitationsphase nach einer Operation, Trauma oder Akutbehandlung kommen nur Bewegungsprogramme der Stufe 1 in Frage. Im weiteren Verlauf kann man Teile aus dem Programm der 2. Stufe hinzufügen, die mit dem behandelnden Arzt besprochen werden. Bei den Ballsportarten kann z. B. als erstes das Training mit Ball – ohne Gegner – wieder aufgenommen werden. Tennis beginnt wieder mit langen Bällen, Golf mit kurzem Spiel.

Das BISFR-Programm steigert sich im Normalfall nach Akuterkrankungen bis zur vollen Belastbarkeit. Chronische Schmerzpatienten verbleiben bei einem individuell unterschiedlichen BISFR-Programm, das sich überwiegend aus Einheiten der Stufe 1 zusammensetzt.

6.3 BISFR Einheiten

6.3.1 Laufen

Laufen als Dauerlauf bzw. Joggen bringt pro Zeiteinheit die meisten Bewegungspunkte und stellt eine der intensivsten Geradeaussportarten dar.

Bei leicht vornübergeneigter Haltung mit angewinkelten Armen, wie es dem Laufstil der meisten Menschen entspricht, werden die Bewegungssegmente der **Lendenwirbelsäule** in ihrer Funktionsmittelstellung in regelmäßiger Be- und

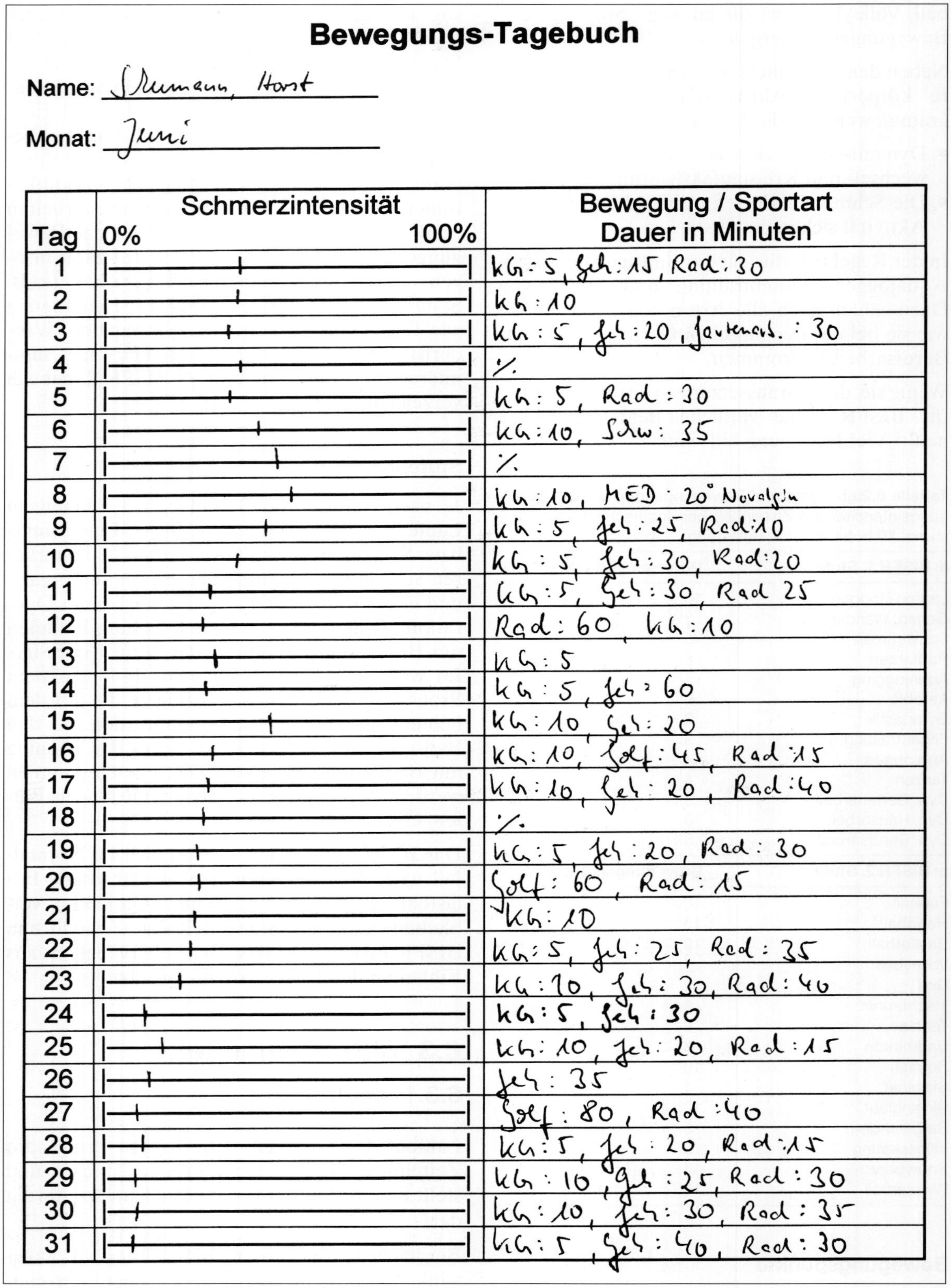

Bewegungs-Tagebuch

Name: Schumann, Horst

Monat: Juni

Tag	Schmerzintensität 0% – 100%	Bewegung / Sportart Dauer in Minuten
1		KG: 5, Geh: 15, Rad: 30
2		KG: 10
3		KG: 5, Geh: 20, Gartenarb.: 30
4		./.
5		KG: 5, Rad: 30
6		KG: 10, Schw: 35
7		./.
8		KG: 10, MED: 20° Novalgin
9		KG: 5, Geh: 25, Rad: 10
10		KG: 5, Geh: 30, Rad: 20
11		KG: 5, Geh: 30, Rad 25
12		Rad: 60, KG: 10
13		KG: 5
14		KG: 5, Geh: 60
15		KG: 10, Geh: 20
16		KG: 10, Golf: 45, Rad: 15
17		KG: 10, Geh: 20, Rad: 40
18		./.
19		KG: 5, Geh: 20, Rad: 30
20		Golf: 60, Rad: 15
21		KG: 10
22		KG: 5, Geh: 25, Rad: 35
23		KG: 10, Geh: 30, Rad: 40
24		KG: 5, Geh: 30
25		KG: 10, Geh: 20, Rad: 15
26		Geh: 35
27		Golf: 80, Rad: 40
28		KG: 5, Geh: 20, Rad: 15
29		KG: 10, Geh: 25, Rad: 30
30		KG: 10, Geh: 30, Rad: 35
31		KG: 5, Geh: 40, Rad: 30

Abb. 6.2 BISFR-Tagebuch.

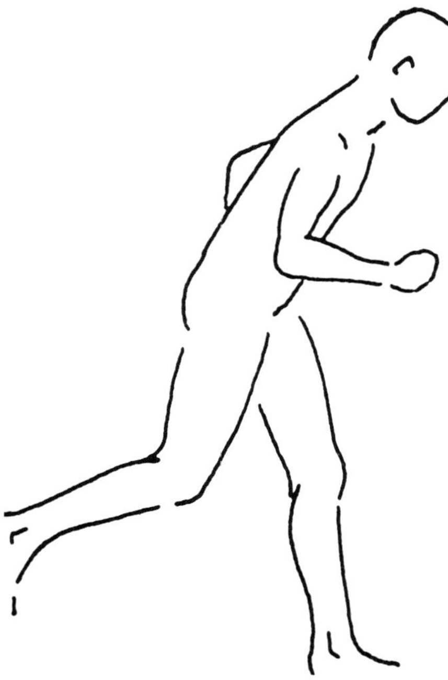

Abb. 6.3 Laufen als intensive Geradeaussportart insbesondere geeignet bei chronischen Rücken- und Schulterschmerzen. Empfohlener Laufstil: leichte Kopf- und Rumpfvorneigung, Blick nach vorn-unten, kurze Schritte.

Entlastungsrhythmus beansprucht. Gleiches gilt für die **Halswirbelsäule**, wenn man den Kopf leicht nach vorn neigt und den Blick nach unten richtet. Eine wesentliche Voraussetzung für die genannten Auswirkungen des Laufens auf die Wirbelsäule ist das richtige Schuhwerk mit gut gepolsterten Sohlen, wie sie heute in allen guten Laufschuhen vorhanden sind.

Laufen ist auch die ideale Sportart bei chronischen **Schulterschmerzen**. Die herabhängenden Arme bewirken eine Entlastung des subacromialen Raumes. Durch die Pendelbewegungen wird die Durchblutung in diesem Bereich gefördert.

Ungeeignet ist das Laufen bei allen Erkrankungen der unteren Extremitäten, insbesondere bei Arthrosen, Hüft-, Knie- und Fußgelenken. Auch bei akuten Schmerzsyndromen der Wirbelsäule (siehe dort) führen die Erschütterungen zu vermehrten Schmerzen. Damit ist auch nicht die Forderung nach der Schmerzfreiheit in der Bewegung gegeben.

Laufen mit gleichzeitiger Armbetätigung

Dieses Laufen findet auf der Stelle, entweder auf dem Laufband oder mit einem speziellen Gerät (z. B. Nordic Trac) unter gleichzeitiger Betätigung der Arme statt. Es entspricht dem altherkömmlichen Skilanglaufstil. Die gleichzeitige Arm- und Beinbewegung bedeutet eine intensive Beanspruchung fast aller Bewegungsorgane und ist insbesondere für das BISFR-Heimtrainingprogramm bei geringem zeitlichen Aufwand geeignet.

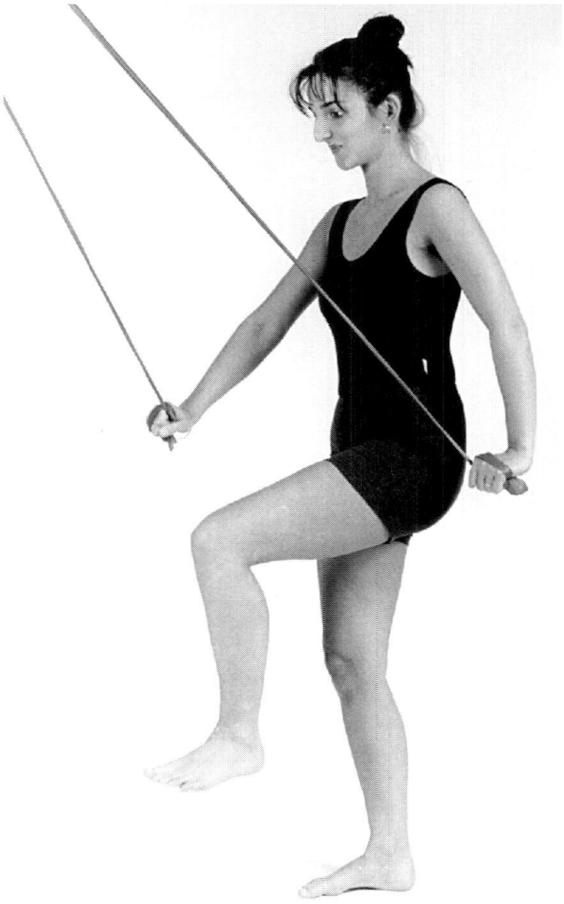

Abb. 6.4 Laufen auf der Stelle mit gleichzeitiger Armbetätigung, in diesem Fall mit dem Thera-Gummiband. Gleichmäßige dynamische Beanspruchung der unteren und oberen Extremitäten.

Laufen unter Entlastung

Auf dem Laufband ist es möglich durch seitliche Abstützung einen Teil des Körpergewichts über die oberen Extremitäten abzuleiten. Entlastet werden LWS und vor allem die unteren Extremitäten. Wenn kein Laufband zur Verfügung steht und für den Heimgebrauch läßt sich das „Auf der Stelle Laufen“ unter Entlastung auch mit zwei stabilen Stuhllehnen erreichen.

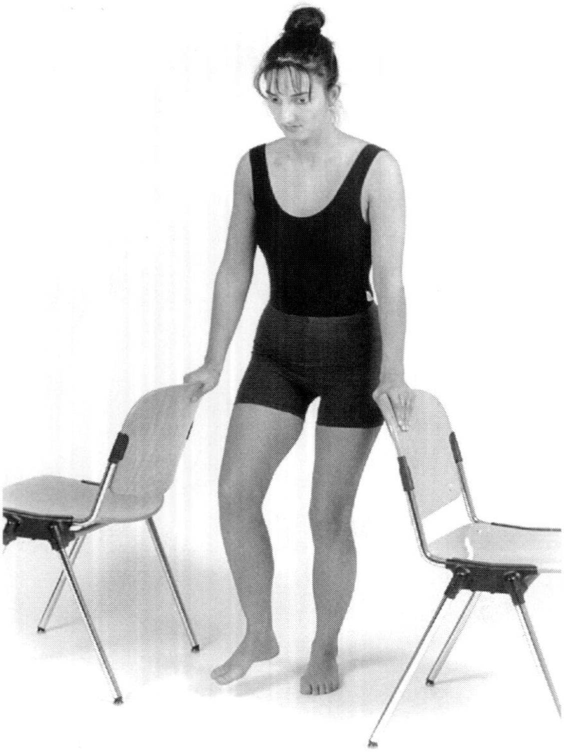

Abb. 6.5 Laufen zwischen zwei stabilen Stühlen.

Indikationen ergeben sich bei schmerzhaften Zuständen der LWS, bei denen auch das normale Laufen noch Schmerzen hervorruft. Hauptindikationen ergeben sich bei chronischen Schmerzen der Hüft- und Kniegelenke.

6.3.2 Schwimmen

Schwimmen stellt die ideale Sportart für fast alle chronischen Schmerzzustände der Stütz- und Bewegungsorgane dar. Die Bewegungssegmente der Wirbelsäule und die großen Gelenke können ohne Druckbelastung bewegt werden. Viele chronisch Schmerzkranke können sich nur im Wasser einigermaßen schmerzfrei bewegen. Aber auch im Wasser kommt es auf die richtige Haltung an. Chronische Schmerzen der Hals- und Lendenwirbelsäule, die von den Wirbelgelenken ausgehen, verstärken sich beim Brustschwimmen. Ideal ist eine Haltung im Wasser beim Rückenschwimmen, die der Stufenlage entspricht. Hüft- und Kniegelenke sind gebeugt, der Rücken ist gerade oder leicht nach hinten durchgebogen. Der Kopf wird nach vorne gebeugt. Dabei ist die Halslordose aufgehoben. Die Rundrückenbildung unter Entlastung ist nicht schädlich, sondern eher erholsam für die Wirbelsäule. Positive Auswirkungen ergeben sich auch bei chronischen Schulterschmerzen, weil die Überkopfbewegungen wegfallen. Empfehlenswert ist diese Art des Schwimmens auch bei Problemen im Hüft- und Kniegelenk. Strampelbewegungen unter Wasser über einen Bogen von etwa 30–40 Grad kräftigen die Muskulatur und bewegen schonend das Knie- und Hüftgelenk im schmerzfreien Bewegungsspektrum.

6.3.3 Radfahren

Das Radfahren zählt zu den wichtigsten Aktivitäten im BISFR-Programm. Es ist bei fast allen chronischen Schmerzzuständen der Stütz- und Bewegungsorgane durchzuführen, ohne daß zusätzliche Schmerzen auftreten. Aufgrund seiner Ungefährlichkeit, Verfügbarkeit und der Möglichkeiten der Leistungserfassung über die Wattzahl ist es auch ein ideales Testgerät für Studienzwecke.

Beim Radfahren wird das Körpergewicht nicht über die Beine, sondern über den Sattel und teil-

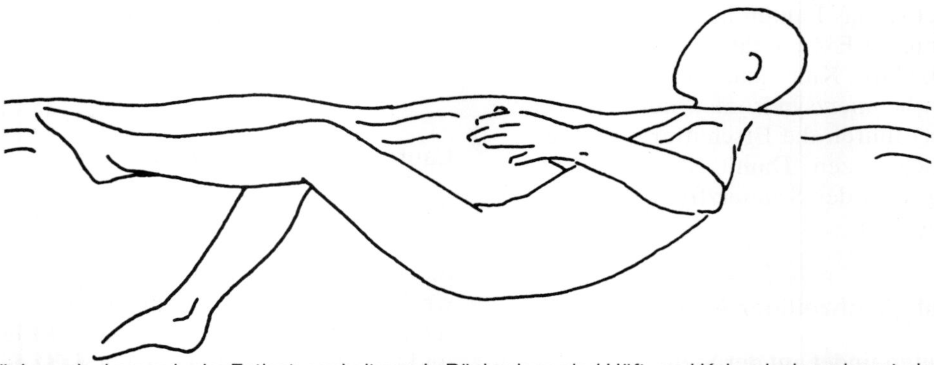

Abb. 6.6 Rückenschwimmen in der Entlastungshaltung: In Rückenlage sind Hüft- und Kniegelenke gebeugt, der Kopf leicht nach vorne geneigt. Beine vollführen Strampelbewegungen im Beugewinkel von 30–40 Grad. Die Arme befinden sich seitlich und vollführen Paddelbewegungen unter Wasser in einer Abduktionsstellung von 20–30 Grad.

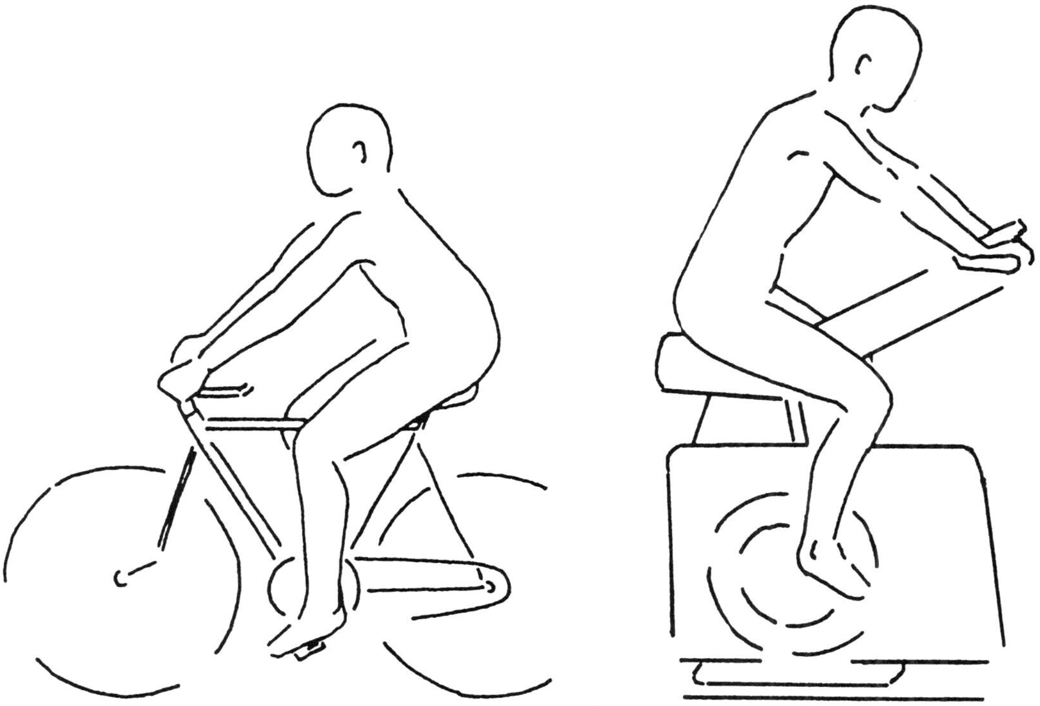

a b

Abb. 6.7a *Richtig:* Rücken gerade, Rumpf, Ober- und Unterschenkel bilden eine Stufenhaltung.

Abb. 6.7b Training auf dem Standrad: Standradfahrten auf dem Fahrradergometer in der vorderen Sitzhaltung. Mittelstellung, Knie tiefer als Hüfte, gerader Rücken, Oberkörper vorn abgestützt. Entsprechend der Blickrichtung in dieser Haltung befindet sich der Bildschirm schräg vorn unten.

weise über den Lenker abgeleitet. Deswegen wird Radfahren neben Schwimmen immer wieder dann empfohlen, wenn z. B. chronische Schmerzen der Hüft- und Kniegelenke vorhanden sind und sich durch belastende Bewegungen noch verschlimmern könnten. Auch die Wirbelsäule profitiert vom Radfahren, obwohl an Bewegung- und Muskeltraining nicht so viel im Rumpfmuskelbereich ankommt, wie beim Laufen. Dafür ist die Wirbelsäule durch Abstützung des Oberkörpers am Lenker wenigstens teilweise entlastet. Außerdem kann man bei entsprechender Lenker- und Satteleinstellung den Körper wieder in die wirbelsäulenentlastende Stufenhaltung bringen. Knie- und Hüftgelenke sind im idealen schmerzfreien Bewegungsraum von 30–40 Grad leicht gebeugt, die Wirbelsäule ist gerade. Das Hohlkreuz (die Lendenlordose) wird dadurch weitgehend aufgehoben.

6.3.4 Gymnastik

Jede Art von Gymnastik ist für den Schmerzpatienten geeignet, wenn sie seinen Schmerz nicht verstärkt. In der Regel sind für das BISFR-Programm Übungen geeignet, die mit der Entlastungshaltung für die betroffenen Skelettabschnitte einhergeht, d. h. mittlere Hüft- und Kniebeugung, Abflachung der Hals- und Lendenlordose. Aus dieser Haltung heraus sind alle Übungen möglich.

6.3.5 Armjoggen

Bei starken Schmerzzuständen der unteren Lendenwirbelsäule (Lumbago) und bei akuten Reizerscheinungen z. B. der Hüft- und Kniegelenkkapseln rufen auch die geringsten Bewegungen in diesen Bereich Schmerzen hervor. Übrig bleiben die oberen Extremitäten, die aus der Entlastungshaltung heraus bewegt werden können. Bewährt hat sich in dieser Situation das Baligerät (eine Feder, die zusammengedrückt wird) oder noch einfacher ein Gummiband (Thera-Band), daß rhythmisch angespannt wird (siehe Abb. 6.8).

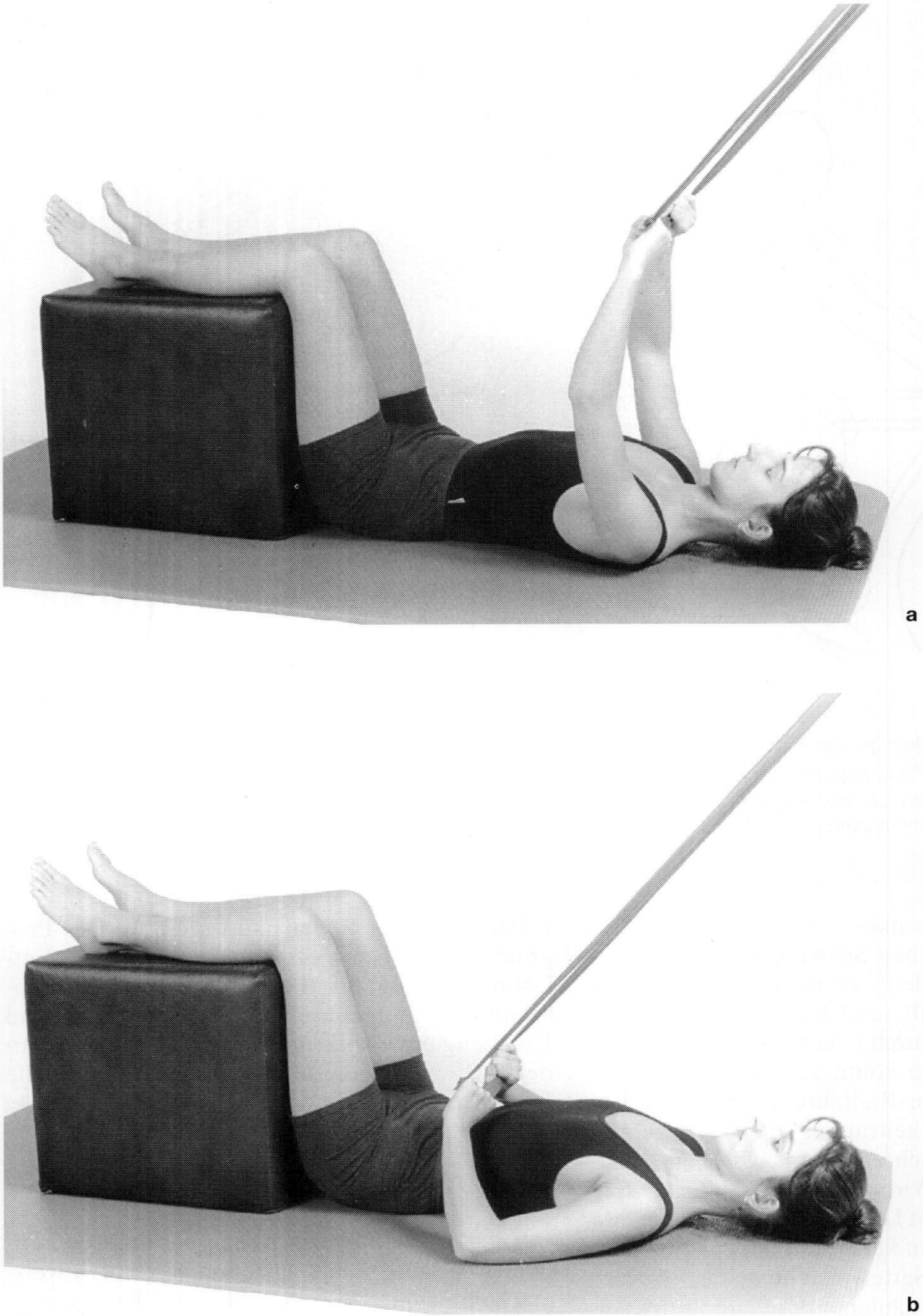

Abb. 6.8a, b Armjoggen aus der Entlastungshaltung.

6.3.6 Dynamische Haus-, Garten- und Berufsarbeit

Unabhängig von den genannten Sportarten ergeben sich im täglichen Leben zahlreiche Aktivitäten, z. B. im Haus, Garten und Beruf, die schmerzfrei durchgeführt werden können und aufgrund ihrer körperlichen Beanspruchung im schmerzfreien Raum Bewegungspunkte für das BISFR-Tagebuch bringen. Hierzu zählt z. B. das Fegen, Saugen, Harken usw. Wenn man bei chronischen Rückenschmerzen die Regeln der Rükkenschule berücksichtigt, sollten dabei keine Schmerzen provoziert werden.

6.4 Ergebnisse

Patienten, z. B. mit chronischen Rückenschmerzen, können ohne weiteres Schwimmen, Laufen und Radfahren, ohne während und nach Ausübung der Sportart vermehrt Rückenschmerzen zu beklagen. Gleiches gilt für die anderen Sport- und Bewegungsarten der Stufe 1 (siehe Tabelle 6.2a). In einer prospektiven Studie mit einer vergleichbaren Kontrollgruppe hatten die Patienten mit Bewegungsprogramm

- insgesamt weniger Schmerzen
- einen reduzierten Analgetikaverbrauch

als die Kontrollgruppe mit gleicher Behandlung, aber ohne zusätzliches Bewegungsprogramm (*Dietrich*, 1999). Die von Schmerzpatienten bevorzugten Sportarten sind in Tabelle 6.3 aufgeführt.

Tabelle 6.3 Von Patienten mit chronischen Rückenschmerzen ausgewählte Sportarten (n=300).

Sportart	%
Radfahren	35
Schwimmen	25
Laufen (Joggen)	20
Gehen (Wandern)	10
Gymnastik	10

Frauen jeder Altersklasse bevorzugten Schwimmen und Radfahren, jüngere Männer gaben am häufigsten Laufen an.

Die bevorzugte Sport- und Bewegungsart sollte im Mittelpunkt des empfohlenen BISFR-Programms stehen, um die Motivation zur Bewegung auch weiterhin aufrecht zu erhalten.

II. Spezieller Teil

Besonderheiten der Schmerzverursachung, Schmerzdiagnose und der Schmerzbehandlung für einzelne Beschwerdebilder werden beschrieben. Die einzelnen therapeutischen Maßnahmen haben bei den jeweiligen Schmerzlokationen einen unterschiedlichen Stellenwert. Die zur Chronizität führenden chronischen Faktoren sind meist die im ersten Teil des Buches beschriebenen Prozesse und unterscheiden sich oft nicht wesentlich zwischen den Beschwerdebildern. Soweit aufgrund der klinischen Erfahrung Besonderheiten berücksichtigt werden müssen, sind diese im entsprechenden Kapitel erwähnt.

7 Die Wirbelsäule: Anatomie, Nozizeption und Schmerzverteilung

7.1 Terminologie

Die bei weitem häufigsten akuten und chronischen Schmerzen, die von der Wirbelsäule ausgehen, sind auf degenerative Veränderungen der Bandscheiben mit entsprechenden Folgeerscheinungen im Bewegungssegment zurückzuführen. Die durch Bandscheibendegeneration hervorgerufenen Krankheitsbilder werden als **Wirbelsäulensyndrome** bezeichnet.

Je nach Lokalisation unterscheidet man **Cervical-**, **Thorakal-** und **Lumbalsyndrome**. Bleiben die Beschwerden auf die betroffene Wirbelsäulenregion beschränkt, spricht man von **lokalen Cervical-, Thorakal- oder Lumbalsyndromen**. Strahlen die Schmerzen durch Wurzelkompression oder pseudoradikuläre Symptomatik in die Extremitäten aus, so bezeichnet man diese Syndrome als **Cervicobrachialgie** bzw. an der Lendenwirbelsäule als **Ischialgie**. An der Brustwirbelsäule ersetzt man die früher übliche Bezeichnung der Intercostalneuralgie mit **thorakalem Wurzelsyndrom**.

Alle, mit der Bandscheibendegeneration zusammenhängenden biomechanischen und pathologisch-anatomischen Veränderungen am Zwischenwirbelabschnitt bezeichnet man als **Diskose**. Dazu gehören Quelldruckverlust, Rißbildungen und Zermürbungserscheinungen, die den Zustand der Bandscheibenlockerung ergeben. **Spondylose** und **Osteochondrose** sind knöcherne Reaktionen der einzelnen Wirbelanteile und stellen keine Diagnose, sondern nur ein röntgenologisches Symptom der durchgemachten Bandscheibenlockerung dar.

Im Rahmen der Bandscheibendegeneration kommt es zu intradiskalen Massenverschiebungen mit Sequesterbildung. Für den therapeutischen Ansatz ist es entscheidend, ob das nach dorsal verschobene Bandscheibengewebe nur zu einer **Protrusion**, d. h. **Vorwölbung** des noch erhaltenen Anulus fibrosus geführt hat, oder ob der Sequester unter Perforation der äußeren Bandscheibenbegrenzung als **Prolaps** bzw. **Vorfall** nach außen getreten ist.

7.2 Nozizeption und Schmerzverteilung an der Wirbelsäule

An der Wirbelsäule befinden sich die einzelnen Stationen der Nozizeption dicht nebeneinander: Mechanische Noxen von der Bandscheibe ausgehend, Nozizeptoren im hinteren Längsband und der Wirbelgelenkkapsel, nozizeptiv veränderte afferente Fasern im Spinalnerven und die Schmerzverteilung noxischer Signale im Rückenmark.

Dementsprechend komplex sind die Krankheitsbilder, die sog. Wirbelsäulensyndrome. Es treten Schmerzformen und Ausbreitungen auf, die auf Irritation unterschiedlicher Anteile des nozizeptiven Systems zurückzuführen sind. Es kommen Neuralgien, d. h. sogenannte projizierte Schmerzen vor, bei denen der Schmerz im Ausbreitungsgebiet des segmentalen Nervs empfunden wird. Die verursachende Störung liegt nicht im Schmerzgebiet. Typisch hierfür sind die Brachialgien und Ischialgien. Durch ihre Lokalisation unterscheidet sich die Neuralgie vom Organschmerz, bei dem Schmerzort und Ort der Störung identisch sind, wie z. B. bei den lokalen Cervical- und Lumbalsyndromen. Daneben gibt es noch Schmerzzustände, vor allem an der HWS, die durch Beeinträchtigung des Sympathikus mitgestaltet sind. Hier handelt es sich um gleichförmige Schmerzen mit diffuser Ausbreitung und vasomotorisch-trophischen Begleiterscheinungen. Die Koppelung der Schmerzperioden an den 24-Stundenrhythmus und an hormonelle Rhythmen sowie die Häufung bei vegetativ Labilen, weist auf eine Sympathikusabhängigkeit hin. Trotz zahlreicher, nicht genau definierbarer Symptome lassen die meisten, von der Wirbelsäule ausgehenden Schmerzen, eine gewisse Zugehörigkeit zu bestimmten Nervenstrukturen im Bewegungssegment erkennen.

7.2.1 Schmerzempfindliche Strukturen im Bewegungssegment

Die Bandscheiben des Menschen besitzen keine Nervenfasern. Sensible Nervenendigungen wurden bisher nur an den äußersten Lagen des Anulus fibrosus am hinteren Längsband nachgewiesen (*Kuhlendahl,* 1950; *Kuhlendahl & Richter,* 1952; *Mendel* et al., 1992; *Mulligan,* 1957). Die histologischen Untersuchungen wurden von *Smith* und *Wright* (1958) im Experiment bestätigt:

Sie befestigten intraoperativ dünne Nylonfäden an verschiedenen Strukturen am Bewegungssegment an der Nervenwurzel. Nach der Operation konnten die typischen Beschwerden nur durch Zug am dorsalen Anulus fibrosus und an der Nervenwurzel hervorgerufen werden.

Kuslich und *Ulstrom* (1990) stimulierten beim lumbalen Bandscheibenoperationen in Lokalanästhesie die verschiedenen Gewebsstrukturen im Bewegungssegment und registrierten die Schmerzempfindlichkeit:

Schmerzen ließen sich vor allem in der Haut und an der komprimierten Nervenwurzel provozieren, gefolgt vom äußeren Anulus fibrosus und hinteren Längsband. Bandansätze und Kapseln der Wirbelgelenke waren seltener schmerzempfindlich. Als völlig schmerzunempfindlich erwiesen sich Ligamentum flavum, Lumbalfascie, Lamina, Facettenknorpel und nicht komprimierte Nervenwurzeln.

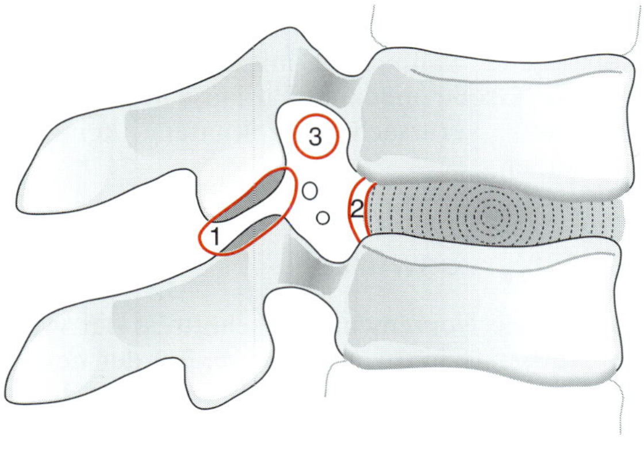

Abb. 7.1 Schmerzempfindliche Strukturen im Bewegungssegment: Wirbelgelenkkapsel (1), dorsale Anteile des Anulus fibrosus und hinteres Längsband (2), gereizte Spinalnervenwurzel (3).

Die Punktion der Bandscheibe von ventral, wie z. B. bei der cervicalen Diskografie oder von lateral bei der lumbalen Diskografie, verläuft schmerzfrei. Bei intakter Bandscheibe treten unter der Instillation des Kontrastmittels auch keinerlei Schmerz und Drucksensationen auf. Wenn die Bandscheibe über eine Protrusion bereits in Kontakt mit einer Nervenwurzel steht, kann es durch die Volumenzunahme zu einem Ausdehnungsschmerz kommen, der beim sog. Distensionstest diagnostisch verwertet wird. Bei der medialen, transduralen Diskuspunktion im Lumbalbereich gibt der Patient nur einen kurzen, lumbagoartigen Kreuzschmerz im Moment der Perforation des hinteren Längsbandes bzw. des dorsalen Anulus fibrosus an. Auch bei der lumbalen Bandscheibenoperation in Lokalanästhesie läßt sich durch Sondendruck auf die dorsale Bandscheibenbegrenzung der typische Kreuzschmerz auslösen.

7.2.2 Spinalnerv

Der aus motorischen, sensiblen und sympathischen Bestandteilen gemischte Spinalnerv teilt sich bei seinem Austritt aus dem Foramen intervertebrale in einen Ramus ventralis, einen Ramus dorsalis und Ramus meningeus.

Der **Ramus ventralis** stellt den umfangreicheren Teil des Spinalnervs dar. Er versorgt die vordere Körperregion und die Gliedmaßen. Der ventrale Ast ist verantwortlich für die dermatombezogenen Wurzelsyndrome.

Der **Ramus dorsalis** des Spinalnervs zieht zur Haut und zu den Muskeln im Rückengebiet. Außerdem gibt er Zweige an die äußere Facette des Wirbelgelenks und dessen Kapsel ab. Die dorsalen Äste treten paarweise vom Occiput bis zum Os coccygis neben der Wirbelsäule durch die Fascie, um die entsprechenden Hautareale zu versorgen:

Im Thorakalbereich (TH 1 bis TH 11) relativ nahe an der Mittellinie, im Lumbalbereich (L1 bis L5) lateral vom Muskelwulst der Rückenstrecker und sakral (S1 bis S4) paramedian über den dorsalen Foramina.

Der **Ramus meningeus** des Spinalnervs verzweigt sich nach Wiedereintritt in den Wirbelkanal und versorgt die inneren Anteile der Wirbelgelenkkapsel, Wirbelperiost, hinteres Längsband sowie die Hüllen des Rückenmarks mit efferenten, afferenten und sympathischen Fasern.

Eine, für die Schmerzentstehung bedeutungsvolle **Wetterecke im Bewegungssegment** stellt die

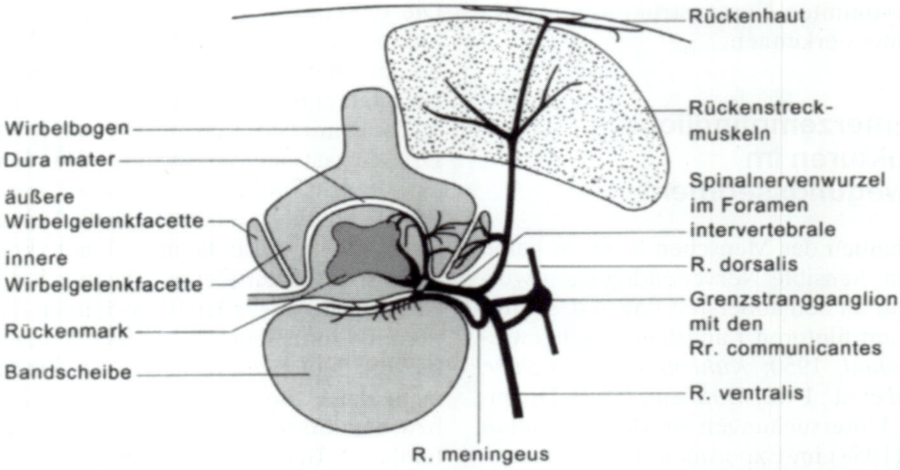

Abb. 7.2 Der Spinalnerv und seine Äste: Ramus ventralis, Ramus dorsalis, Ramus meningeus. Über die Rr. Communicantes besteht eine Verbindung vom Ramus meningeus und Ramus ventralis zum Grenzstrangganglion.

Gegend um das Foramen intervertebrale dar. Dies gilt vor allem für die unteren Abschnitte der HWS und LWS, wo das Foramen intervertebrale sowohl vom Wirbelgelenk, als auch vom Zwischenwirbelabschnitt begrenzt wird. Hier liegen Nozizeptoren und afferente Fasern, die bei chronischer Reizung zu Nozizeptoren werden können, dicht nebeneinander. Es kann hier zu mechanischen Irritationen der sensiblen Ramus meningeus Fasern in der Wirbelgelenkkapsel, in hinteren Längsband und in der Spinalnervenwurzel selbst kommen. Schmerzauslösend wirken Verlagerungen des Bandscheibengewebes mit Druck auf das hintere Längsband oder auf die Spinalnervenwurzel. Diese Schmerzen wären als primär diskogene oder bandscheibenbedingte Beschwerden zu bezeichnen. Demgegenüber stehen die sekundär-diskogenen Schmerzen, die von Wirbelgelenken oder von der Rumpfmuskulatur ausgehen.

Bei mechanischen Reizungen von Nozizeptoren und afferenten Fasern ist nicht das Ausmaß der Deformierung entscheidend, sondern der Zeitraum, in dem die Deformierung entsteht.

Selbst stärkste Achsabweichungen der Wirbelsäule mit Torsionsskoliosen gehen ohne Beschwerden einher, wenn sie sich über Jahre entwickeln. Nervenwurzeln, Bänder und Kapseln der Wirbelgelenke habe offensichtlich ausreichende Adaptationsmöglichkeiten. Hingegen kann schon eine kleine dorsale Bandscheibenprotrusion heftigste Beschwerden hervorrufen, wenn sie plötzlich entsteht und einen minimalen Kontakt mit druckempfindlichen Nozizeptoren im hinteren Längsband oder in der Nervenwurzel aufnimmt.

7.2.3 Längsband

Die vom hinteren Längsband und dorsalen Anulus fibrosus ausgehenden Schmerzen sind dumpf und schwer lokalisierbar. Sie können plötzlich und heftig entstehen, wie beim Hexenschuß bzw. beim Nackenschuß oder allmählich einsetzen, wenn die dorsalen Bandscheibenabschnitte durch starke Kyphosierung oder abnorme Volumenzunahme des Zwischenwirbelabschnitts unter starke Zugspannungen gesetzt werden. Als Träger der eigenen Schmerzsensibilität der Wirbelsäule kommt der Ramus meningeus des Spinalnervs mit seinen entsprechenden Nozizeptoren in Betracht. Ob die Dura bei mechanischer Kompression als Schmerzausgangspunkt eine Rolle spielt, kann nicht mit Sicherheit gesagt werden. Große mediane Prolapse und spinale Tumoren verursachen mitunter keinerlei Schmerzen.

7.2.4 Nervenwurzel

Der spinale Nervenwurzelabschnitt ist der weitaus störbarste und verletzlichste Teil der nervalen Leitungsbahn. Die wesentlichsten mechanischen Faktoren, die für die Krankheitsauslösung eine Rolle spielen, sind Kompression und Dehnung der Nervensubstanz. Nur an der präganglionären Wurzelstrecke ruft die mechanische Irritation meistens Druck und Zug am meningealen, als mesenchymalen Gewebe einen Reizzustand hervor, der mit Schmerzen verbunden ist. Es kommt dabei zu den unterschiedlichsten Beschwerdebildern. **Radikuläre Syndrome** haben folgende Charakteristika:

- Die Schmerzausstrahlung erstreckt sich entlang den Dermatomstreifen.
- Die Sensibilitätsstörung betrifft ausschließlich die Algesie.
- Muskelatrophien sind isoliert und passen zu keinem peripheren Nerv.
- Reflexausfälle gehören nicht zu dem scheinbar betroffenen peripheren Nerv.
- Vegetative Ausfallserscheinungen fehlen.

Da eine Spinalnervenwurzel Fasern führt, die Haut und Muskeln am Stamm und an den Extremitäten versorgen und außerdem die Wirbelsäule noch selbst innervieren, sind verschiedene Beschwerdekombinationen möglich, die sich vor allem dann segmental einordnen lassen, wenn die Symptomatik des Ramus ventralis im Vordergrund steht. Wenn eine Spinalnervenwurzel komprimiert wird, kann man das betroffene Bewegungssegment durch abgrenzbare, sensible und motorische Störungen am Stamm und an den Extremitäten identifizieren. Je nach dem, an welcher Stelle und wie stark die Spinalnervenwurzel irritiert ist, können Erscheinungen des einen oder anderen Spinalnervenastes im Vordergrund stehen. Im segmental begrenzten Rahmen kommen alle Schmerzkombinationen vor, die sich in ihrer Zusammensetzung sowie in Qualität und Quantität mit dem Druck auf die Nervenwurzel ändern. Es sind alle Übergänge, von der reinen Schmerzausstrahlung (sog. Schmerzband), ohne objektivierbare Zeichen, bis zur völligen Anästhesie möglich.

Untersuchungen von *Smith* und *Wright* (1958) haben gezeigt, daß die Länge des Schmerzbandes proportional dem Druck ist, der auf die Nervenwurzel ausgeübt wird, d. h. bei geringem Kontakt strahlt z. B. eine Ischiasschmerz nur bis zum Oberschenkel, bei starker Kompression geht er bis in den Fuß.

Die **diskogene Kompression der Nervenwurzel** läßt sich durch Volumen- und Konsistenzänderungen des Bandscheibengewebes, wie durch Stellungsänderung im Bewegungssegment beeinflussen. Darauf beruhen viele diagnostische und therapeutische Maßnahmen bei bandscheibenbedingten Beschwerden. Zwischen dem Durasack und seinen austretenden Nervenwurzelpaaren sowie der hinteren Bandscheibenbegrenzung steht unter normalen Bedingungen ausreichend Raum zur Verfügung, der bei den Wirbelsäulenbewegungen sowohl Konturänderungen der Bandscheibe, als auch Lageänderung der Nervenwurzel in gewissem Umfang erlaubt, ohne daß es zu Bedrängungen des Spinalnervs kommt. Der mit lockerem Fettgewebe und Venenplexus ausgefüllte Reserveraum zwischen Dura bzw. Nervenwurzel und Bandscheibe, zeigt in den einzelnen Wirbelsäulenabschnitten eine unterschiedliche Weite. Auch im Foramen intervertebrale ist normalerweise ausreichend Platz zwischen dem Nerv und seiner knöchernen Umgebung vorhanden.

Wenn nun der Reserveraum um den Spinalnerv durch Bandscheibenvorwölbungen, Osteophyten verdickte Gefäße oder eine Einengung des Wirbelkanals (Spinalkanalstenose) ausgefüllt ist, wird die Nervenwurzel schon bei geringeren Anlässen unter Druck gesetzt. Beim Kontakt mit der Bandscheibenoberfläche übertragen sich die physiologischen, druckabhängigen Konsistenz- und Volumenschwankungen auf den Spinalnerv, der seinerseits zu keinen Lageänderungen mehr fähig ist und bei bestimmten Bewegungsausschlägen der Wirbelsäule empfindlich reagiert. Daraus ist der überaus wechselhafte Charakter bandscheibenbedingter Beschwerden zu erklären.

Neben der diskogenen ist auch eine **ossäre** Nervenwurzelkompression möglich. Diese Voraussetzungen sind vor allem an der HWS durch osteophytäre Reaktionen, die von Prozessus uncinati ausgehend, gegeben. Auch an der LWS finden sich mitunter arthrotische Ausziehungen an den Wirbelgelenken oder spondylotischen Zakken an den Wirbelkörperhinterkanten mit Bedrängung der Nervenwurzel.

Der **osteogene Nervenwurzelkompressionsschmerz** ist durch seine Hartnäckigkeit und Therapieresistenz gegenüber konservativen Maßnahmen gekennzeichnet. Außerdem läßt er sich gut lokalisieren, da immer die gleichen Anteile des Nervs gereizt werden.

Eine **biochemisch induzierte Nervenwurzelirritation** wird durch das verlagerte Bandscheibengewebe selbst hervorgerufen. Normalerweise gehört Bandscheibengewebe nicht in den Wirbelkanal und löst dort eine Fremdkörperreaktion aus. *Saal* und *Saal* (1989), *Olmarker* und *Rydevik* (1998) sowie *Willburger* (1990) haben eine direkte toxische Einwirkung von Bandscheibenmaterial auf Nervengewebe experimentell nachweisen können. Bei einem Bandscheibenvorfall sind neben der mechanischen Bedrängung auch ent-

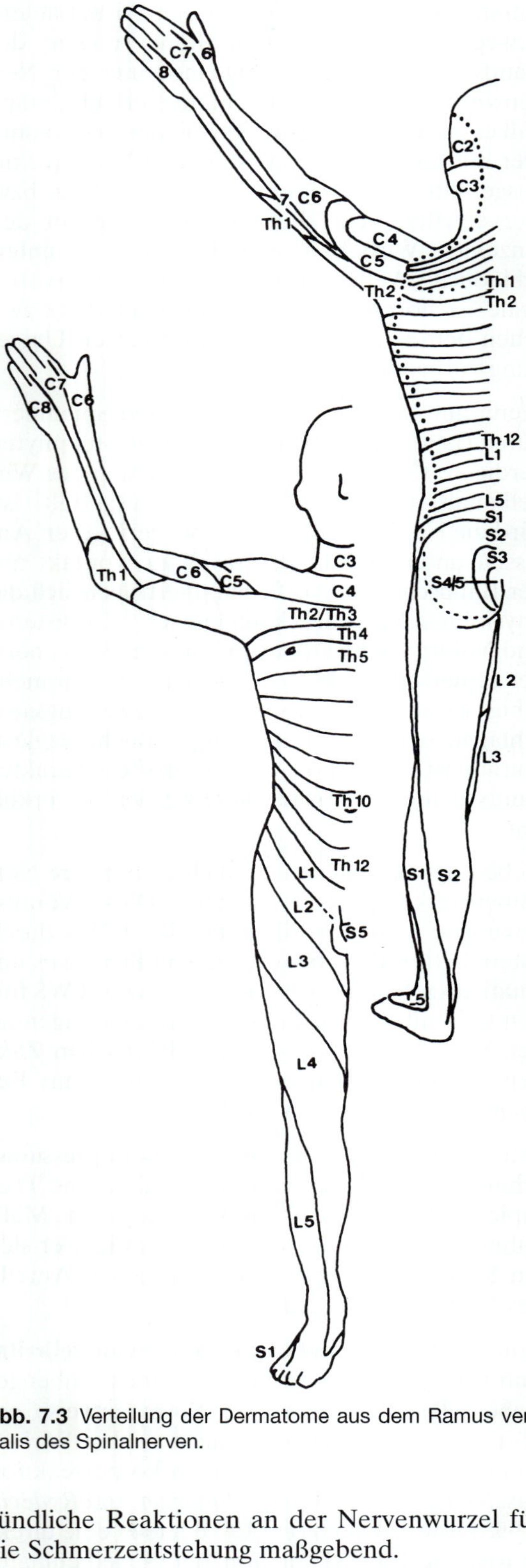

Abb. 7.3 Verteilung der Dermatome aus dem Ramus ventralis des Spinalnerven.

zündliche Reaktionen an der Nervenwurzel für die Schmerzentstehung maßgebend.

Die mechanische oder chemische Reizung einer Spinalnervenwurzel ruft makroskopisch sichtbare Veränderungen an dieser hervor:

Sie zeigt sich ödematös gequollen oder nach längerer Kompression atrophisch dünn. Zuweilen sieht man im Operationssitus auch eine rötliche oder bläulich livide Verfärbung. **Die durch Kompression geschädigte Nervenfaser erhält im Rahmen der Chronifizierung nozizeptive Eigenschaften** (siehe Kapitel 1.6.4). Es entstehen spontan Aktionspotentiale, die Erregbarkeit des durch Kompression demyelinisierten Axons ist verändert (*Wehling*, 1993).

Eine entzündlich gereizte Nervenwurzel ist Berührungsreizen gegenüber viel empfindlicher, als im Normalzustand.

Diese Feststellung läßt sich bei der Berührung einer gereizten Nervenwurzel während der Prolapsoperation immer wieder bestätigen. Viele Behandlungsmaßnahmen, besonders die lokalen Infiltrationen, sind darauf ausgerichtet, die Überempfindlichkeit der Nervenwurzel zu reduzieren und eine Desensibilisierung zu erreichen.

7.2.5 Nozizeptorschmerz von den Wirbelgelenken

Während die vom Spinalnerven und seinen abgehenden Ästen, mit Ausnahme des R. menigeus, entstehenden Nerven neuralgischen Charakter haben, d. h. es handelt sich um projizierte Schmerzen sind Wirbelgelenkschmerzen auf Nozizeptorerregung in den Wirbelgelenkkapseln zurückzuführen. Der Schmerz wird am Entstehungsort, d. h. also im unteren Lendenwirbelsäulenbereich empfunden.

Wegen ihrer zahlreichen Rezeptoren sind die Wirbelgelenke als Schmerzursache im Bewegungssegment von großer Bedeutung.

Gelenkkapsel, Synovialis sowie Periost der Gelenkfacetten haben neben eingekapselten Nervenendigungen (Vater-Pacini-Typ) vorwiegend freie Nervenendigungen.

Die Wirbelgelenke sind mit der Stellung ihrer Knorpelflächen und Dehnbarkeit ihrer Kapsel, wie alle anderen Gelenke des Organismus, auf bestimmte Bewegungsexkursionen eingerichtet. Ausgangs- und Endstellungen eines Wirbelgelenkes werden durch die dazugehörigen Bandscheiben bestimmt. Wir haben bei unseren Kontrastdarstellungen und Kompressionsversuchen gesehen, daß der Bewegungsspielraum der Wirbelgelenke recht groß ist. Das plötzliche Überschreiten einer physiologischen Endstellung nennt man Gelenkzerrung oder Distorsion. Ge-

Radikuläres Wirbelsäulensyndrom

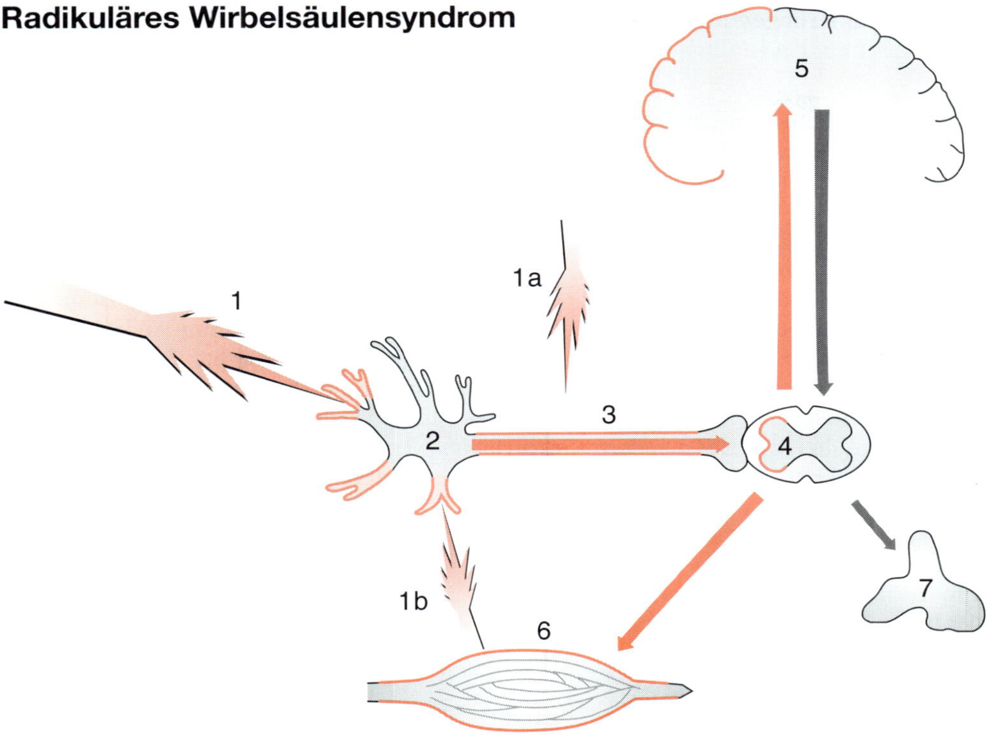

Abb. 7.4a Radikuläre Wirbelsäulensyndrome mit neuralgisch bestimmten, chronischen Schmerzen. Die Noxe (1a) trifft den Nerv direkt (3), der sich zum Nozizeptor umwandelt (siehe Kapitel 1.6.4). Über die motorische Reaktion (6) entstehen durch Muskelverspannungen endogene Noxen (1b), die ihrerseits eine Nozizeptorreizung hervorrufen und eine Nozizeptorschmerzkomponente entstehen lassen.

Lokales Wirbelsäulensyndrom

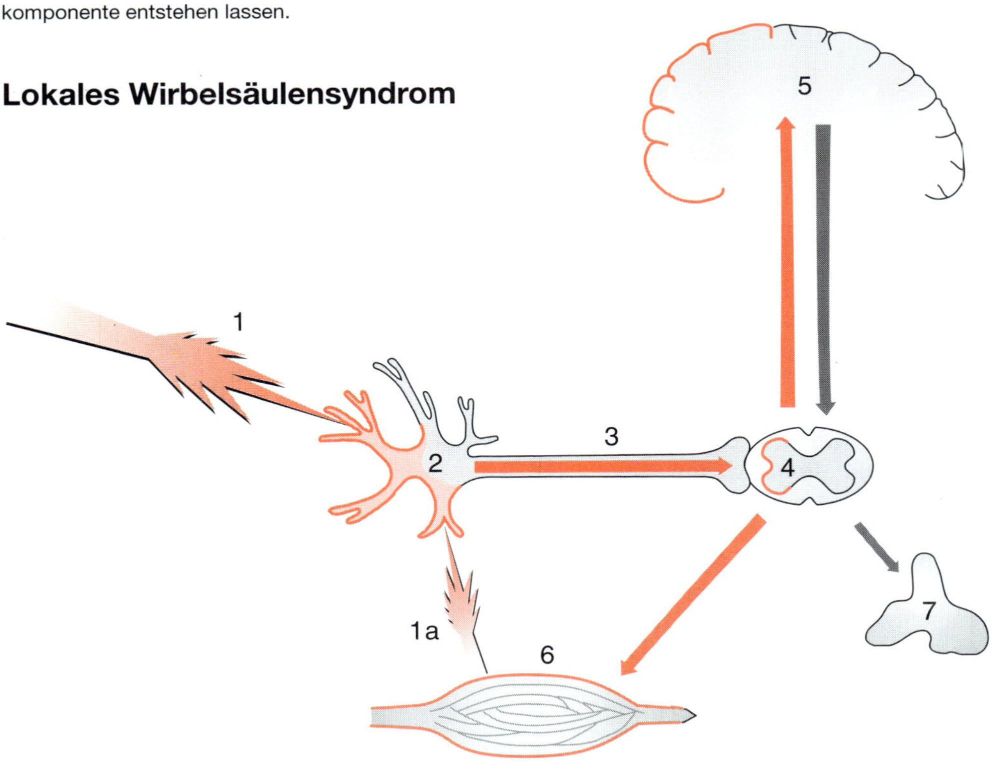

Abb. 7.4b Lokale Wirbelsäulensyndrome mit nozizeptorschmerzbestimmten akuten und chronischen Schmerzen. Die Noxen (1) treffen den Nozizeptor (2), die Weiterleitung erfolgt in 3 und 4, unter anderem mit motorischer Reaktion (6), die ihrerseits als endogene Noxe im Rahmen des Circulus vitiosus auf den Nozizeptor (2) wirkt.

legentlich kann es zu **Blockierungen** mit Verharren in einer pathologischen Endstellung kommen.

Derartige Zustände – vor allem wenn sie plötzlich entstehen – sind immer mit Schmerzen verbunden, die von den druck- und zugempfindlichen Mechano Nozizeptoren in der Gelenkkapsel ausgehen. Die Höhenminderung des Zwischenwirbelabschnittes, etwa im Rahmen einer Bandscheibendegeneration, ist mit einer Änderung der Ausgangsstellung der betreffenden Wirbelgelenke verbunden. Normale Bewegungsausschläge der Wirbelsäule rufen unter diesen Umständen durch Überschreiten der Endstellung Kapseldehnungsschmerzen hervor. Bei wiederholten Fehlstellungen oder Dauerbelastung entstehen arthrotische Veränderungen. Bei der Arthrose der Wirbelgelenke handelt es sich um **dumpfe, tief sitzende Schmerzen**, die im Gegensatz zu den primär diskogenen Beschwerden nicht sofort auf Haltungsänderungen und Extension (Traktion) ansprechen.

Die von den Wirbelgelenkkapseln ausgehenden Schmerzen wurden von *Ghormley* (1993) als Facettensyndrom bezeichnet.

Beim Facettensyndrom handelt es sich um einen nozizeptorbestimmten Schmerz, der entsprechend identifiziert und behandelt werden muß.

7.2.6 Muskulatur

Schulter-, Nacken-, Rumpf- und Ischiocruralmuskeln können bei pathologischen Vorgängen im Zwischenwirbelabschnitt auf zweierlei Weisen in Mitleidenschaft gezogen werden. Einerseits besteht die Möglichkeit einer fehl- bzw. schmerzhaften Dauerinnervation bei Irritation des Ramus dorsalis im Spinalnerv, zum anderen soll die Rumpf- und proximale Extremitätenmuskulatur bei Instabilität des Bewegungssegmentes kompensatorisch eingreifen und kann hierbei überfordert werden. Somit entstehen endogene und exogene Noxen, die auf Nozizeptoren im Bewegungssegment einwirken. Eine schmerzhafte Verspannung von Muskeln findet man vor allem bei gereizten Gelenkkapseln. Der Muskeltonus wird zum Teil von Rezeptoren der Gelenkkapsel gesteuert. Es entwickelt sich ein Spontanschmerz in der betroffenen Muskulatur, der sich bei Druck und Bewegung verstärkt. So rufen z. B. Reizzustände der unteren lumbalen Wirbelgelenke reflektorische Schmerzen der lumbalen Rückenstrecker sowie der Gesäß- und dorsalen Beinmuskeln hervor (ischiocrurale Muskeln).

Aus der Schmerzhaftigkeit eines Muskels vom Ursprung bis zum Ansatz resultiert ein Arm- oder Beinschmerz. Eine umschriebene Druckempfindlichkeit mit Ausstrahlung in das schmerzhafte Areal an diesen Stellen, läßt am ehesten an den pseudoradikulären Charakter dieser Beschwerden denken. **Eine gezielte Lokalanästhesie in das betroffene Wirbelgelenk trägt zur Diagnosesicherung** bei. Solche pseudoradikulären nozizeptorbestimmten Schmerzempfindungen finden sich als Vorboten einer Diskusprotrusion oder als Restsymptome nach operativ oder konservativ behandelten Bandscheibenvorfällen.

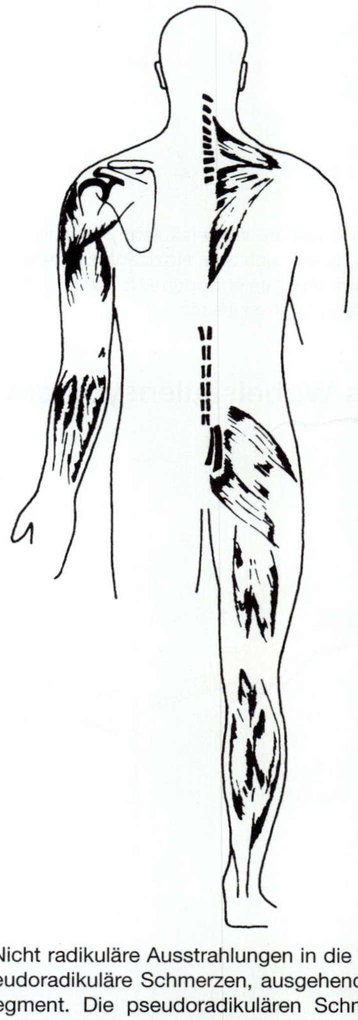

Abb. 7.5 Nicht radikuläre Ausstrahlungen in die Extremitäten als pseudoradikuläre Schmerzen, ausgehend vom Bewegungssegment. Die pseudoradikulären Schmerzen im Bereich der Schulter-/Nackenmuskeln gehen von den Wirbelgelenken der Halswirbelsäule bzw. vom Schultergelenk aus. Ischialgieforme Beschwerden in der ischiocruralen Muskulatur gehen von den lumbalen Wirbelgelenken und den Kreuz-/Darmbeinfugen aus.

7.2.7 Kombinierte Schmerzsyndrome der Wirbelsäule

Im Bewegungssegment liegen Schmerzausgangspunkte und afferente Fasern nahe beieinander. Da die Nervenfasern, motorische, sensible und vegetative Komponenten enthalten und zudem noch untereinander verbunden sind, können im Rahmen eines Bewegungssegmentes unterschiedliche Beschwerdekombinationen auftreten. Als Segment bezeichnet man das Versorgungsgebiet eines Spinalnervs. Hierzu gehört das Dermatom als Einflußzone, die sensiblen Nervenfasern in der Haut und das Myotom als Einflußgebiet der motorischen Spinalnervenfasern innerhalb der Skelettmuskulatur. Störungen im somatischen wie auch im vegetativen Bereich des Ramus ventralis des Spinalnervs, haben gewisse Rückwirkungen auch auf die Wirbel selbst, auf den Funktionsbereich des Ramus meningeus wie auch auf den Ramus dorsalis. In seltenen Fällen treten die Schmerzen isoliert auf. Meistens handelt es sich jedoch um eine Mischsymptomatik, die sich zudem im Verlauf der Erkrankung noch ständig ändert. Insbesondere bei chronischen Reizzuständen der Nozizeptoren und der afferenten Fasern, z. B. im Rahmen eines Postdiskotomiesyndromes, entstehen Krankheitserscheinungen mit Beteiligung aller Nervenäste und Nozizeptoren.

Tabelle 7.1 Nozizeptor, Afferenzen, und Charakter chronischer, vertebragener Schmerzen.

Nozizeptor	**Afferenzen**	**Schmerzcharakter**
Hinteres Längsband, dorsaler Anulus fibrosus	R. meningeus	Nozizeptorschmerz
Spinalnerv	R. ventralis R. dorsalis R. meningeus	Neuralgie + Nozizeptorschmerz
Wirbelgelenk	R. dorsalis R. meningeus	Nozizeptorschmerz
Muskeln, Bänder	R. dorsalis	Nozizeptorschmerz

Bei einer vertebragenen Nervenwurzelkompression entwickelt sich nach einer rein radikulären Symptomatik eine Schmerzkombination mit radikulären, pseudoradikulären und tendomyogenen Komponenten.

7.2.8 Chronifizierung vertebragener Schmerzen

Beim akuten Schmerz, der von der Wirbelsäule ausgeht, handelt es sich in der Regel um einen umschriebenen Nozizeptorschmerz, der vom hin-

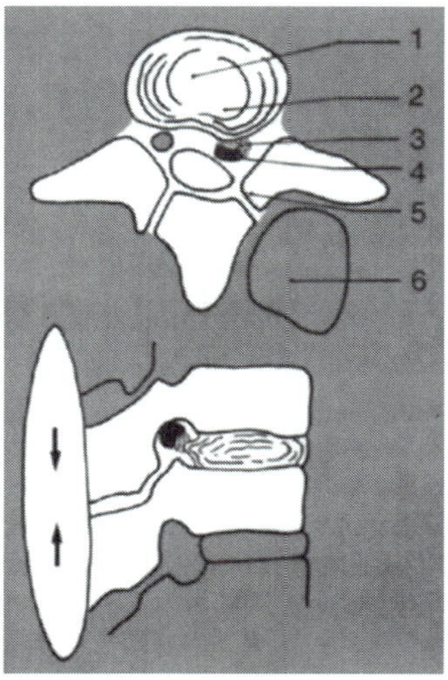

	nicht invasiv	invasiv
1. Ausdehnungsdruck der Bandscheibe	Stufenlagerung, Traktion	intraossäre Therapie
2. Masse des Bandscheibenvorfalls	–	Diskotomie, offen und perkutan, Chemonukleolyse
3. entzündlicher Kontakt, Bandscheibenvorfall, Wurzel	Analgetika, Antiphlogistika	epidurale Injektion, Neurolyse
4. entzündliche Wurzelschwellung	Analgetika, Antiphlogistika	epidurale paravertebrale Injektion
5. Fehlstellung der Wirbelgelenke, Wirbelgelenkkapselüberdehnung	Stufenlagerung, Flexionsorthesen, Krankengymnastik	Facetteninfiltration, Fusion
6. reflektorischer Spasmus der Rückenstreckmuskeln	Myotonolytika, Wärme, Massage, Elektrotherapie	paravertebrale Injektion

Abb. 7.6 Entstehung chronischer, vertebragener Schmerzen und Ansatz für die kausale und symptomatische orthopädische Schmerztherapie.

teren Längsband und dorsalen Anulus fibrosus, z. B. durch eine intradiskale Massenverschiebung hervorgerufen wird (Hexenschuß). Bei Bandscheibenlockerung kann ein Wirbelgelenk oder eine Kreuzdarmbeinfuge vorübergehend in eine pathologische Fehlstellung mit umschriebenen Kapseldehnungsschmerz geraten. Die entsprechenden Nozizeptoren werden bei wiederholter Reizung sensibilisiert (siehe Kapitel 1.6.4).

Die unmittelbare Nachbarschaft von Afferenzen im Ramus dorsalis und Ramus meningeus lassen im weiteren Verlauf Neuralgien dieser Nerven entstehen. Sekundär werden die segmentzugehörigen Muskeln und Bänder über zusätzliche Nozizeptorschmerzen mit einbezogen. Der Circulus vitiosus chronischer, vertebragener Schmerzen wird unterhalten durch:

- Chronisch gereizte Nozizeptoren im hinteren Längsband, dorsalen Anulus fibrosus, Wirbelgelenkkapsel, Muskeln, Bänder.
- In Nozizeptoren umgewandelte Nervenfasern des Ramus ventralis, dorsalis und meningeus des Spinalnerven.

Das Nebeneinander von Bewegungseinschränkungen der Wirbelsäule, Muskelhartspann, radikulärer und lokaler Symptomatik, vegetativen Begleiterscheinungen und psychischen Reaktionen, rechtfertigt einen multimodalen Ansatz für die orthopädische Schmerztherapie. Wahl und Reihenfolge der eingesetzten therapeutischen Mittel richtet sich nach der im Vordergrund stehenden Schmerzkomponente.

Vertebragene Schmerzen gehen mit zunehmender Dauer mit einer Vielzahl psychischer Veränderungen einher. Psychologische Komponenten spielen hier im allgemeinen früher und intensiver eine wichtige Rolle für die Dauerhaftigkeit der Beschwerden als bei Schmerzen an Gelenken oder den Extremitäten. Deshalb ist für diese Beschwerden die aufmerksame Registrierung entsprechender diagnostischer Hinweise entscheidend. Je früher bei vertebragenen Schmerzen psychologischen Prozessen der Chronifizierung vorgebeugt wird, um so besser ist die Prognose.

8 Schmerztherapie an der Halswirbelsäule

Chronische Schmerzen an der Halswirbelsäule gehen in erster Linie von den unteren cervicalen Bewegungssegmenten C5 bis TH1 aus. Hier finden sich einerseits die stärksten pathologisch-anatomischen Veränderungen aufgrund der besonderen Belastungssituation an der Biegungsstelle des cervico-thorakalen Überganges und andererseits liegen Spinalnerven, Sympathikusgeflecht und Arteria vertebralis in unmittelbarer Nachbarschaft zu den Form- und Funktionsstörungen des Bewegungssegmentes.

Auch der Kopf-/Halsübergang ist häufig Ausgangspunkt chronischer Kopfschmerzen und Schwindelerscheinungen. Ausgangspunkte sind Gelenkkapselreizungen, Funktionsstörungen und Formveränderungen im Bereich der atlanto-occipitalen und Atlas-/Axisgelenke.

8.1 Spezielle Neuroanatomie der Halswirbelsäule

Es gibt 7 Halswirbel und 8 cervicale Rückenmarksegmente. Infolge Wachstumsverschiebung liegen Bewegungs- und Rückenmarksegmente nicht immer auf gleicher Höhe. Die von kranial nach kaudal zunehmende Verschiebung ist bereits in den unteren cervicalen Segmenten deutlich. Auf die Dornfortsätze bezogen liegen die Rückenmarksegmente im unteren Halsbereich einen Wirbel höher. Die Spinalnervenwurzeln von C4 an abwärts verlaufen nach kaudal und lateral absteigend, zu ihrer Austrittsstelle durch das Foramen intervertebrale. Segmentale Syndrome werden nach der betroffenen Spinalnervenwurzel bezeichnet. Die Zahl kennzeichnet dabei gleichzeitig den unteren Wirbelkörper des lädierten Bewegungssegmentes. Bei einem C6-Syndrom ist zum Beispiel die Bandscheibe C5/C6, beim C7-Syndrom die Bandscheibe C6/C7 betroffen. Die Wurzel C8 tritt durch das Foramen intervertebrale C7/TH1.

Eine genaue Identifikation des betroffenen Segmentes ist für die lokale Therapie, bei der cervicalen Spinalnervenanalgesie sowie bei der Operation wichtig. Mit der Diskografie bzw. dem Distensionstest und den zahlreichen operativen Eingriffen beim Cervicalsyndrom war es in den letzten Jahren möglich, rein empirisch die Erkenntnisse vom Versorgungsbereich der einzelnen spinalen Nervenwurzeln zu ermitteln. Die cervical bedingten Wurzelreizsyndrome treten meistens monoradikulär auf. Überschneidungen und Mischsymptome können sich bei Anastomose unter den Spinalnerven, die zum Teil schon innerhalb des Durasackes stattfinden und bei gleichzeitiger Irritation zweier oder mehrerer Nervenwurzeln ergeben.

Am häufigsten sind die Wurzeln C6, C7 und C8 betroffen. Die Dermatome der Wurzelreizsyndrome mit Ausbreitung bis zur Hand zeigen im Ober- und Unterarmbereich Überschneidungen.

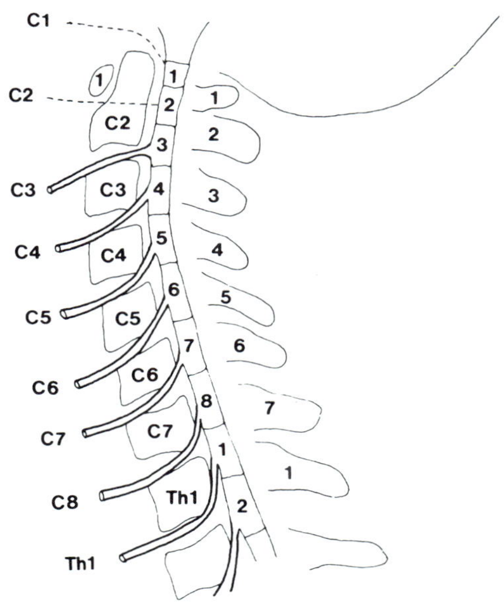

Abb. 8.1 Spinalnerven und Wurzel an der Halswirbelsäule. Die Spinalnervenwurzeln von C4 an abwärts verlaufen nach kaudal und lateral absteigend zu ihrer Austrittsstelle durch das Foramen intervertebrale. Bei einem C6-Syndrom ist z. B. die Bandscheibe C5/C6, bei C7-Syndrom die Bandscheibe C6/C7 betroffen.

Allen gemeinsam ist ein dorso-laterales Schmerzband und Parästhesiefelder an Schulter und Oberarm. Am Unterarm liegt das C6-Syndrom mehr auf der radialen und das C8-Syndrom mehr auf der ulnaren Streckseite. Das C7-Syndrom befindet sich dazwischen.

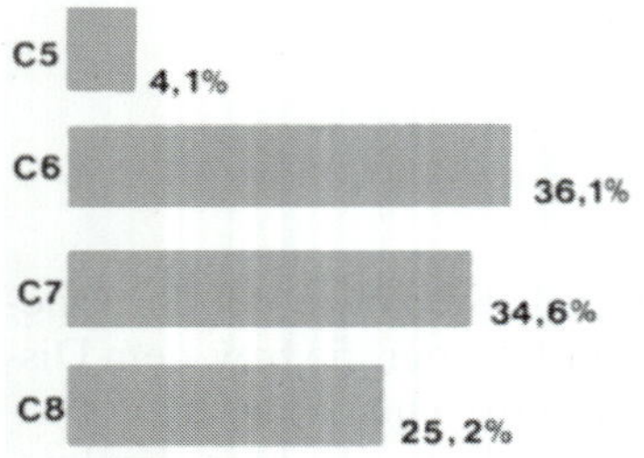

Abb. 8.2 Verteilung der monoradikulären cervicobrachialen Syndrome.

Halssympathikus

Von besonderer klinischer Bedeutung ist die unmittelbare Nachbarschaft der Arteria vertebralis und des Halssympathikus zur Unkovertebralregion der unteren cervicalen Bewegungssegmente. Diese nahe Nachbarschaft klärt, das beide bei den sich hier abspielenden Alterungsprozessen in Mitleidenschaft gezogen werden können und für eine vielschichtige neuro-vaskuläre Symptomatik in Frage kommen. Der Halsgrenzstrang des Sympathikus, der über die Rr. communicantes grisei mit den Spinalnerven in Verbindung steht, bestreitet mit drei Halsganglien die vegetative Innervation der Kopf-/Halsregion und der oberen Extremitäten. Das obere umfaßt die Segmente C1-C4, das mittlere C5-C6 und das untere, das mit dem obersten Thorakalganglion zum Ganglion stellatum verschmolzen ist, die Segmente C7-TH2. Dem Ganglion stellatum kommt eine besondere Bedeutung als Großverteilerstelle zu, da alle efferenten und fast alle afferenten sympathischen Fasern der Kopf, Hals, Arm und oberen Thorax diese Stelle durchlaufen. Von hier aus gelangen die Fasern u.a. auch über den sympathischen, arteriellen Plexus der Arteria vertebralis nach kranial.

Untersuchungen von *Hovelacque* ((1925), *Wrete* (1934), *Kummer* (1984), *Kehr* und *Jung* (1985) und *Bogduk* und Mitarbeitern (1988) haben auf die Verflechtungen des Halssympathikus mit den cervicalen Spinalnerven und der Arteria vertebralis aufmerksam gemacht. Sympathische Nervenfasern ziehen von allen drei Halsganglien des Grenzstranges zu den Spinalnerven C4-C8 und umgreifen teilweise die Arteria vertebralis.

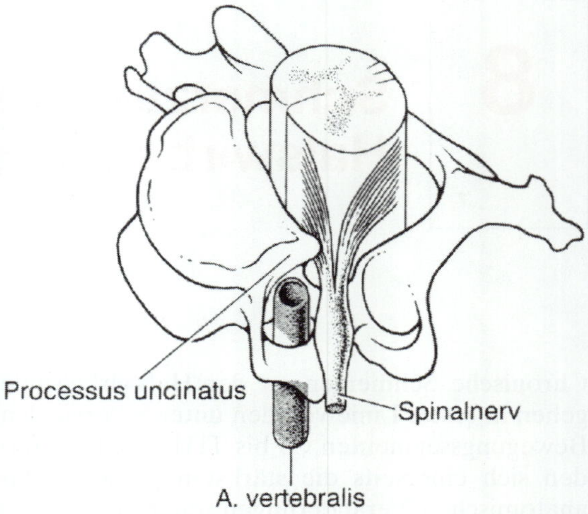

Abb. 8.3 Topografisch Beziehung zwischen Prozessus uncinatus, Arteria vertebralis und Spinalnerv. Degenerative Verbreiterung des Prozessus uncinatus führt zu einer Bedrängung des Spinalnerven und der Arteria vertebralis und damit gleichzeitig zur Irritation des Sympathikus.

8.2 Basistherapie von Schmerzen an der Halswirbelsäule

Das Spektrum der Behandlungsmaßnahmen bei Schmerzen, die von der Halswirbelsäule ausgehen, ist groß. Wegen der vielschichtigen Symptomatik eines Cervicalsyndromes bei der Schmerztherapie eine gewisse **Polypragmasie** erlaubt. Neben der primären mechanischen Komponente muß man auf sekundäre Krankheitserscheinungen wie Muskelverspannungen, Haltungsfehler und psychische Veränderungen mitbehandeln. Kausale und symptomatische Behandlungsmittel werden parallel eingesetzt.

Ursächlich für Cervicalsyndrome auf degenerativer Basis sind primär mechanische Ereignisse, wie kurzfristige Stellungsänderungen, Hypermobilität, Bandscheiben- oder Knochenvorwölbungen oder Verbiegungen. Eine **kausale Therapie** muß immer darauf ausgerichtet sein, eine dieser pathogenetischen Komponenten auszuschalten. Neben der primär mechanischen Komponente muß man auch sekundäre Krankheitserscheinungen, wie Muskelverspannungen, Haltungsfehler und psychische Veränderungen behandeln. Wärmeanwendungen, Elektrotherapie, Massagen und Analgetika sollen diese sekundären Erscheinungen beseitigen und den Circulus vitiosus – Schmerzverspannung – Fehlhaltungsschmerz – unterbrechen.

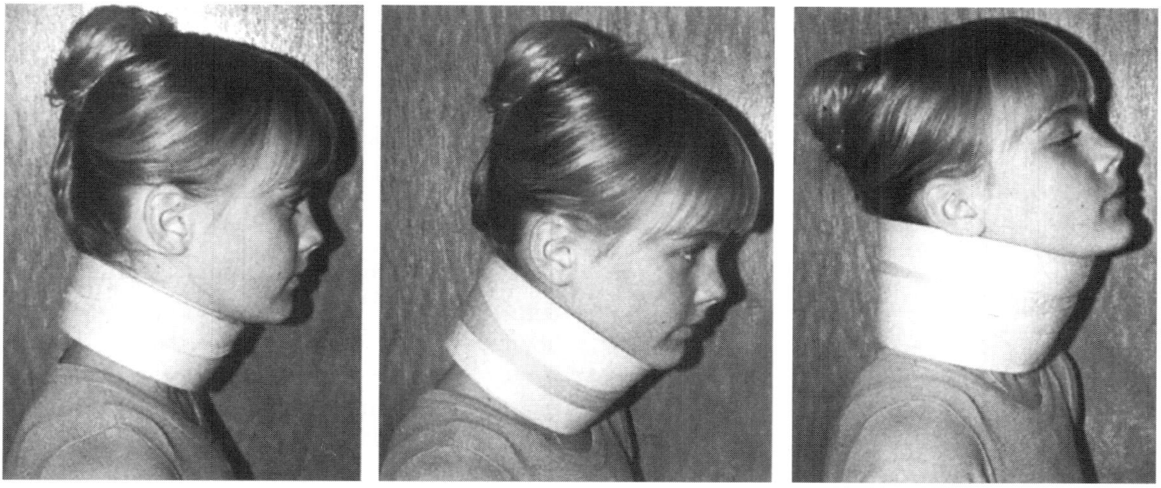

a b c

Abb. 8.4 Halskrawatte: Zur Behandlung akuter Schmerzzustände an der Halswirbelsäule: Schmerzauslösende Bewegungen werden ausgeschaltet, insbesondere nachts, wenn der schützende Tonus der Schulter-/Nackenmuskulatur wegfällt. Eine dauerhafte Anwendung der Halskrawatte der chronischen Schmerzzustände der Halswirbelsäule sollte vermieden werden.

Wichtiger Bestandteil der Therapie von Cervicalsyndromen, vor allem in der akuten Phase, ist die vorübergehende Anwendung von **Halskrawatten**. Hiermit werden schon in der Anfangsphase alle Bewegungen unterbunden, die zu wiederholten mechanischen Irritation in der gereizten Nervenwurzel und der sensiblen Rezeptoren im hinteren Längsband und den Wirbelgelenken führen. Schmerzauslösende Kopfhaltungen ergeben sich unwillkürlich bei unbedachten Bewegungen oder im Schlaf. Darüber hinaus wird die körpereigene Wärme durch den isolierenden Verband im Schulter-/Nackenbereich gestaut und entspannt dort die Muskeln.

Krankengymnastische Übungen (Physiotherapie) sind vor allem während der Rehabilitationsphase angebracht. Bei Schmerzzuständen der Halswirbelsäule sind in erster Linie isometrische Muskelkräftigungsübungen für die Schulter-/Nackenmuskeln angebracht. All zu starke Bewegungsexkursionen sollten vermieden werden, um Nervenwurzeln und Nozizeptoren in den Wirbelgelenkkapsel nicht noch weiter zu reizen. Alle Übungen sollten – wie alle Begleitmaßnahmen – die Flexionshaltung der Halswirbelsäule als Ausgangsstellung haben, weil bei einer Flexion von etwa 10–15 Grad die Entlastung der neuralen Elemente, vor allem in den Foramina intervertebralia und den Wirbelgelenkkapseln am größten ist (*Krämer*, 1997).

Bei der **manuellen Therapie** kommen in erster Linie Manipulationen mit axialer Zugrichtung in Frage. Wenn die manuelle Therapie an der Halswirbelsäule auch primär auf das Wirbelgelenk ausgerichtet ist, werden die Bandscheiben bei den Bewegungsimpulsen immer in den Vorgang mit einbezogen, denn Wirbelgelenk und Bandscheibe stellen im Bewegungssegment eine funktionelle Einheit dar. Durch kurze, kräftige Traktionen, die Grundlage fast aller chiropraktischen Handgriffe an der HWS sind, kommt es zur Erniedrigung des intradiskalen Druckes, mit einer Art Sogwirkung. Eventuell nach lateral oder dorsal verschobene Bandscheibenteile können sich an ihren ursprünglichen Ort zurückverlagern. Die Kontraindikationen sind zu beachten.

Die Traktion der Halswirbelsäule zur kausalen Schmerztherapie kann entweder manuell oder

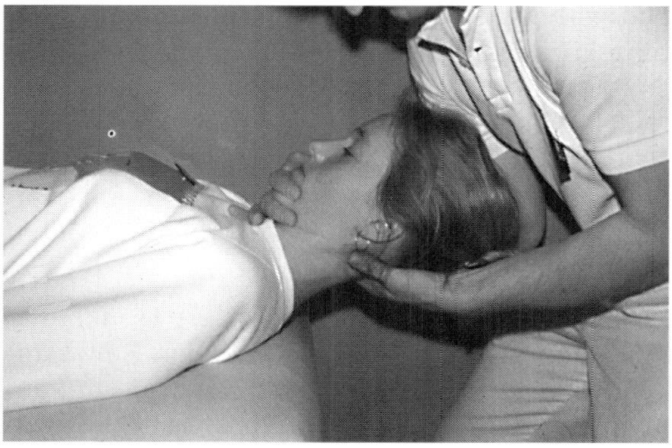

Abb. 8.5 Manuelle Therapie bei Schmerzen, die von den cervicalen Bewegungssegmenten ausgehen: Traktion in die Entlastungsrichtung führt zur Entlastung der neuralen Elemente.

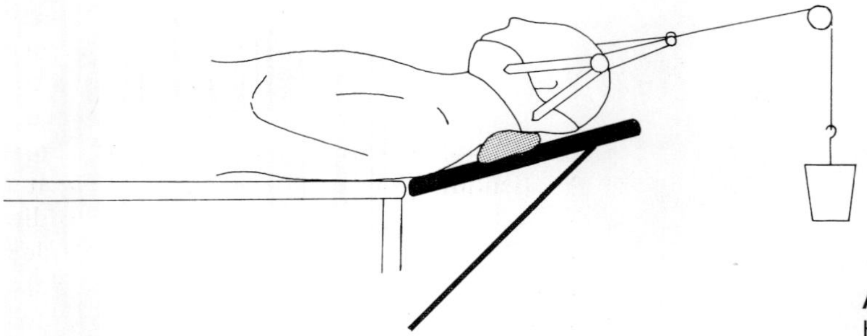

Abb. 8.6 Glissonscher Kyphosezug an der HWS zur kausalen Schmerztherapie.

mit Geräten erfolgen. Für die Streckung der HWS gibt es zahlreiche, mehr oder weniger aufwendige Vorrichtungen. Ein schonender, gut dosierbarer Zug ist mit der Glissonschen Schlinge möglich, die sich seit langem in Klinik und Praxis bewährt hat. Die Glissonsche Schlinge muß sich dem Kopf gut anpassen und darf keinen Druck auf Kinn oder Kehlkopf ausüben. Ähnlich wie bei der Physiotherapie ist auch bei der Traktionsbehandlung der HWS die richtige Lagerung des Patienten wichtig. Die Glissonsche Extension der HWS erfolgt grundsätzlich im Liegen, weil durch Wegfall des Kopfgewichtes weniger Zugkraft erforderlich ist, als im Sitzen. Die Zugrichtung sollte nicht in Verlängerung der Körperachse, sondern nach vorne, im Sinne einer leichten HWS-Kyphosierung erfolgen, möglichst in Richtung der Schonhaltung.

Verhaltensrichtlinien für Patienten mit Schmerzen an der Halswirbelsäule, Rückenschule

Im wesentlichen gelten für Patienten mit rezidivierenden Schmerzen im Schulter-/Nackenbereich auch die Regeln der Rückenschule. Wichtig ist die Regel Nr. 1, die Bewegungssegmente der Halswirbelsäule in Bewegung zu halten und Haltungskonstanz, vor allem in ungünstiger Position zu vermeiden. Die Bewegungsexkursionen sollten allerdings nicht all zu groß sein, um unnötige Irritationen der Nervenwurzel und Wirbelgelenkkapsel zu vermeiden. Tätigkeiten mit Haltungskonstanz und fixierter Blickrichtung sollten so oft wie möglich unterbrochen werden.

Dies gilt insbesondere für Lesen, Fernsehen und Autofahren. Die schmerzauslösenden Bewegungen wie Kopfrückneigung und Rotation sind unbedingt, insbesondere bei chronisch-rezidivierenden Schmerzen zu vermeiden. Drehbewegungen des Kopfes betreffen vor allem das rückwärts Einparken mit dem Auto. Hier sollte man möglichst den ganzen Körper drehen, und mit den Rückspiegeln arbeiten. Die übrigen Verhaltensrichtlinien sind im wesentlichen auf die optimale Kopfhaltung mit leichter Flexion, d. h. Kopfvorneigung, ausgerichtet. Daraus ergeben sich folgende Verhaltensrichtlinien für Patienten mit Schmerzen im Bereich der Halswirbelsäule (Tab. 8.1).

Tabelle 8.1 Rückenschulregeln bei chronischen HWS-Schmerzen.

1. Beim Lesen, Handarbeiten, Fernsehen, Autofahren kleine Pausen machen;
2. keine abrupte Drehbewegung des Kopfes – besser mit dem ganzen Körper drehen;
3. Zugluft nicht an den unbedeckten Hals lassen – Schals und Kragen tragen;
4. bei Liegen kleines Kopfkissen, keine Bauchlage;
5. beim Laufen Kinn runter, beim Radfahren Lenker hoch;
6. nicht über Kopfhöhe arbeiten, besser Leiter oder Stuhl nehmen;
7. im Theater und Kino nicht in den ersten Reihen, besser hinten sitzen;
8. beim Trinken aus Büchse oder Flasche besser Strohhalm nehmen;
9. Haare waschen unter der Dusche, nicht im Waschbekken;
10. tägliche Halsmuskelübungen.

Die Verhaltensrichtlinien gelten auch für sportliche Betätigungen. Grundsätzlich sind die wirbelsäulenfreundlichen Sportarten – Schwimmen, Laufen, Radfahren – auch für Patienten mit chronischen Halswirbelsäulenbeschwerden zu empfehlen. Bei diesen Sportarten kommt es aber ganz auf die Stellung des Kopfes an. Beim Schwimmen empfiehlt sich das Rückenschwimmen aus der Entlastungshaltung.

Beim Laufen gilt es, den Kopf in eine leichte Vorneigung (Kinn runter) zu bringen und nicht, wie es bei einiger Läufern zu sehen ist, Kopf in Nakkenstellung. Gleiches gilt auch für das Radfahren: Der Lenker sollte so hoch gestellt werden, daß die Kopfhaltung mit einer leichten Flexion der Halswirbelsäule einhergeht. Schwimmen, Laufen und Radfahren können selbstverständlich im Rahmen der Rückenschule unter fachlicher Anleitung praktiziert werden.

Um die gereizten Nozizeptoren und Nervenwurzeln an der Halswirbelsäule nicht noch weiter zu irritieren, kommen nur Bewegungen in Frage, die eine konstante, erschütterungsfreie Entlastungshaltung der Halswirbelsäule in leichter Flexion erlauben. Dazu zählt in erster Linie das Standradfahren, am besten vor einem Fernsehschirm, der auf die ideale Kopf-/Halsposition ausgerichtet ist. Auch das Rückenschwimmen aus der Entlastungshaltung kann beim akuten und chronischen Cervicalsyndrom frühzeitig erlaubt werden (BISFR Programm, siehe auch Kap. 6),

8.3 Injektionsbehandlung an der Halswirbelsäule

8.3.1 Die cervicale Spinalnervenanalgesie (CSPA)

Prinzip: Posterolaterale Injektion eines Lokalanästhetikums, ggf. im Gemisch mit Steroiden in die foramino-artikuläre Region der unteren cervicalen Bewegungssegmente.

An der Austrittsstelle der cervicalen Spinalnervenwurzel aus dem Foramen intervertebrale bei C5/C6, C6/C7, C7/TH1 erreicht man neben dem aus dem Foramen intervertebrale austretenden Spinalnerven auch dem Ramus meningeus, der in den Wirbelkanal zurückkehrt und den Ramus dorsalis, der zur Wirbelgelenkkapsel und in die segmentalen Rückstreckmuskeln zieht. Trotz der Applikation von außen erreicht man indirekt über den Ramus meningeus auch die Nozizeptoren am hinteren Längsband im dorsalen Anulus fibrosus und in der Wirbelgelenkkapsel. Mit der cervicalen Spinalnervenanalgesie gewinnt man Einfluß auf diskogene (Ramus meningeus), arthrogene (Ramus dorsalis) und radikuläre (Ramus ventralis) Schmerzzustände im cervicalen Bewegungssegment.

Indikation

Als Indikation sind die cervicalen Wurzelsyndrome C5, C6, C7 und C8. Als weitere Indikationen gelten: Cervico-cephale Syndrome, posttraumatische Cervicalsyndrome und lokale Cervicalsyndrom mit starken Beschwerden.

Cervicale Spinalnervenanalgesie

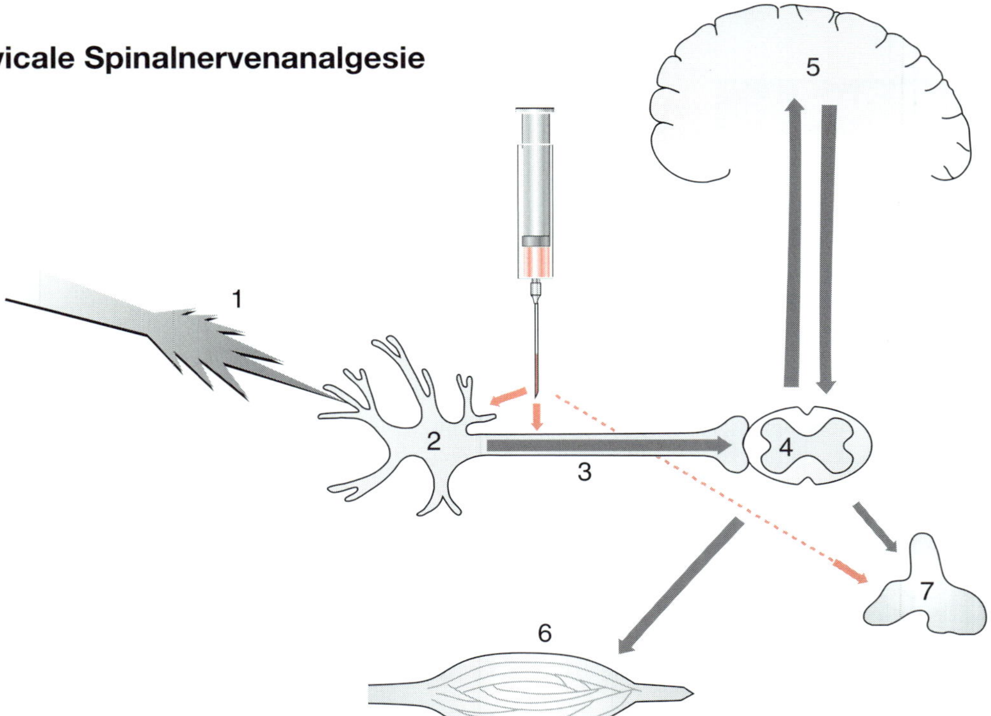

Abb. 8.7 Cervicale Spinalnervenanalgesie. Die Zielrichtung trifft in erster Linie die afferenten Fasern des Spinalnerven (3), aber auch Nozizeptoren der Wirbelgelenkkapsel (2) und der Muskulatur (6). Durch Mitinfiltration des Halssympathikus wird die vegetative Reaktion (7) beeinflußt.

Tabelle 8.2 Indikation für die cervicale Spinalnervenanalgesie.

Cervicales Wurzelsyndrom
Cervico-cephales Syndrom
Posttraumatisches Cervicalsyndrom
Pseudoradikuläres Cervicalsyndrom

Technik

Mit dem dorsalen Zugang, 3–4 cm paravertebral, erreicht man in einer Tiefe von durchschnittlich 3 cm, unmittelbar cranio-lateral der äußersten knöchernen Begrenzung die unteren cervicalen Spinalnerven und Anteile des Halssympathikus, ohne die Gefahr einer Durapunktion oder der Verletzung der großen Halsgefäße einzugehen.

Die cervicale Spinalnervenanalgesie wird im Sitzen bei maximaler Flexion der HWS und seitlich herunterhängenden Armen durchgeführt. Man markiert sich zunächst die Einstichstelle. Als Orientierungspunkte dienen dabei die Dornfortsätze von C6, C7 und TH1, die durch eine Längslinie miteinander verbunden werden. Die Einstichstelle liegt 3–4 cm lateral der markierten medialen Linie und auf der halben Distanz zwischen zwei Dornfortsätzen, d. h. für die Wurzel C6 zwischen C5/C6, für C7 zwischen C6/C7 und für C6 zwischen C7 und TH1. Bei den letztgenannten Segmenten erzielt man gleichzeitig den Effekt der Stellatumblockade, unseren Erfahrungen nach eher zwischen C7/TH1, als zwischen C6/C7.

Eine etwa 8 cm lange Kanüle mit aufgesetzter Spritze wird zunächst senkrecht zur Hautoberfläche in die Tiefe vorgeschoben, bis sie nach 3–5 cm Nadellänge mit der Spitze auf die sich hier dachziegelförmig überdeckenden Seitenmassen der Halswirbelbögen trifft. Nun wird die Nadelspitze unter ständiger Aspiration und leichten Vorspritzen des Lokalanästhetikums oben/außen an der seitlichen Knochenbegrenzung vorbeigeführt, und etwa 1 cm weiter vorgeschoben. Hier wird der Rest des Lokalanästhetikums injiziert. Wir verwenden 10 ccm einer 0–1,5 %igen Lidocainlösung. Man kann ebenso auch ein anderes Lokalanästhetikum nehmen. Während der Injektion signalisiert der Patient zunächst einen Schulterblattschmerz und dann u.U. einen spinal-segmental ausstrahlenden Schmerz in den Arm. Bei langsamen Vorgehen unter ständigem Vorspritzen eines Flüssigkeitspolsters (und Aspiration) können diese Schmerzphänomene auch fehlen. Wegen möglicher Komplikationen und Nebenwirkungen lassen wir die Patienten nach der Injektion eine halbe Stunde lang im Warteraum beobachten, aktive Verkehrstüchtigkeit ist am Injektionstag nicht gegeben.

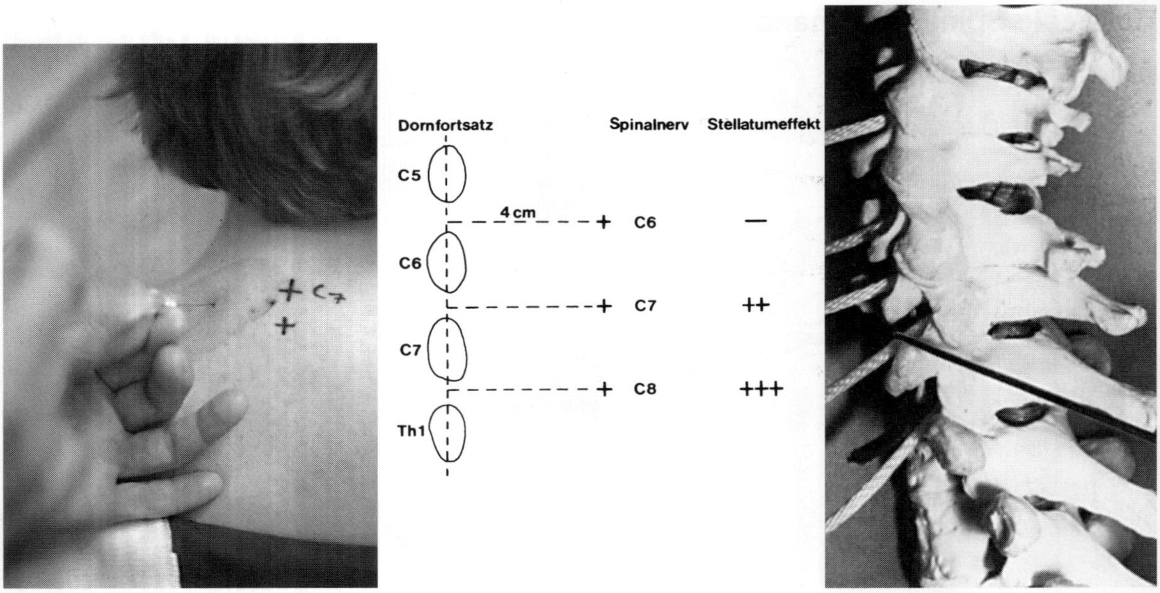

a b c

Abb. 8.8a–c a Cervicale Spinalnervenanalgesie mit Einstichstelle zwischen den Dornfortsätzen, 3–4 cm lateral, je nach Segment.

b Markierung der Einstichstellen bei der cervicalen Spinalnervenanalgesie von dorsal.

c Nadelführung bei der cervicalen Spinalnervenanalgesie von dorsal. Die Nadel wird 3–4 cm paramedian senkrecht bis zum Knochenkontakt vorgeschoben, dann gesenkt, nach medial abgewinkelt und außen an der Knochenkante vorbei, bis in die Gegend der Spinalnervenwurzel vorgeschoben (ca. 1 cm).

Injektionswirkung

Mit der cervicalen Spinalnervenanalgesie erreicht man in erster Linie den Ramus ventralis des Spinalnerven an der Austrittsstelle des Foramen intervertebrale der unteren cervicalen Bewegungssegmente. Zielrichtung sind die afferenten Fasern des jeweiligen Spinalnerven. Mit der Injektion erreicht man aber auch den Ramus dorsalis, Ramus meningeus und die sympathischen Fasern über die Rr. communicantes. Da beim Vorschieben auch dorsale Muskelgruppen, Anteile der Wirbelgelenkkapsel und die entsprechenden Bandverbindungen mit infiltriert werden, handelt es sich bei der CSPA um eine komplexe lokale Einwirkung auf das Schmerzausgangsgeschehen an der Halswirbelsäule. Dies gilt sowohl für den akuten, gerade erst entstehenden Schmerz, als auch für das chronische Schmerzsyndrom mit verstärkter motorischer und vegetativer Reaktion.

Wenige Minuten nach der cervicalen Spinalnervenanalgesie tritt ein Wärmegefühl im Arm und u.U. in der betroffenen Kopfhälfte auf. Die Wirkung hält individuell verschieden, je nach Depoteffekt des Lokalanästhetikums 1–5 Stunden an. Unsere Untersuchungen über die Effektivität der cervicalen Spinalnervenanalgesie (*Ripplinger*, 1977) haben gezeigt, daß mit einer deutlichen Besserung bei akuten cervico-brachialen Syndromen schon nach 1–3 Injektionen gerechnet werden kann, sofern sich die betroffene Etage sich klinisch neurologisch genau feststellen läßt und ein gezieltes Vorgehen erlaubt.

Das Ziel der CSPA ist nicht die vollständige Analgesie und Paralyse cervikaler Spinalnerven, wie zur Operationsvorbereitung, sondern eine Schmerzreduktion und Desensibilisierung gereizter neuraler Strukturen im cervikalen Bewegungssegment.

Nebenwirkungen und Komplikationen der CSPA

Wesentlichste Komplikation bei Spinalnervenanalgesien von C7 und C8 ist Pleurapunktion mit Ausbildung eines Pneumothorax. In unserem Krankengut von über 9.000 cervicalen Spinalnervenanalgesien haben wir diese Komplikation in unter 1% beobachtet. Klinisch verraten sich Pleura- und Lungenverletzungen sofort durch stechende Schmerzen, Atemnot und Hustenreiz. Lebensgefahr besteht im allgemeinen nicht, das einfache Anstechen der Lungenspitze führt gewöhnlich nicht zum Pneumothorax, da sich die Verletzungsstelle sofort wieder schließt. Nur wenn erweiterte randständige Lungenalveolen oder größere Emphysemblasen angestochen werden, strömt fortlaufend Luft in den Pleuraspalt. Es besteht auch die Möglichkeit einer reflektorischen Atelektase mit nachfolgenden Pneumothorax, der sich frühestens nach 20–40 Minuten, auch erst nach einigen Tagen bemerkbar macht. In der Regel resorbiert sich die eingedrungene Luft von selbst. Es ist jedoch ratsam, den Patienten einige Tage lang stationär aufzunehmen und zu beobachten.

Eine endo-durale Injektion ist bei der angegebenen Technik nicht zu erwarten und in unserem Krankengut nicht aufgetreten. Anatomische Präparationen (*Krämer*, 1997) haben eindeutig gezeigt, daß die Nervenwurzeltaschen lateral nicht über das Knochenmassiv hinausragen.

Kontraindikationen

Schwere Allgemeinerkrankungen, neurologische Grunderkrankungen, Anfallsleiden, bekannte Kontrastmittelunverträglichkeiten stellen, wie bei allen wirbelsäulennahen Injektionen auch an der Halswirbelsäule eine Kontraindikation dar. Besonders zu achten ist in der Nackengegend auf Hautinfektionen und infizierte Talgdrüsen.

8.3.2 Cervicale epidurale Injektion

Prinzip: Injektion einer Steroid-Kochsalzlösung durch das interlaminare Fenster in den Epiduralraum der unteren Halswirbelsäule.

Es handelt sich um eine Injektion, die für den neuralgiebetonten chronischen Schmerz der unteren Halswirbelsäule bestimmt ist. Die Nervenwurzel wird an der Stelle vom Antiphlogistikum umspült, wo sie von Osteophyten des Prozessus uncinatus oder (und) disloziertem Bandscheibengewebe mechanisch gereizt wird und ödematös aufgequollen eingeklemmt ist. Mit der Injektion erreicht man zweierlei.

1. Mit der therapeutisch induzierten, lokalen Wurzelabschwellung wird die relative Raumenge in der Umgebung des Spinalnervs so weit beseitigt, daß die gestauten Epiduralvenen abfließen und das perineurale Ödem sich weiter abbauen kann.
2. Die Nozizeptorfunktion des Spinalnerven wird in seinem empfindlichen Abschnitt unmittelbar an der Stelle der mechanischen Bedrängung abgebaut.

Indikation

Wegen des relativ hohen Aufwandes (s. Technik) wird die cervical-epidurale Injektion nur bei gravierenden Cervicobrachialsyndromen angewandt, insbesondere dann, wenn eine operative Dekompression in Erwägung gezogen wird. Wegen des erhöhten Risikos, gegeben durch die ZNS-Nähe und epidurale Kontrastmittelgabe, ist diese Behandlungsmethode nur am Ende des Behandlungsspektrums bei Therapieresistenz gegenüber allen anderen Verfahren einzusetzen.

Kontraindikationen stellen neurologische Grunderkrankungen, Anfallsleiden, bekannte Kontrastmittelunverträglichkeiten, Hautinfektionen am Injektionsort und die üblichen Cortisonkontraindikationen dar.

Technik

Der Eingriff wird in Stand-By-Anästhesie bei liegendem venösen Zugang und laufendem EKG durchgeführt. Der Patient befindet sich in Bauchlage mit leichter Kyphosierung der Halswirbelsäule, um den interlaminären Zugang zu erleichtern. Am besten erreicht man den cervicalen Epiduralraum zwischen den Bögen C6 und C7 sowie C7/TH1. Zunächst markiert man den oberen Bogenrand C7 mit einem Kirschnerdraht unter Bildwandlerkontrolle auf der Haut. An dieser Stelle führt man dann eine 22-G-Spino-can-Kanüle bis zum knöchernen Kontakt zum Wirbelbogen unter Bildwandlerkontrolle vor. Unmittelbar oberhalb des Bogenrandes schiebt man die Nadel mit einer 0,9%igen kochsalzhaltigen Spritze unter ständigen Stempelandruck in das Ligamentum flavum, ähnlich wie bei der lumbalen-epiduralen-dorsalen Injektion vor. Plötzlicher Widerstandsverlust (Loss of Resistance) signalisiert epidurale Nadelspitzenlage. Um die Position der Nadelspitze abzusichern, wird eine seitliche Bildwandlerkontrolle durchgeführt. Anschließend tauscht man die NACL-Spritze gegen eine kontrastmittelhaltige (Solutrast, wie bei der Myelografie) Spritze, welche über einen Überleitungsschlauch mit der Spino-Can-Kanüle verbunden ist. Das nachfolgende Epidurogramm mit 1–2 ccm Kontrastmittelgabe soll nur die epidurale Nadellage sichern und dokumentieren. Anschließend erfolgt die Injektion von 2–3 ccm 0,9%iger NACL-Lösung, versehen mit 10 mg Triamcinolon.

Nach der Injektion sollte der Patient noch eine 1/2 Stunde auf der schmerzhaften Seite liegen, damit sich die Steroidlösung in der betroffenen Unkovertebralregion sammelt.

Cervical-epidurale Injektion

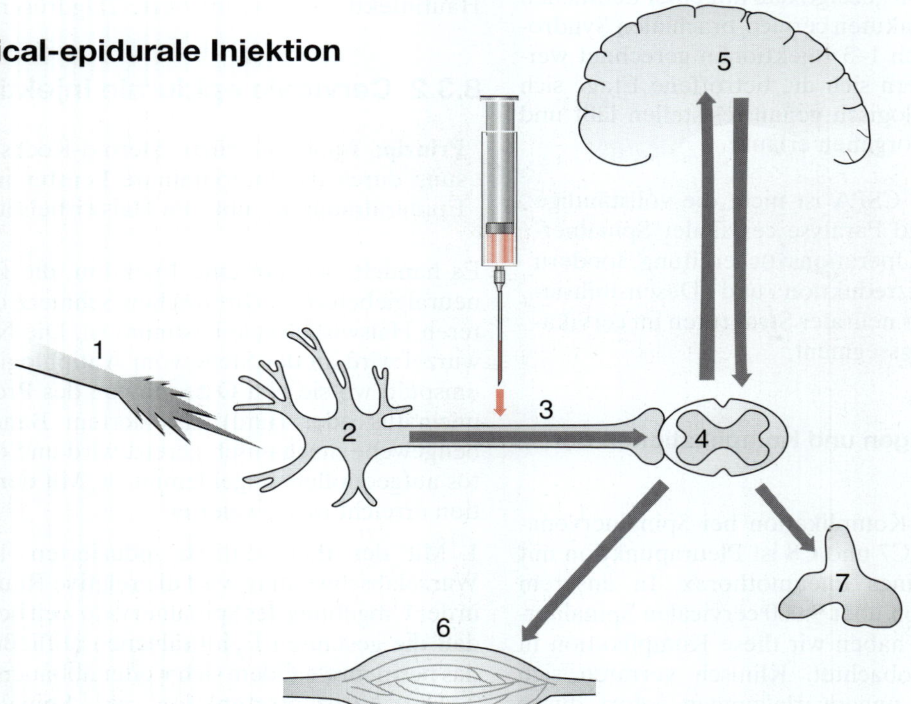

Abb. 8.9 Die cervicale-epidurale Injektion zielt in erster Linie auf die afferenten Fasern der cervicalen Spinalnervenwurzel, die durch chronische Reizung Nozizeptorfunktion erlangt hat.

Injektionswirkung

Die schmerzerleichternde Wirkung der cervicalen-epiduralen Injektion mit Cortison-Kristallsuspension tritt meistens erst nach einigen Stunden oder am nächsten Tag ein. Einige Patienten geben einen Soforteffekt an. In einem Behandlungszyklus von 8–14 Tagen werden 1–2 epidurale Injektionen durchgeführt, sie werden durch tägliche cervicale Spinalnervenanalgesien ergänzt.

Komplikationen

Wie bei der lumbal-epiduralen Injektion kann es auch bei der cervical-epiduralen Injektion zur versehentlichen Durapunktion mit postpunktionellem Kopfschmerz kommen. Die Verhaltensweise ist wie dort: Flachlagerung, Analgetikaflüssigkeitenzufuhr. Eine intrathekale Cortisonapplikation – in der Neurologie auch therapeutisch eingesetzt – dürfte durch die vorausgehende Epidurografie weitgehend zu vermeiden sein. Eine wesentliche Komplikation stellt, wie bei allen Injektionen, die Infektion dar. Deswegen ist hier ganz besonders auf Hautunreinheiten in der Nackengegend und steriles Arbeiten zu achten.

8.3.3 Die cervicale Facetteninfiltration

Prinzip: Ausschaltung von Nozizeptoren in den cervikalen Wirbelgelenkkapseln durch vorübergehende Blockade mit einem Lokalanästhetikum, ggf. unter Zusatz von Steroiden.

Indikation

Indikationen stellen Cervicalsyndrome dar, die mit einer pseudoradikulären Ausstrahlung in die Arme, d. h. ohne segmentale Identifikation, einhergehen. Besonders gut sprechen die vom Ramus dorsalis des Spinalnervs ausgehenden Schmerzen an, die in die Gegend zwischen den Schulterblättern projiziert werden. Sie verstärken sich, wenn der Kopf nach hinten geneigt wird und sich die Wirbelgelenke teleskopartig ineinanderschieben. Hyperlordotische Nackenschmerzen ergeben sich z. B. bei Rundrücken infolge von Morbus Scheuermann oder Osteoporose.

Technik

Die Injektion kann beim sitzenden oder liegenden Patienten durchgeführt werden. Der Kopf

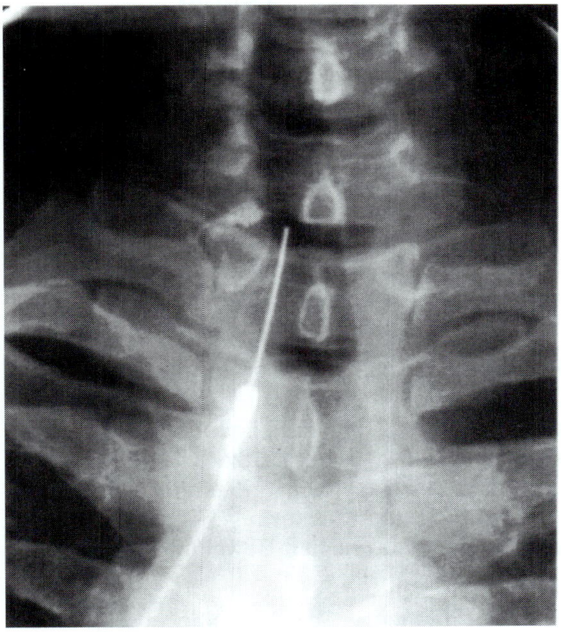

a

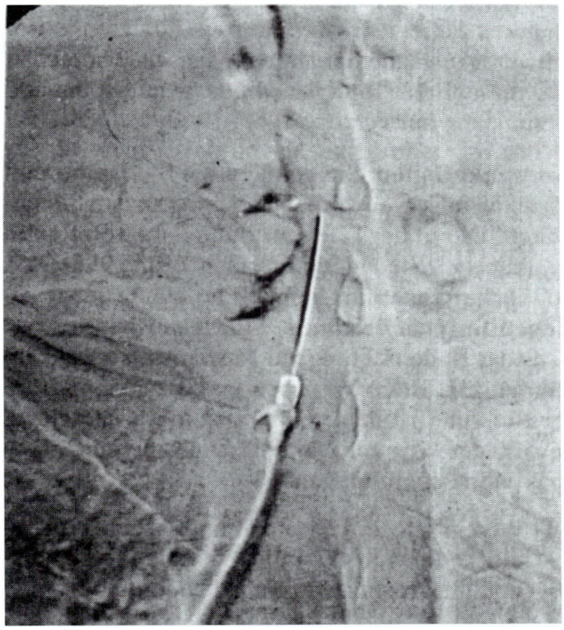

b

Abb. 8.10a,b Cervicale-epidurale Injektion. Die Steroidkochsalzlösung injiziert man über den interlaminaren Zugang in den Epiduralraum zu den Spinalnervenwurzeln.

sollte nicht zu stark nach vorne geneigt werden, damit das interlaminare Fenster weitgehend geschlossen bleibt. Die dorsalen Anteile der Wirbelgelenke im hinteren Halsbereich erreicht man durch Vorschieben einer dünnen Kanüle, ca. 2 cm paravertebral, jeweils in der Mitte zwischen den Dornfortsätzen C5/C6 und C6/C7. Diese lordotischen Segmenten sind am häufigsten Ursache pseudoradikulärer Beschwerden im Cervicalbereich. Das Vorschieben der Nadel erfolgt unter ständiger Aspiration und Vorinjizieren bis zum Knochenkontakt auf der dorsalen Gelenkfacette. Man kann diese Injektion auch unter sonografischer Kontrolle durchführen (*Grifka*, 1992).

Vor Ort, d. h. am Wirbelgelenk angelangt, injiziert man jeweils 2 ml einer 0,5 %igen Lokalanästhesielösung. Insgesamt verbraucht man dementsprechend 10 ccm Lokalanästhesielösung. Initial empfiehlt sich als Steroid ein Lokalanästhetikumgemisch mit insgesamt 10 mg Cortison auf 10 ccm einer 0,5 %igen Lokalanästhesielösung.

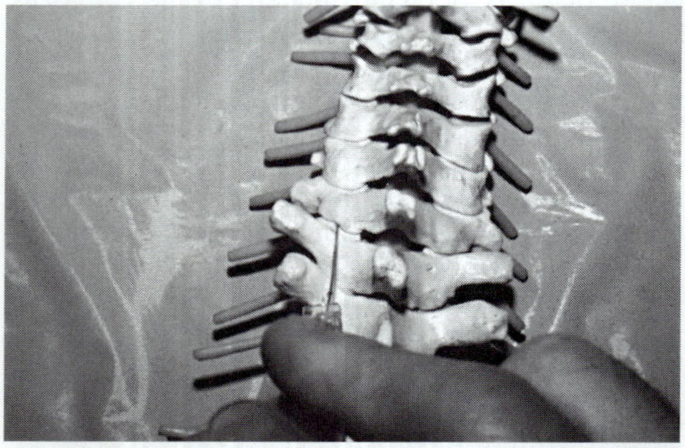

Abb. 8.11 Cervicale Facetteninfiltration. 2 cm paravertebral auf der Mittellinie zwischen den Dornfortsätzen C5/C6 bzw. C6/C7. Die Nadel wird bis zur dorsalen Gelenkkapsel (Knochenkontakt) vorgeschoben.

Verhalten nach der Injektion

Das Verhalten nach der cervicalen Facetteninfiltration entspricht dem nach cervicaler Spinalnervenanalgesie.

8.3.4 Triggerpunktinfiltrationen

Mit der therapeutischen Lokalanästhesie von Arealen, die nicht in unmittelbarer Nähe der Halswirbelsäule liegen, erfaßt man insbesondere die sekundären Schmerzen (siehe Kapitel 1.6.6) im Schulter-/Nackenbereich. Bevorzugte Ort sind die Muskelansätze des Trapezius, des Deltoideus und der Romboidei. Bei Occipitalneuralgien hat sich die lokale Injektion am oberen Trapeziusrand mit einem Lidocain-Cortisonkristallsuspensionsgemisch bewährt. Durch Infiltration der Schulter-/Nackenmuskeln, insbesondere am oberen Trapeziusrand und im Bereich der Musculi romboidei mit Lidocain oder ähnlich wirkenden Lokalanästhetika, kann man im Zusammenhang mit einer leichten Streichmassage die schmerzhaften Muskelverspannungen lösen. Es werden 1–2 ml niedrig konzentriertes Lokalanästhetikum (Lidocain 0,5 %ig, Bupivacain 0,125 %ig) injiziert (*Meyer*, 1987).

Eine direkte Ausschaltung der Reizquellen im Bewegungssegment ist durch diese Behandlungsform jedoch nicht möglich. Auch erscheint die lokale Muskelinfiltration sinnlos, wenn es sich um ein peripheres Projektionsschmerzfeld des dorsalen Spinalnervenastes handelt.

Bei der kombinierten Injektionsbehandlung bieten sich Muskel- und Muskelansatzinfiltrationen als Alternative oder ergänzend zu cervicalen Spinalnervenanalgesien und cervicalen-epiduralen Injektionen an.

8.4 Spezielle Therapie von Schmerzen an der Halswirbelsäule

8.4.1 Lokale Schmerzsyndrome an der Halswirbelsäule

Definitionsgemäß sind die Schmerzen beim lokalen HWS-Syndrom auf die Halsregion beschränkt, d. h., es erfolgt keine Ausstrahlung in den Arm oder in den Kopf.

> Schmerzen beim lokalen Cervicalsyndrom werden dort empfunden, wo sie auch entstehen. Es handelt sich somit um ein **nozizeptorbestimmtes Krankheitsbild**.

Betroffen sind die Nozizeptoren in den Kapseln der Wirbelgelenke, am hinteren Längsband und an den Prozessus uncinati. Sekundär werden Nozizeptoren der Muskelansätze und der Muskeln selbst im HWS-Bereich mit einbezogen. Ursachen sind Segmentlockerungen und Funktionsstörungen der cervicalen Bewegungssegmente.

Es handelt sich um Schmerzen, die allein durch positionsabhängige Schulter-/Nackenschmerzen, Muskelverspannungen und Bewegungseinschränkungen der Halswirbelsäule charakterisiert sind. Die Symptome können akut einsetzen, etwa durch die abrupte Drehbewegung des Kopfes, aber auch schleichend ohne besondere Ursache. Häufig werden Unterkühlung und Zugluftseinwirkung in der Anamnese angegeben. Bei der Untersuchung kann der Patient seine Schmerzausgangspunkte ziemlich genau lokalisieren. Sie liegen im Versorgungsgebiet der Ramus dorsales am oberen Trapeziusrand, vom Occiput bis zum Acromioclavikulargelenk, wenn die kranialen Segmente der HWS betroffen sind.

Bei einer Irritation der unteren cervicalen Bewegungssegmente kann **eine neuralgiebestimmte Komponente** hinzu kommen, wenn **Schmerzen zwischen den Schulterblättern** angegeben werden, die durch den Ramus dorsalis vermittelt sind. Neben den typischen Schmerzpunkten findet sich ein mehr oder weniger ausgeprägter Hartspann der gesamten Schulter-/Nackenmuskulatur mit Bewegungseinschränkung der HWS. Bei akuten Schmerzsyndromen wird sofort über die motorische Reaktion eine Schonhaltung mit leichter Kopfvorneigung und Rotation eingenommen. Diese Haltung sollte nicht durchbrochen werden, weil sie einen Schutzreflex darstellt um eine weitere Irritation der Nozizeptoren zu verhindern.

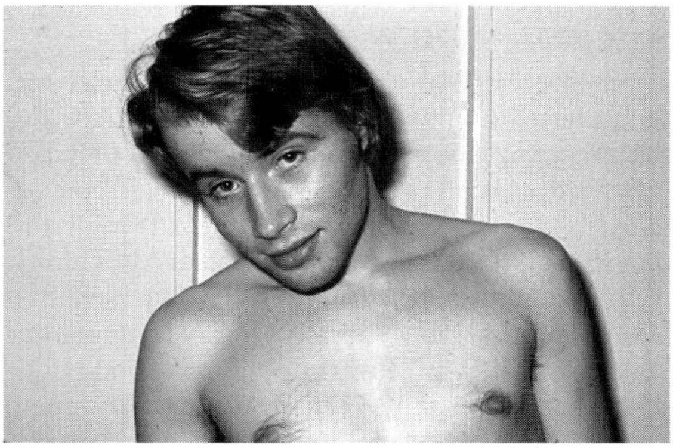

Abb. 8.12 Akute lokale Schmerzen an der Halswirbelsäule mit typischer Schonhaltung: Kopfvorneigung und Rotation. Diese Haltung sollte nicht durchbrochen werden, weil sie einen Schutzreflex darstellt und eine weitere Irritation der Nozizeptoren verhindern soll.

8.4.1.1 Schmerztherapie beim akuten lokalen Cervicalsyndrom

Die Schmerzen müssen sofort behandelt werden, um einen Chronifizierungsprozeß zu vermeiden. Peripher wirkende Analgetika sollen Nozizeption und Schmerzweiterleitung schon am Entstehungsort blockieren. Zum Einsatz kommen in erster Linie NSAR (s. Seite 57), gegebenenfalls als Infusion. Parallel dazu empfehlen sich lokale Infiltrationen der Wirbelgelenke, Facetteninfiltrationen sowie der Muskelansätze am Occiput, Schulterblattrand und am Acromioclavikulargelenk. Hinzu kommen Kälteanwendungen in der Akutphase, Wärmeanwendungen bei längerdauernden Beschwerden. Ergänzend erfolgen je nach Schwerpunkt der Symptomatik manuelle Therapie mit Traktion in Richtung der Entlastungshaltung, vorübergehendes Tragen einer Halskrawatte, um schmerzauslösende Kopfstellungen, vor allem nachts zu verhindern, begleitende psychologische Therapie sowie das Haltungs- und Verhaltenstraining der Rückenschule von Anfang an.

Gerechtfertigt sind alle Verfahren, die dem Patienten den akuten Schmerz nehmen und seinen Lebensrhythmus nicht stören, d. h. er sollte nachts schlafen können und seinem Tagesgeschäft – wenn auch etwas eingeschränkt – nachgehen können. Unter diesem Aspekt entfallen alle Verfahren, die eine allgemeine Dämpfung bewirken (zentrale Analgetika) oder Bettruhe zur Grundlage haben. Im Vordergrund stehen lokale Anwendungen im Nozizeptorbereich.

Der behandelnde Arzt sollte Methoden anwenden, die er am besten beherrscht und die die genannten Voraussetzungen erfüllen.

Tabelle 8.3 Schmerztherapie beim akuten Cervicalsyndrom.

- Analgetika (NSAR)
- Halskrawatte (nachts)
- Kälte (Wärme)
- Lokale Infiltrationen (Triggerpunkte, Facetteninfiltrationen)
- Manuelle Therapie (Traktion)

8.4.1.2 Schmerztherapie beim chronischen lokalen Cervicalsyndrom

Eine **Chronifizierung** kündigt sich an, wenn die Schmerzen über Wochen und Monate anhalten. Da die Patienten vor allem nachts keine Ruhe finden, treten schon bald psychische Begleiterscheinungen auf. Der Schmerz ändert seinen Charakter und ist im weiteren Verlauf ständig vorhanden. Aus den zunächst punktuellen Schmerzen am Hinterhaupt und zwischen den Schulterblättern entwickelt sich ein diffuser Schmerz, der sich über die gesamte Schulter-/Nackengegend erstreckt. Die dauernde Anspannung des Trapezius, Levator scapulae und der Musculi rhomboidei führt zu Insertionstendopathien am Occiput, am oberen Schulterblattrand und am Acromioclavikulargelenk. Da die Schulter über die proximalen Extremitätenmuskeln sekundär in den Prozeß mit einbezogen wird, kommt es auch hier im Rahmen der Chronifizierung zu Schmerzen, die sich u.U. verselbständigen können.

Die vegetative Reaktion (7) wird in erster Linie durch den Halsgrenzstrang des Sympathikus vermittelt, der in der Unkovertebralregion irritiert wird. Die vegetative Reaktion macht sich mit lokalen Parästhesien, Durchblutungsstörungen sowie Wärme-/Kältegefühl bemerkbar.

Wenn die Schmerzen beim Cervicalsyndrom über Wochen und Monate anhalten, ändern sich die klinische Symptome und ihre psychischen Begleiterscheinungen. Letztere treten in den Vordergrund und erfordern eine bevorzugte Behandlung. Im Vordergrund der Therapie stehen Wärmeanwendungen, Bewegungsübungen und lokale Infiltrationen der Schmerzausgangspunkte. Mit der Applikation von Analgetika sollte man bei chronischen Schmerzzuständen zurückhaltend sein.

Beim chronischen Cervicalsyndrom gilt es in erster Linie, den Circulus vitiosus Schmerz-Muskelverkrampfung-Fehlhaltung-Schmerz von der muskulären Seite her zu durchbrechen. Geeignet hierfür sind Massagen, Elektrotherapie, Infiltrationen des Muskels mit einem Lokalanästhetikum und allgemeine muskelentspannende Maßnahmen. Hierzu zählt in erster Linie die progressive Muskelentspannung nach *Jacobson* (1938). Die ursprünglich sinnvolle Tonuserhöhung der Muskulatur hat sich im Verlauf eines chronisch-rezidivierenden Cervicalsyndroms über den Circulus vitiosus verselbständigt und ruft seinerseits Schmerzen durch andauernde Muskelanspannung und Insertionstendopathien hervor.

Bewegungsprogramm

Zum Bewegungsprogramm (BISFR, s. Kap. 6)) beim chronischen Schmerzsyndrom der Halswirbelsäule gehören alle Bewegungen, die sich entfernt von der Halswirbelsäule abspielen und möglichst keine axialen Erschütterungen des Achsenorgans hervorrufen. Dazu zählen vor allem Standradfahren, Schwimmen aus der Entlastungshaltung und alle gymnastischen Übungen in Rückenlage bzw. im Schrägsitz. Laufen und Radfahren auf der Straße sind vorerst wegen der damit verbundenen Erschütterungen nicht zu empfehlen. Gleiches gilt für Haus- und Gartenarbeit, weil hier unwillkürlich kurzfristig Rückneigungs- und Rotationsbewegungen der Halswirbelsäule auftreten.

Bei Eintritt in die 2. Stufe des BISFR-Programmes ist bei allen Sportarten mit Überkopfbewegungen Vorsicht geboten: Tennis, Volleyball, Badminton. Beim Tennis kann man z. B. zunächst wieder mit dem Grundlinienspiel, ohne Aufschläge beginnen. Genaue Anweisungen gibt der Sportphysiotherapeut.

Psychologische Komponenten beim chronischen Cervivalsyndrom

Bei chronischen Schmerzen, die von der Halswirbelsäule ausgehen, wirken mehrere psychische Faktoren zusammen:

Da das Krankheitsgeschehen sich in unmittelbarer Nähe des zentralen Nervensystems abspielt, tritt bei den Patienten erhöhte Besorgtheit und Ängstlichkeit ein. **Katastrophisierende Kognitionen**, wie Gedanken an dauernde Behinderung und drohende Querschnittslähmung kommen auf. Diese werden noch verstärkt, wenn der Arzt Röntgenbilder mit Knochenausziehungen oder – noch gravierender – MRT-Abbildungen mit dorsalen Protrusionen zeigt, die auf das Rückenmark drücken oder drücken können.

Es ist eine wichtige Aufgabe des Arztes in der Anfangsphase, die pathologisch-anatomischen Zusammenhänge möglichst anhand eines Modelles zu erläutern, auf den vorübergehenden Charakter des Leidens mit dem positiven Ausgang zur wohltuenden Teilversteifung der Wirbelsäule im Alter hinzuweisen. Er muß deutlich machen, daß Querschnittslähmungen durch degenerative Veränderungen der Halswirbelsäule mit Protrusionen und spondylotischen Ausziehungen praktisch nicht vorkommen. Das cervicomeduläre Syndrom mit Rückenmarkskompression zählt zu den absoluten Ausnahmen im Rahmen degenerativer Wirbelsäulenerkrankungen und sollte bei Patienten mit chronischem Cervicalsyndrom nicht erwähnt werden.

Umgekehrt ist auch ein **Bagatellisieren** bzw. Nicht-Beachten der Schmerzen und schmerzauslösenden Faktoren nicht angebracht. Die sensibilisierten Nozizeptoren in der Schulter-/Nackengegend werden schon bei geringen Fehlhaltungen mit Rückneigung und Rotation gereizt. Eine primäre Beteiligung psychischer Komponenten kann ausgeschlossen werden, wenn Patienten nachts dadurch aufwachen, daß ihr Kopf unwillkürlich eine Haltung eingenommen hat, die zu einer Hyperlordose und Rotation der Halswirbelsäule führt.

Beim chronischen Cervicalsyndrom spielt der durch Streßeinwirkung modulierte Circulus vitiosus von Schmerz und Muskelkontraktion eine wichtige Rolle. Patienten berichten häufig von einer Schmerzintensivierung bei beruflicher oder privater Streßbelastung. Die verstärkten Schmerzen werden dann in der Nackenmuskulatur und aufsteigend als Spannungskopfschmerzen erlebt. Die erhöhte Häufigkeit von Nacken- und Kopfschmerzen, zusammen mit der verminderten Leistungsfähigkeit in Belastungssituationen führt oft zu einer Steigerung der Depressivität. Zur Vorbeugung bzw. Unterbrechung dieser Entwicklung muß rechtzeitig die Teilnahme an einem muskulären Entspannungsprogramm eingeleitet werden.

Wenn der pathologische Muskeltonus nachgelassen hat, sind entsprechende vorsichtige Bewegungsübungen im schmerzfreien Bewegungsspielraum angebracht. Durch ein entsprechendes Training der Haltung und Verhaltensweise im Rahmen der Rückenschule sind alle Bewegungen und Haltungen unbedingt zu vermeiden, die zu einem erneuten nozizeptiven Input führen könnten. Hierzu zählen beim chronischen Cervicalsyndrom in erster Linie Reklinations- und Rotationsbewegungen der Halswirbelsäule. Auch Unterkühlungen der Schulter-/Nackengegend und psychische Anspannungen können den Chronifizierungsprozeß aufrecht erhalten.

Tabelle 8.4 Schmerztherapie beim chronischen Cervicalsyndrom.

- Wärme
- Lokale Injektionen
- Bewegungstherapie
- Rückenschule
- Progressive Muskelentspannung
- Bewegungsprogramm (BISFR)

8.4.2 Schmerztherapie beim Cervicobrachialsyndrom

Ausstrahlende Schmerzen in den Arm, die einem Dermatom zuzuordnen sind, sprechen für ein **neuralgiebestimmtes Krankheitsbild**. Es ist in erster Linie der Ramus ventralis des Spinalnerven betroffen. Das cervico-brachiale Syndrom wird entweder durch einen Diskusprolaps oder durch harte, knöcherne Konstriktionen am Prozessus uncinatus hervorgerufen. Knöcherne Bedrängungen sind wesentlich häufiger. Klinische Bedeutung erlangt die Kombination Segmentlockerung und unkovertebraler Osteophyt.

Die **klinischen Symptome** setzten in der Regel allmählich ein und werden durch eine positionsabhängige, dermatombezogene Brachialgie bestimmt. Die afferenten Fasern im Spinalnerven müssen erst zu Nozizeptoren umfunktioniert werden. Charakteristisch ist der nächtliche Schmerz, der mit Ameisenkribbeln und Taubheitsgefühl im Dermatom einhergeht. Typisch ist ein chronisch-rezidivierender Verlauf. Durch äußere Einwirkungen (Beschleunigungsverletzung der Halswirbelsäule) Haltungskonstanz in ungünstiger Stellung (Schreibtischarbeit, Fernsehen), kann das Syndrom akzentuiert werden.

Beim C6-Syndrom erfolgt eine Ausstrahlung der Schmerzen zum Daumen, u.U. mit Abschwächung des Bizepssehnenreflexes. Charakteristisch für das C7-Syndrom ist die Ausstrahlung zum Mittelfinger, u.U. mit Trizepsmuskelschwäche und Abschwächung des Trizepsreflexes mit Daumenballenatrophie. Beim C8-Syndrom erfolgt die Schmerzausstrahlung zur Kleinfingerseite, u.U. mit motorischen Störungen der Fingerbeuger und der Muskeln des Kleinfingerballens.

Die **Chronifizierung** des cervico-brachialen Syndroms ist schon durch das Krankheitsbild als solches gegeben. **Beim CBS handelt es sich um eine primär chronische Erkrankung.** Die Umwandlung eines primär überleitenden Nerven in einen Nerven mit Nozizeptorfunktion bedeutet schon Chronizität.

Je länger der Zustand anhält, um so geringer ist die Chance durch einfache Maßnahmen, wie Manipulation, Traktion oder eine Wurzelblockade das Schmerzgeschehen kurzfristig zu bessern. Die dauernde Irritation des Nerven führt zu sekundären Erscheinungen mit motorischer und vegetativer Reaktion. Im Laufe der Zeit treten zentrale Veränderungen der Schmerzwahrnehmung und Schmerzverarbeitung auf, so daß u.U. Charakteristika wie Positionsabhängigkeit und Tages-/Nachtrhythmus verloren gehen und der Schmerz ständig empfunden wird. Psychische Begleiterscheinungen bleiben nicht aus. Wie beim lokalen Schmerzsyndrom macht sich die Chronifizierung auch durch sekundäre Muskelverspannungen, Insertionstendopathien und Fehlhaltungen in der Schulter-/Nacken-/Armregion bemerkbar.

Die Schmerztherapie beim Cervicobrachialsyndrom richtet sich nicht nur auf die periphere Nozizeption, sondern auch auf die Schmerzweiterleitung und Schmerzverarbeitung.

Im Mittelpunkt der Schmerztherapie beim Cervicobrachialsyndrom steht die lokale Injektionsbehandlung mit cervicalen Spinalnervenanalgesien. Sowohl beim akuten als auch beim chronischen cervicalen Wurzelreizsyndrom ist es sinnvoll, den Schmerzausgangspunkt am Foramen intervertebrale bzw. in der Unkovertebralregion direkt anzugehen.

Um den Chronifizierungsprozeß an der Spinalnervenwurzel aufzuhalten bzw. zu durchbrechen, sind tägliche Spinalnervenanalgesien (auch am Wochenende) in den ersten 10 Tagen erforderlich. Im Anschluß an die Injektion ist wenigsten für 1/2 bis 1 Stunde eine entlastende Lagerung, am besten in der Glisson Extension einzunehmen. Das weitere Programm wird ergänzt durch Physiotherapie mit Übungen aus der Entlastungshaltung, Elektrotherapie, Wärmeanwendungen und Übungen zur progressiven Muskelentspannung. Die lokale Injektionsbehandlung umfaßt neben der cervicalen Spinalnervenanalgesie im betroffenen Segment auch Infiltrationen der sekundären Schmerzausgangspunkte, wie z. B. am Schulterblattrand, am Occiput und am Musculus deltoideus. Auch die Akupunktur hat sich beim Cervicobrachialsyndrom bewährt.

Die **ambulante** Behandlung beginnt wie üblich mit der eingehenden Untersuchung und Diagnosestellung am ersten Tag. Sofern die Diagnostik abgeschlossen ist und der Patient ausreichend informiert wurde, sollte schon am ersten Tag eine Spinalnervenanalgesie cervical (SPAC) zum Einsatz kommen. Diese wird dann an den nächsten Tagen täglich durchgeführt. Jeweils im Anschluß folgen Physiotherapie (PT), Wärmeanwendungen, Glissonextension (Gli) und Elektrotherapie. Wegen der starken Chronifizierungstendenz steht schon am Anfang beim CBS und CCS die Einführung zur Schmerzbewältigung (Einf. SP) mit nachfolgenden Einheiten zur progressiven Muskelentspannung (PM). Je nach Beschwerdeentwicklung reduzieren sich die invasiven Maßnahmen auf einen 2–3tägigen Abstand.

Bei gravierenden Krankheitsbildern mit erheblichen Schmerzen erfolgt die Behandlung für etwa 10–14 Tage stationär. Das **stationäre** Behandlungsschema ist in Abb. 8.14 wiedergegeben.

Anfangs ist es durchaus angebracht, zwei Infiltrationsbehandlungen pro Tag durchzuführen:

Morgens eine cervicale Spinalnervenanalgesie bzw. epidurale Injektion, nachmittags eine Triggerpunktinfiltration (Tri), Muskelinfiltration oder Akupunktur (Akp) zur Behandlung der sekundären Krankheitserscheinungen. Begleitend in den Tagesablauf sind eingebaut:

Physiotherapie, Wärme und Elektroanwendungen, progressive Muskelentspannungen nach *Jacobsen* (1938) und das Haltungs- und Verhaltenstraining im Rahmen der Rückenschule.

Am Ende einer 10–14tägigen Intensivbehandlung eines Cervicobrachialsyndromes ist in der Regel das Schmerzbild soweit gebessert, daß eine operative Dekompression nicht mehr zur Diskussion steht. Die Behandlung wird ambulant, soweit wie möglich in gleicher Weise fortgesetzt,

CCS CBS: ambulant

	MO	DI	MI	DO	FR	SA	SO
1. WOCHE	Aufn Lab Rö Info SpAC	SpAC Gli Pt Einf. SB	SpAC Gli Pt PM	Akp Gli Pt PM	SpAC Gli Pt PM	Akp Gli	SpAC Gli
2. WO	Akp Pt Gli	SpAC Pt PM	Gli Pt PM	SpAC Pt PM	Akp Pt PM	SpAC	
3. WO	Akp Pt	PM Pt	SpAC Pt	PM Pt	Akp Pt		

Abb. 8.13 Konzept der ambulanten Schmerztherapie bei cervicocephalem und cervicobrachialem Syndrom.

CCS CBS: stationär

1	2	3	4	5
MO	**DI**	**MI**	**DO**	**FR**
Aufn	SpAC	Epi	SpAC	SpAC
Lab	Gli	Gli	Gli	Gli
Rö	Pt	Pt	Pt	Pt
	Einf. SB	PM	PM	PM
Info	Akp	Tri	Akp	Tri

6	7	8	9	10
SA	**SO**	**MO**	**DI**	**MI**
SpAC	SpAC	Epi	SpAC	SpAC
Gli	Gli	Gli	Gli	Gli
		Pt	Pt	Info
		PM	PM	PM
		Akp	Tri	E

Abb. 8.14 Konzept der stationären Schmerztherapie bei cervicocephalem und cervicobrachialem Syndrom.

bis die Neuralgiesymptomatik weiter zurückgegangen ist.

Im weiteren Verlauf ist vor allem darauf zu achten, daß nozizeptive Einflüsse wie Fehlhaltungen, Unterkühlung und psychische Belastungen weitgehend vermieden werden.

8.4.3 Therapie cervicaler Kopfschmerzen (Cervicocephales Syndrom, CCS)

Ein cervico-cephales Syndrom ist ein Cervicalsyndrom, das mit Kopfschmerzen, Schwindelerscheinungen, manchmal auch mit Hör-, Seh- und Schluckstörungen einhergeht. Die Kopfschmerzen können durch eine Stimulation von Nozizeptoren im Bereich der Wirbelgelenke, Halsmuskeln und Muskelansätze ausgelöst werden.

Als Störfaktoren kommen Fehlstellungen der Gelenke am Kopf-/Halsübergang, Achsabweichungen der Halswirbelsäule, Verschiebungen der Wirbel gegeneinander und Einengungen der Arteria vertebralis durch laterale knöcherne Ausziehungen an den Prozessus uncinati C4-C7 in Frage. Durch Konvergenz nozizeptiver Afferenzen im Hinterhorn des Rückenmarks bzw. im kaudalen Trigeminuskern kann der Schmerz in das Gesicht ausstrahlen, speziell in die Stirn-, Augen- und Schläfenregion.

Die **klinische Symptomatik** wird durch hartnäckige, chronisch-rezidivierende Kopfschmerzen bestimmt. Die Kopfschmerzen sind neuralgiebestimmt und haben von Anfang an einen chronischen Charakter. Neben den Symptomen des lokalen Cervicalsyndroms bestehen in erster Linie positionsabhängige Kopfschmerzen und Schwindelerscheinungen, die sich bei der Kopfrückneigung und Rotation bemerkbar machen. Wegen der starken Kopfschmerzen wird das Krankheitsbild auch Migraine Cervicale genannt.

Neben den migräneartigen, halbseitigen Kopfschmerzen mit Ausstrahlung bis zur Stirn, gibt es den beidseitigen, allerdings seitenbetonten neuralgischen Nackenhinterkopfschmerz.

Tabelle 8.5 Charakteristika cervicaler Kopfschmerzen.

- Seitenbetonung
- Positionsabhängigkeit
- anfallsweises, kurzfristiges Auftreten
- gleichzeitig bestehende Symptome eines lokalen Cervicalsyndromes.

Nach der Ätiologie und Pathogenese cervicaler Kopfschmerzen richtet sich auch der therapeutische Ansatz. Anders als bei Kopfschmerzen, die direkt im Kopf entstehen und primär mit Analgetika behandelt werden, erreicht man bei cervicalen Kopfschmerzen schon eine Erleichterung durch Haltungsänderung mit leichter Kopfvorneigung. Diese Position wird bei der Krankengymnastik und manuellen Therapie als Ausgangsstellung für weitere Maßnahmen genommen. Hinzu kommen Wärmeanwendungen zur Durchblutungsförderung der Schulter-/Nackenregion, Elektrotherapie und progressive Muskelentspannung.

Entsprechend dem Ausgangspunkt in der Unkovertebralregion der unteren cervicalen Bewegungssegmente sind cervicale Spinalnervenanalgesien bei C7 und C8 in einer Frequenz von 8–10 Injektionen empfehlenswert. Wenn eine Seite bei den Kopfschmerzen betont ist, werden diese Injektionen auf der betroffenen Seite durchgeführt, sonst bei Symmetrie alternativ beidseitig.

Wichtig ist die wohl dosierte Bewegungstherapie im schmerzfreien Bewegungsspielraum der Halswirbelsäule mit entsprechendem Haltungs- und Verhaltenstraining im Rahmen der Rückenschule. Das Behandlungsschema des cervico-brachialen Syndrom ambulant und stationär gilt in den Grundzügen auch für Kopfschmerzen, die von der Halswirbelsäule ausgehen.

8.4.4 Schmerztherapie beim posttraumatischen Cervicalsyndrom

Von Bedeutung für die Schmerztherapie ist die Beschleunigungsverletzung der Halswirbelsäule, das sog. Schleudertrauma.

Das nach einer Beschleunigungsverletzung der Halswirbelsäule auftretende Beschwerdebild wird als **posttraumatisches Cervicalsyndrom** bezeichnet. Das Schleudertrauma stellt nur eine der möglichen Entstehungsursachen dar. Zu den Entstehungsmechanismen beim posttraumatischen Cervicalsyndrom gehören alle Arten von Gewalteinwirkungen, welche zu einer verhältnismäßig starken Verbiegung oder Stauchung der Halswirbelsäule führen.

Die Halswirbelsäule stellt zwischen Kopf und Thorax ein relativ schwaches Bindeglied dar, welches praktisch nach allen Seiten hin frei beweglich ist. Gewaltsame Stauchungen und Verbiegungen der Halswirbelsäule kommen vor beim Sport, wie z. B. Handball, Boxen aber auch bei anderen Gelegenheiten wie z. B. auf der Kirmes oder Rummelplatz.

Wenn der Kopf bei feststehendem Rumpf eine starke Beschleunigung nach dorsal erfährt, kommt es zur Überstreckung der Halswirbelsäule. Die nozizeptiven Felder im Bereich der Wirbelgelenkkapseln, vor allem der unteren cervicalen Bewegungssegmente, erfahren eine starke Irritation. Unter Umständen kommt es auch zu einer Kompression der Nervenwurzeln in den Foramina intervertebralia. Es resultieren Schulter-/Nackenbeschwerden, zum Teil mit Ausstrahlungen in den Arm. Charakteristisch für das posttraumatische Cervicalsyndrom ist ein beschwerdefreies Intervall zwischen Verletzung und dem Auftreten der ersten Symptome. Ein posttraumatisches cervico-cephales Syndrom tritt z. B. als hartnäckiger Hinterkopfschmerz mit Occipitalisneuralgien in Erscheinung.

Im Mittelpunkt der **Schmerztherapie** beim akuten posttraumatischen Cervicalsyndrom stehen Kältepackungen, Ruhigstellung und Analgetika. Besonders wenn eine unfallbedingte Schädigung mit Regreßansprüchen ursächlich war, besteht eine starke Chronifizierungstendenz. Man sollte deswegen auf jeden Fall die Halskrawatte so bald wie möglich absetzen und Bewegungsübungen verordnen. Manipulationen mit stärkeren Bewegungsexkursionen sind nicht angebracht, da dadurch das Distorsionstrauma mit Lockerung des Bewegungssegmentes aufrecht erhalten wird.

8.4.5 Psychologische Komponenten beim posttraumatischen Cervicalsyndrom

Die Besonderheit bei Schmerzen nach einem Posttraumatischen Cervicalsyndrom besteht darin, daß hier – anders als bei degenerativen Erkrankungen – ein Unfall stattgefunden hat, den der Patient kausal mit dem Erleben seiner Beschwerden verbindet. Damit kommt der evaluativen Komponente des Schmerzerlebens eine besondere Bedeutung zu. Vielfach wurde der Unfall auch als psychisches Trauma erlebt; auch daraus ergeben sich Veränderungen für die einsetzende Schmerzwahrnehmung und eine erhöhte Gefahr der Chronifizierung. Respondente Prozesse können als Folge des erlebten Unfalltraumas zur Intensivierung der Schmerzwahrnehmung führen.

Die evaluative Schmerzdimension

Bei Schmerzen nach einem traumatischen Ereignis spielt die evaluative Dimension der Schmerzwahrnehmung eine besondere Rolle. Sie bezieht sich auf die Interpretation und Einschätzung des Schmerzes: Je nach der Situation der Schmerzwahrnehmung und den vorausgegangenen Erfahrungen mit Schmerzen können gleich intensive Schmerzwahrnehmungen unterschiedlich erlebt werden. Der heftige Schmerz nach dem Stoßen des Ellenbogens wird im allgemeinen als wenig bedrohlich erlebt, da aufgrund der Erfahrungen mit einem raschen Abklingen ohne Schädigung gerechnet wird.

Für die nach einer Beschleunigungsverletzung eintretenden Schmerzen in der Hals- und Nakkenmuskulatur oder Kopfschmerzen hat der Betroffene zunächst keine Erfahrungswerte, die eine angemessene Einschätzung ermöglichen; da für den Betroffenen das Ausmaß organischer Schädigung als Ursache dieser Schmerzen nicht einschätzbar ist, können sie als bedrohlicher empfunden werden als gleichstarke Kopfschmerzen etwa nach Nikotin- oder Alkoholkonsum.

Respondente Prozesse

Bei Unfallverletzungen spiele Prozesse des respondentem Lernens eine erhebliche Rolle. Diese Prozesse können auch beim posttraumatischen Cervicalsyndrom eintreten. Alle Stimuli, die mit dem schmerzhaften Erleben räumlich und zeitlich verbunden sind, können die Funktion eines konditionierten Reizes für Schmerzen der HWS übernehmen. Dafür kommen insbesondere die Stimuli in Frage, die im Moment des Unfalles anwesend waren: meist also Autos, Straßen, Verkehrssituationen. Aber auch alle anderen Reize, die mit der weiteren Entwicklung des Schmerzes einhergegangen sind (etwa Körperhaltungen, soziale Situationen) können zu konditionierten Reizen werden.

Operante Prozesse

Zusätzlich können – wie bei allen Chronifizierungsvorgängen – auch operante Vorgänge zur Stabilisierung von Schmerzen bei einem Posttraumatischen Cervicalsyndrom beitragen. Schon das Tragen einer Halskrawatte als Orthese sichert dem Patienten eine hohe soziale Aufmerksamkeit, die durch Schilderungen des Unfallgeschehens und dessen subjektiven Folgen sicher noch erhöht werden kann. Für eine Person, der sonst eher wenig soziale Aufmerksamkeit zuteil wird, kann dies ein erheblicher Faktor für die Stabilisierung des Schmerzverhaltens bedeuten.

Psychologische Folgen von Verkehrsunfällen

Psychische Folgen von Unfällen können zum Schmerzerleben beitragen, denn die bislang gesicherten psychischen Veränderungen nach Unfällen entsprechen in wichtigen Punkten den psychologischen Prädiktoren für die Chronifizierung von Schmerzen. Systematisch in prospektiven Studien erhobene Daten zu psychischen Folgen von Verkehrsunfällen liegen zu drei Bereichen vor: Zu phobischen Symptomen, zu depressiven Symptomen und zu posttraumatischen Belastungsstörungen.

Phobische und depressive Symptome als Unfallfolge

Phobien sind unangemessen starke Angst- oder Furchtreaktionen auf ein deutlich definiertes Objekt. Die phobische Symptomatik geht einher mit aktivierten Reaktionen des vegetativen Nervensystems (u.a. Steigerung der Pulsfrequenz, der Atemfrequenz, des Muskeltonus) und unterschiedlichen Formen des Vermeidungsverhaltens gegenüber dem Objekt der Phobie. Phobien nach Autounfällen mit Schleudertrauma können die Form von Reisephobien, Fahrphobien, Unfallphobien haben. Sie können sich so äußern, daß der Betroffene entweder gar nicht mehr Autofahren will, nur als Beifahrer oder nur noch mit einem Beifahrer ein Auto nutzt. Phobien können zu einer unangemessen vorsichtigen Fahrweise führen oder eine vollständige Vermeidung bestimmter Verkehrssituationen (Dunkelheit, Regen, Nebel) bewirken. Untersuchungen zur Prävalenz von Unfallphobien ergaben, daß zwischen 15% und 30% der Unfallopfer ein bis sechs Jahre nach dem Unfall unfallphobische Symptome zeigen (*Mayou* et al., 1991, 1993).

Depressive Symptome treten nach Verkehrsunfällen bei zwischen 10% und 20% der Unfallopfer auf (*Malt*, 1988; *Mayo* et al., 1993). *Frommberger* et al. (1997) weisen darauf hin, daß die Häufigkeit depressiver Syndrome bei den Patienten deutlich höher liegt, die sich wegen eines Rechtsstreits oder bei Schmerzsyndromen psychologisch begutachtet werden. Die hier gefunden Werte liegen zwischen 25% und 40%.

Posttraumatische Belastungsstörung

Spezifischer für das posttraumatische Cervicalsyndrom nach einem Schleudertrauma ist der klinisch-psychologische Begriff der „Posttraumatischen Belastungsstörung". Diese Kategorie wurde 1980 von der Amerikanischen Psychiatrie-Gesellschaft (APA) zur Bezeichnung von Auffälligkeiten des Erlebens und Verhaltens nach traumatischen Erfahrungen in das von ihr herausgegebene Manual zur Klassifikation von klinisch-psychologischen Erscheinungsbildern (DSM-III) als „Posttraumatic stress disorder" aufgenommen. Auch die überarbeiteten Versionen bis zum DSM-IV (1998) beinhalten diese Diagnose. Die WHO hat 1993 diese Kategorie nahezu unverändert in ihr Klassifikationsschema ICD-10 mit der Kennziffer F43.1 übernommen.

Ein Patient erhält diese Diagnose, wenn seine Symptomatik den folgenden Kriterien entspricht:

A) Es hat ein Ereignis (Erlebnis) außerhalb der üblichen menschlichen Erfahrung stattgefunden, das für fast jeden stark belastend wäre.
B) Das traumatische Erlebnis begleitet den Patienten, z. B. durch wiederholte, sich aufdrängende Erinnerungen.
C) Der Patient vermeidet Stimuli, die mit dem Trauma in Verbindung stehen, oder versucht, diese zu meiden.
D) Der Patient zeigt anhaltende Symptome eines erhöhten Erregungsniveaus, z. B.: Ein- und Durchschlafstörungen.
E) Die Symptome dauern mindestens einen Monat an.

Tatsächlich können die Kriterien für diese Diagnose in einigen Fällen für Patienten mit HWS-Beschwerden nach einer Beschleunigungsverletzung erfüllt sein. Das Erleben eines Auffahrunfalles mit Aufprall auf und/oder von anderen Fahrzeugen kann durchaus mit sehr starkem Erschrecken und dem Eindruck akuter Lebensbedrohung verbunden sein. Das Ereignis trifft unerwartet und unvorbereitet ein, möglicherweise ist der Betroffene selbst deutlich sichtbar verletzt, oder andere Verkehrsteilnehmer haben erkennbare Verletzungen. Diese Situation kann als Erleben eines psychischen Traumas gewertet werden. Dieser Sachverhalt kann auch erklären, warum bei vergleichbar intensiver biomechanischer Belastung bei einem Auto-Scooter-Aufprall auf dem Jahrmarkt entsprechende Beschwerden oder Schmerzen nicht berichtet werden (*Castro* et al., 1997).

Psychologische Unfallfolgen und Schmerz beim Posttraumatischen Cervicalsyndrom

Wenn also das Unfallgeschehen als psychisches Trauma erlebt wurde, so ist der Gefahr der Wirkung psychologischer Faktoren auf die Chronifizierung besonders groß.

Respondente Prozesse lassen viele ursprünglich neutrale Stimuli zu angst- und schmerzauslösenden reizen werden. Die bei der Angst- und Schmerzwahrnehmung einsetzende Steigerung der Muskelspannung kann Circulus vitiosus von Schmerz und Muskelkontraktion initiieren und so zur Dauerhaftigkeit der Schmerzwahrnehmung beitragen. Das Schmerzverhalten kann dann durch zahlreiche operante Komponenten (z. B. Aufmerksamkeit, Schmerzensgeld) stabilisiert werden.

Konsequenzen für die Schmerztherapie

Aufgrund der besonderen Gefahr psychologischer Schmerzstabilisierung beim posttraumatischen Cervicalsyndrom kommt hier der Primärprävention der Chronifizierung besondere Bedeutung zu.

Es gilt, beruhigend und ermutigend auf den Patienten einzuwirken, wenn er nach dem Unfall die orthopädische Praxis aufsucht. Es sollte hervorgehoben werden, daß der weitaus größte Teil der Patienten (über 80%) nach 3 Monaten beschwerdefrei ist. Sollten sich innerhalb von 6 Wochen die Beschwerden nicht wesentlich verbessert haben, ist der Einbezug einer psychologischen Begleitbehandlung dringend angeraten, um zu verhindern, daß Schmerzerleben und Schmerzverhalten unnötig das Leben des Patienten dominieren.

9 Schmerztherapie an der Brustwirbelsäule

Akute und chronische Schmerzsyndrome an der Brustwirbelsäule spielen im Vergleich zu denen der Hals- und Lendenwirbelsäule nur eine untergeordnete Rolle. Dies gilt sowohl für die Frequenz als auch für die Schwere der Krankheitserscheinungen. Lediglich 2 % aller schmerzhaften Wirbelsäulensyndrome betreffen die BWS. Selten kommt es einmal zu einer therapieresistenten Wurzelirritation (Intercostalneuralgie), die eine operative Behandlung erforderlich macht.

9.1 Spezielle Neuroanatomie der BWS

Der Wirbelkanal ist im BWS-Bereich relativ eng und verfügt nur über einen schmalen Epiduralraum zwischen Rückenmark und knöcherner Umgebung bzw. Bandscheibe. Die schmalste Stelle liegt zwischen TH4 und TH9.

Neben den eigentlichen Wirbelgelenken gibt es an der BWS noch Wirbelrippengelenke (Vertebracostalgelenke, Costotransversalgelenke), die gegen den unteren Teil der Foramina intervertebralia vorspringen und den Spinalnerv in den freien oberen Abschnitt drängen. Wegen des relativ großen Durchmessers der Foramina intervertebralia kommen osteogene Konstriktionen, wie wir sie z. B. an der HWS kennen, an der BWS kaum vor. Die Foramina intervertebralia finden sich nicht neben den Bandscheiben, wie an der unteren Hals- und Lendenwirbelsäule, sondern auf der Höhe der Wirbelkörper.

Die bei der HWS beschriebene Verschiebung der Rückenmarksegmente gegenüber den dazugehörigen Bewegungssegmenten, setzt sich in der Brustwirbelsäule weiter fort. Zwischen dem 1. und 6. Brustwirbeldorn beträgt die Verschiebung 2, vom 7.–10. Processus spinosus 3 Segmenthöhen. Ventrale Äste des thorakalen Spinalnerven versorgen als Nervi intercostales die Wand des Brustkorbes und zwar die Intercostalmuskulatur, die Costotransversalgelenke, die Pleura parietales und die Haut. Bei Reizung eines dieser thorakalen Spinalnerven entsteht eine sog. Intercostalneuralgie.

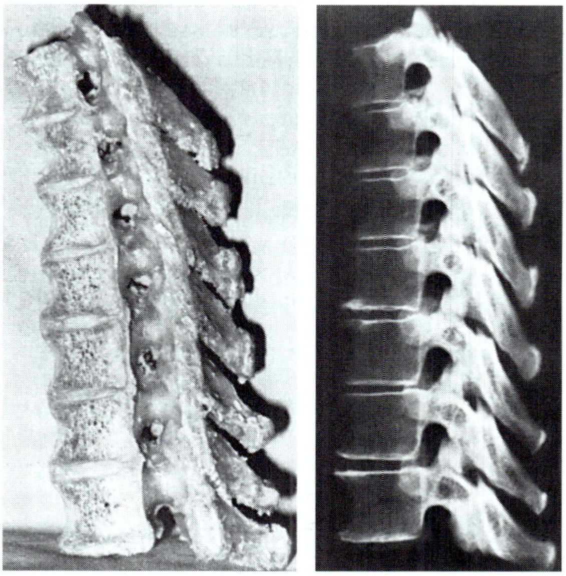

a b

Abb. 9.1a,b Lateraler Sagittalschnitt durch die mittlere Brustwirbelsäule. Die Foramina intervertebralia finden sich nicht neben den Bandscheiben, sondern auf der Höhe der Wirbelkörper.

9.2 Klinische Symptome

Die Symptomatologie der komprimierten thorakalen Spinalnervenwurzel ist durch den gürtelförmigen Schmerz charakterisiert, eventuell mit diskreten Störungen der Algesie, deren Topik sich aus dem Dermatomschema ergibt. Die Abgrenzung der einzelnen Hautbezirke ist im Thorakalbereich aber nicht so eindeutig, wie in den peripheren Extremitätenabschnitten. Ein wichtiges diagnostisches Kriterium für die Intercostalneuralgie durch degenerative Veränderungen ist auch an der Brustwirbelsäule die Positionsabhängigkeit der Beschwerden. Unter Entlastung bzw. Extension lassen die Schmerzen nach. Bei Belastung und bestimmten Körperdrehbewegungen verstärken sie sich. Daraus ergeben sich auch Hinweise für den therapeutischen Ansatz.

Wichtig bei der Therapie ist die Entlastung der thorakalen Bewegungssegmente durch Horizontallagerung. Wärmeanwendungen aller Art werden als wohltuend empfunden, weil sie diesen reflektorischen Hypertonus der Rumpfmuskeln, insbesondere der paravertebralen Rückenstrekker, lösen und die Durchblutung fördern. Ergänzend werden Manipulationen, vorwiegend als Traktion, krankengymnastische Übungen zur Kräftigung der Rumpfmuskeln sowie lokale Injektionen durchgeführt.

Weitaus häufiger als eine Spinalnervenirritation finden sich an der Brustwirbelsäule nozizeptive Afferenzen, die durch Fehlhaltung, Fehlstatik, muskuläre Dysbalancen bzw. segmentale Dysfunktionen oder degenerative Veränderungen ausgelöst werden. Diese können sehr schmerzhafte und therapierefraktäre reflektorische Schmerzsyndrome an der BWS verursachen.

Auch sog. viszerovertebrale Schmerzsyndrome und Schmerzsyndrome bei psychosozialer Problematik können sich an der Brustwirbelsäule manifestieren.

9.3 Spezielle Injektionsbehandlung an der Brustwirbelsäule

KLAUS WOLBER

9.3.1 Anatomische Orientierung

Zur Durchführung der paravertebralen Spinalnervenblockade muß Knochenkontakt mit den Querfortsätzen der thorakalen Wirbelkörper erreicht werden. Da sich die Winkelstellung der Dornfortsätze im Verlauf der BWS ändert, ist auch das topografische Verhältnis zwischen Dorn- und Querfortsätzen unterschiedlich. Zwischen dem 4. und 9. Thorakalsegment liegt der Dornfortsatz knapp unterhalb des Querfortsatzes des darunterliegenden Segmentes. Oberhalb von TH 4 und unterhalb von TH9 liegen diese beiden Korrespondenzpunkte eher angenähert.

In Zentimetern ausgedrückt variiert die topografische Beziehung zwischen Dornfortsatz und Querfortsatz in 2,5 bis 3,5 cm. Zur Durchführung der paravertebralen Blockade des thorakalen Spinalnerven sollte ein aktuelles Röntgenbild zur Orientierung vorliegen.

9.3.2 Thorakale Facettenblockade

Es handelt sich um eine Injektion in das thorakale Intervertebralgelenk. Die Injektion entspricht, wie an der Hals- und Lendenwirbelsäule, einer periartikulären Kapselinjektion. Ziel ist die Blockade der Nozizeption in den thorakalen Wirbelgelenken, die zu einer lokalen, aber auch pseudoradikulären Symptomatik führen können.

Technik

Die thorakale Facettenblockade wird an der kyphosierten BWS durchgeführt. Am besten eignet sich die entspannte Lagerung des Patienten auf dem Kyphosentisch. Die erste Orientierung ist die Oberkante des Dornfortsatzes. Die Einstichstelle liegt etwa 1–1,5 cm paraspinal der Dornfortsatzoberkante. Es muß eine ausreichend lange Kanüle gewählt werden. Beim schlanken Patienten erreicht man die Facette bereits schon nach 3–4 cm, bei adipösen Patienten sollte die Nadellänge mindestens 8 cm betragen. Von der Einstichstelle ausgehend wird die Nadel leicht nach median gerichtet und bis zum Knochen – Kapselkontakt – vorgeschoben. Die Aspiration in 3 Ebenen (4 Uhr, 8 Uhr, 12 Uhr) ist obligat. Pro Segment können 2–5 ml infiltriert werden. Empfehlenswert ist die Mischung eines schnell und eines länger wirksamen Lokalanästhetikums, möglicherweise versetzt mit einem Steroid. Wichtig ist die langsame Injektion, um eine Schmerzreaktion zu vermeiden.

Vor der Injektion des Lokalanästhetikums ist unbedingt Knochenkontakt zu fordern. Ein zu medio-zentrales Abweichen der Kanüle kann zu einer epiduralen oder subarachnoidalen Infiltration führen. Eine tiefe laterale Kanülenlage ohne Knochenkontakt kann eine Spinalnervenblockade, möglicherweise auch einen Pneumothorax hervorrufen.

9.3.3 Costotransversalblockade

Bei der Costotransversalblockade handelt es sich um eine Injektion in das Costotransversalgelenk.

Der Therapeut sollte in der Lage sein, das Rippenwirbelgelenk bzw. die dazugehörige Irritationszone zu palpieren. Die Kenntnis der Stellung des Gelenkspaltes ist Voraussetzung für die exakte Durchführung der Costotransversalgelenksinfiltration. Dies insbesondere, da es sich hier um eine intraartikuläre Injektion handelt. Der Eingangswinkel der Costotransversalgelenke beträgt 40–60°, ausgehend von der Dornfortsatzebene. Aus diesem Grund muß eine genügend lateral liegende Einstichstelle gewählt werden.

Technik

Am kyphosierten Patienten liegt die Einstichstelle 3 Querfinger lateral der Dornfortsatzlinie. Der Intercostalraum sollte in der 2-Finger-Schutztechnik abgeschirmt sein, um eine intrapleurale Nadellage zu vermeiden. In Abhängigkeit von den anatomischen Voraussetzungen des Patienten ist eine Nadellänge von 5–8 cm zu wählen. Die Nadel wird in einem Winkel von 45–60° nach medial bis zum Kapselkontakt vorgeschoben. Bei der intraartikulären Injektion muß die Nadel über den Kapselkontakt hinaus noch um wenige Millimeter vorgeschoben werden. Nach obligater Aspiration empfiehlt sich die Infiltration von 1–2 ml eines Lokalanästhetikums. Auch bei perikapsulärer Nadellage kann durch die Infiltration von bis zu 5 ml der nozizeptive Input blockiert werden.

Spezielle Komplikationen

Die häufigste Komplikation bei der Costotransversalgelenksinfiltration ist zweifelsohne der Pneumothorax, der aber bei entsprechend schonendem Vorgehen (2-Finger-Schutztechnik) vermieden werden kann.

9.3.4 Thorakale Spinalnervenanalgesie

Entsprechend der cervicalen und lumbalen Spinalnervenanalgesie handelt es sich bei der thorakalen Spinalnervenanalgesie um eine Infiltration des Spinalnerven mit seinen abgehenden Ästen am thorakalen Foramen intervertebrale.

Indikationen für diese Injektionsbehandlung stellen alle radikulären und pseudoradikulären Thorakalsyndrome dar, die in der foramino-artikulären Region durch eine Kompression bzw. Irritation des Spinalnerven hervorgerufen werden.

Technik

Bei der thorakalen Spinalnervenanalgesie sollte der Patient entspannt kyphosiert, mit seitlich herabhängenden Armen gelagert werden. Als Orientierung dient eine horizontale Linie, tangential zur Unterkante des Dornfortsatzes.

Die sogenannte Querfortsatzlinie findet sich ca. 3 cm lateral. Um die Einstichstelle für die paravertebrale Spinalnervenanalgesie zu finden, ist die Orientierung am Röntgenbild obligat. Ausgehend vom Schnittpunkt der Horizontallinie, tangential zur Unterkante des Dornfortsatzes und der Querfortsatzlinie, 3 cm paraspinal findet sich die Einstichstelle je nach Höhenlokalisation an der BWS, 2,5–3 cm kranial davon. Primär erfolgt die Lokalisation zur Spinalnervenblockade am Irritationspunkt. Es ist dann die zum Irritationspunkt zugehörige Dornfortsatzspitze, die entsprechend – wie oben genannt – tiefer liegt, aufzusuchen. Von hier aus orientiert man sich ca. 3 cm nach lateral und wiederum 2,5–3 cm kranial, um die optimale Einstichstelle für die Spinalnervenblockade an der BWS zu erreichen (sog. Dreierregel).

Es sollte eine mindestens 8 cm lange Kanüle, je nach anatomischen Voraussetzungen, gewählt werden. Die Kanüle wird senkrecht bis zum Knochenkontakt (Querfortsatz) vorgeschoben. Um den Spinalnerven zu erreichen, muß die Kanüle genügend weit zurückgezogen werden. Sie wird dann in einem Winkel von 10–20° Kaudalneigung am Querfortsatz vorbei, noch ca. 1–2 cm weiter vorgeschoben. Es ist möglich, daß der Patient Parästhesien im Segment angibt. Pro Segment sollten 3–5 ml infiltriert werden, um einen ausreichenden Analgesieeffekt zu erreichen. Auch bei Annäherung der Kanülenspitze bis auf wenige Millimeter, wird durch Diffusion des Anästhesiemittels noch ein optimaler Blockadeeffekt erreicht.

Für den Anfänger ist das gezielte Erreichen des Knochenkontaktes mit dem Querfortsatz oft ein Problem. Beim genauen Betrachten eines thorakalen knöchernen Wirbelsegmentes fällt auf, daß die Prominenz des Querfortsatzes deutlich weiter dorsal liegt, als die Facette. Als Hilfe für den Anfänger bietet sich somit die Facettenblockade zur Orientierung für die Einstichtiefe an, d. h. der Knochenkontakt mit dem Querfortsatz darf nicht tiefer liegen, als der Knochenkontakt mit

Tabelle 9.1 Technik der thorakalen Spinalnervenanalgesie.

1. Orientierung an der Irritationszone
2. Aufsuchen des dazugehörigen Dornfortsatzes (Unterkante)
3. Aufsuchen der Einstichstelle nach der Dreierregel
4. Kontrolle der Einstichstelle durch Orientierung am Röntgenbild
5. Gegebenenfalls Durchführung einer Facettenblockade zur Festlegung der individuellen Einstichtiefe in Korrelation zur Querfortsatzebene

der Facetten. Es darf somit keine paravertebrale Blockade des Spinalnerven ohne vorherigen Knochenkontakt mit dem Querfortsatz durchgeführt werden.

Komplikationen

Auch bei der thorakalen Spinalnervenanalgesie stellt der Pneumothorax durch Verletzung der Pleura pulmonalis die wichtigste Komplikation dar. Der Abstand zwischen Haut und Pleura läßt sich im Computertomogramm ermitteln und steht nach unseren Untersuchungen in Korrelation zum Körpergewicht unter Berücksichtigung der Körperlänge.

9.4 Behandlungsprogramm bei chronischen Schmerzen der Brustwirbelsäule

Grundsätzlich entspricht das Programm dem an der Hals- und Lendenwirbelsäule. Den lokalen Infiltrationen an den Wirbelgelenken bzw. am Spinalnerven sollte physikalische Maßnahmen mit entlastender Lagerung, Physiotherapie, Traktion und Haltungstraining folgen. Wegen der Gefahr des Pneumothorax sollten die Infiltrationen an den thorakalen Facetten, Costotransversalgelenken und am Spinalnerven in einem 3tägigen Rhythmus erfolgen. Die Wahl des Injektionsortes richtet sich nach den im Vordergrund stehenden Symptomen.

10 Schmerztherapie an der LWS

Schmerzen der Lendenwirbelsäule gehen in erster Linie von den beiden unteren lumbalen Bewegungssegmenten L4/L5 und L5/S1 aus. Hier finden sich einerseits die stärksten Form- und Funktionsstörungen aufgrund der besonderen Belastungssituation der unteren Lendenwirbelsäule, andererseits liegen Spinalnerven mit ihren abgehenden Ästen in unmittelbarer Nähe. Miteinbezogen in das Schmerzgeschehen sind in der Regel die Kreuzdarmbeinfugen, die funktionell zu den unteren lumbalen Bewegungssegmenten gehören und über den Ramus dorsalis der Wurzel S1 auch in neurologischer Verbindung stehen. Die besondere topografische Beziehung des muskulo-skelettalen Systems mit dem Nervensystem in dieser Region sind nicht nur für Schmerztherapeuten, sondern auch für Chirurgen von besonderer Bedeutung.

10.1 Spezielle Neuroanatomie der Lendenwirbelsäule

Der lumbale Wirbelkanal ist ventral von Wirbelkörper und Bandscheibe und dorsal vom Ligamentum flavum und von den Wirbelbögen begrenzt. Lateral finden sich die Bogenwurzeln und die Foramina intervertebralia. Der Hohlraum stellt einen Zylinder dar, der mit jeder Rumpfbewegung Form- und Volumenschwankungen zeigt. Kyphosierung, d. h. Rumpfvorneigung, bedeutet Volumenvermehrung, Reklination, d. h. Rumpfrückneigung, bedeutet Einengung des lumbalen Wirbelkanals.

Den Inhalt des lumbalen Wirbelkanals bilden Duralsack, Nervenwurzeln und das peridurale Gewebe. Dieses besteht aus Venen und Fettgewebe, welche die Nervenwurzel umhüllen, so daß sie von den knöchernen Begrenzungen des Wirbelkanals, auch bei extremen Bewegungseinschlägen der LWS, geschont werden.

Die Verschiebung zwischen dem Rückenmarksegment und dem entsprechenden Bewegungssegment an der Wirbelsäule ist im Lendenabschnitt am größten. Dadurch das sich das untere Ende des Rückenmarks mit seiner Spitze nur bis zum 1. bis 2. Lendenwirbelkörper streckt, die Spinalnerven aber weiter kaudal in ihrem zugehörigen Foramen intervertebrale aus dem Wirbelkanal austreten, verlaufen sie eine längere Strecke im Subarachnoidalraum. Hier befinden sie sich vorwiegend lateral, so daß bei medialer Lumbalpunktion und Myelografie sowie transduraler Diskuspunktion keine Verletzungen zu befürchten sind.

Paramediane Protrusionen und Prolapse können zu einer intrathekalen Kompression von Spinalnerven führen und tiefergelegene Wurzelsyndrome hervorrufen. Die Gesamtheit der langen kaudalen Spinalnerven, zusammen mit dem Filum terminale, dem Endfaden des Rückenmarks, der bis zum 2. Steißbeinwirbel reicht, nennt man Cauda equina.

Die Verlaufsrichtung der Nervenwurzel nach Verlassen des Duralsackes richtet sich nach der Höhe des Segmentes. Je weiter die Wurzel nach kaudal ziehen, um so spitzwinkliger ist ihr Abgang aus dem Duralsack. Dadurch finden sich in den lumbalen Bewegungssegmenten jeweils andere topografische Beziehungen zwischen Nervenwurzeln und Bandscheibe. Die Abgangsstelle der Wurzel L4 befindet sich in Höhe des Wirbelkörpers L3. Die Wurzel L5 verläßt den Durasack in Höhe der Unterkante des 4. Lendenwirbels und die Wurzel S1 an der Unterkante des 5. Lendenwirbelkörpers. Ein Prolaps der Bandscheibe L4/L5 bedrängt in erster Linie die Wurzel L5. Die Wurzel L4 ist nur dann betroffen, wenn der Prolaps sehr massiv ist und sich nach lateral bzw. kranial verschiebt, denn die Wurzel L4 verläuft oberhalb der Zwischenwirbelscheibe L4/L5. Im Zwischenwirbelabschnitt L5/S1 können die Wurzeln S1 und L5 auch bei einem kleineren lateralen Prolaps gleichzeitig betroffen sein. Die Spinalnervenwurzel L5 liegt im oberen Abschnitt des Foramen intervertebrale, direkt den äußeren Lamellen der Zwischenwirbelscheibe auf. Der Spielraum der Wurzel L5 im Foramen intervertebrale L5/S1 ist sehr klein. Die lumbalen Nerven-

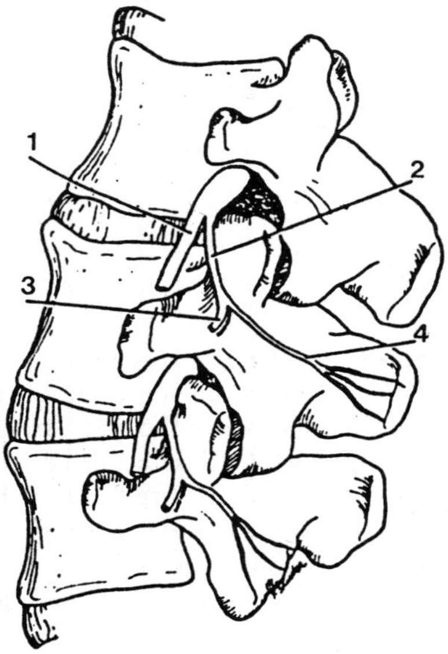

Abb. 10.1 Lumbaler Spinalnerv mit Ramus ventralis und Ramus dorsalis (aus: *Bogduk* u. *Twomey*, 1997).
1. Ramus ventralis des Nervus spinalis für den Plexus lumbalis und sakralis
2. Ramus posterior (dorsalis)
3. Ramus lateralis des Ramus posterior
4. Ramus medialis des Ramus posterior.

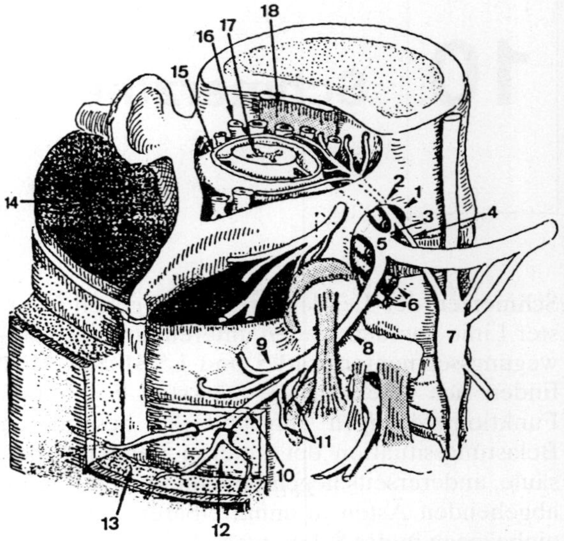

Abb. 10.2 Nervus spinalis (5) mit seinen Ästen (aus: *Bogduk* u. *Twomey*, 1997).
2. Ramus meningeus (recurrens), Nervus sinu-vertebralis)
4. Ramus communicans vom Ramus meningeus zum Truncus sympathicus
7. Truncus sympathicus
8. Ramus posterior des Spinalnerven
9.–13. Äste des Ramus posterior zu Facette, Muskulatur und Haut.

wurzeln werden nur in den beiden unteren Segmenten durch Bandscheiben tangiert. Hier ist die Gefahr einer bandscheibenbedingten Kompression am größten.

Von besonderem Interesse ist die foramino-artikuläre Region mit dem Austritt des Nervus spinalis aus dem Foramen intervertebrale und Aufzweigung in seine Endäste.

Gleich nach seinem Austritt aus dem Foramen intervertebrale teilt sich der Nervus spinalis in einen kräftigen Ramus ventralis, einen etwas dünneren Ramus posterior (dorsalis) und in einen winzigen Ramus sinu-vertebralis. Der Ramus posterior teilt sich in einen Ramus lateralis, der zur Facetten hinzieht und in einen Ramus medialis, der zum Dornfortsatz hinzieht.

Der Ramus recurrens (Ramus meningeus, Ramus sinuvertebralis, s. Abb. 10.2) zieht durch das Foramen intervertebrale zurück in den Wirbelkanal und innerviert dort den rückwärtigen Anteil des Anulus fibrosus des hinteren Längsbandes sowie die Dura.

Aus Abb. 10.2 (Spinalnerv 2) geht hervor, wie dicht in der foramino-artikulären Region der unteren lumbalen Bewegungssegmente die Spinalnerven mit ihren Abzweigungen, Muskeln und Gelenken sowie mit ihren Verbindungen über den Ramus communicans zum Truncus sympathicus zusammenliegen. Nozizeptoren der Gelenkkapseln des hinteren Längsbandes und des Wirbelkörperperiosts liegen dicht neben afferenten Fasern verschiedener Nerven. Form- und Funktionsstörungen des muskulo-skelettalen Systems gegeben durch Bandscheibendegeneration, reaktiven Veränderungen der Gelenkkapsel und Wirbelkörperrandkanten, führen gleichzeitig zur Irritation der dort befindlichen Nozizeptoren und nach längerer Reizung der afferenten Fasern zu Neuralgien. Direkt und indirekt einbezogen ist die vegetative Reaktion über eine Reizung des Ramus communicans vom Ramus meningeus zum Truncus sympathicus und über den spinalen Reflexbogen der Nozizeption (s. Seite 14).

Der foramino-artikulären Region der unteren lumbalen Bewegungssegmente kommt eine besondere Bedeutung bei der Entstehung und Behandlung chronischer Kreuz- und Ischiasschmerzen zu. Es liegt nahe, die dicht beieinanderliegenden nozizeptiven neuralgischen Strukturen auch lokal, z. B. durch Infiltrationen, zu behandeln.

10.2 Basistherapie von Schmerzen an der Lendenwirbelsäule

Eine Reihe allgemeiner therapeutischer Maßnahmen, wie Bettruhe, Wärme, Applikation, Massage und Elektrotherapie, Gabe von Analgetika, greifen in irgend einer Form in den Circulus vitiosus Schmerz-Verspannung-Schmerz ein und führen in leichteren Fällen allein zur Beschwerdefreiheit. Da lumbale Bandscheiben in der Horizontallagerung mit Abflachung der Lendenlordose durch Anwinklung der Hüft- und Kniegelenke am wenigsten belastet sind, empfiehlt sich als Erstmaßnahme die sog. **Stufenlagerung**.

Wärme in Form von Fangopackungen, Heizkissen und Infrarotlicht wirkt schmerzlindernd und baut die Muskelverspannungen ab. Bei sehr starken Schmerzen gibt man zusätzlich Analgetika und Antiphlogistika, wie z. B. Acetylsalicylsäure, Diclophenac, Indometacin, Ibuprofen u.a. Mit Massagen und Elektrotherapie wird beim akuten Lumbalsyndrom erst dann begonnen, wenn die akuten Erscheinungen durch Lagerung, Wärme und Analgetika weitgehend abgeklungen sind. Bei der Elektrotherapie kommen hochfrequente Ströme, niederfrequente Stromarten und Interferenzströme zur Anwendung (siehe Kapitel 4.4.6).

Ultraschall führt zur Auflockerung von Ligamentosen und Insertionstendopathien, besonders im Bereich des Ligamentum interspinosum und der kurzen Rückenmuskeln. Diadynamik entfaltet eine analgetische Wirkung an Nervenwurzeln und Verzweigungen in der Tiefe. Mit der Kurzwelle erreicht man auch tiefergelegene Wirbelsäulenstrukturen.

Die Indikation für eine **manuelle Therapie** ist bei Schmerzen an der Lendenwirbelsäule dann gegeben, wenn eine akut aufgetretene lokale Wirbelgelenksymptomatik, eine Kreuzdarmbeingelenksymptomatik oder eine andere funktionelle Störung im Vordergrund steht. Diese ist durch genaue manuelle Untersuchungstechnik zu ermitteln. Bei intradiskalen Massenverschiebungen, Protrusionen und Prolapsen sollte man mit der manuellen Therapie zurückhaltend sein, da sich durch Manipulationen u.U. die Vorwölbungen verstärken können.

Bei verlagertem Bandscheibengewebe mit noch geschlossenem Anulus fibrosus besteht noch eine gute therapeutische Chance zur Rückverlagerung des Gewebes ins Bandscheibenzentrum durch **Traktion**. Es gibt verschiedene Möglichkeiten, die Wirbelsäule im LWS-Bereich zu strekken, so z. B. durch Aushängen, Anlegen von Dauerzügen am Beckenkamm oder durch eine Streckbandage (*Krämer*, 1997). Die Extensions-

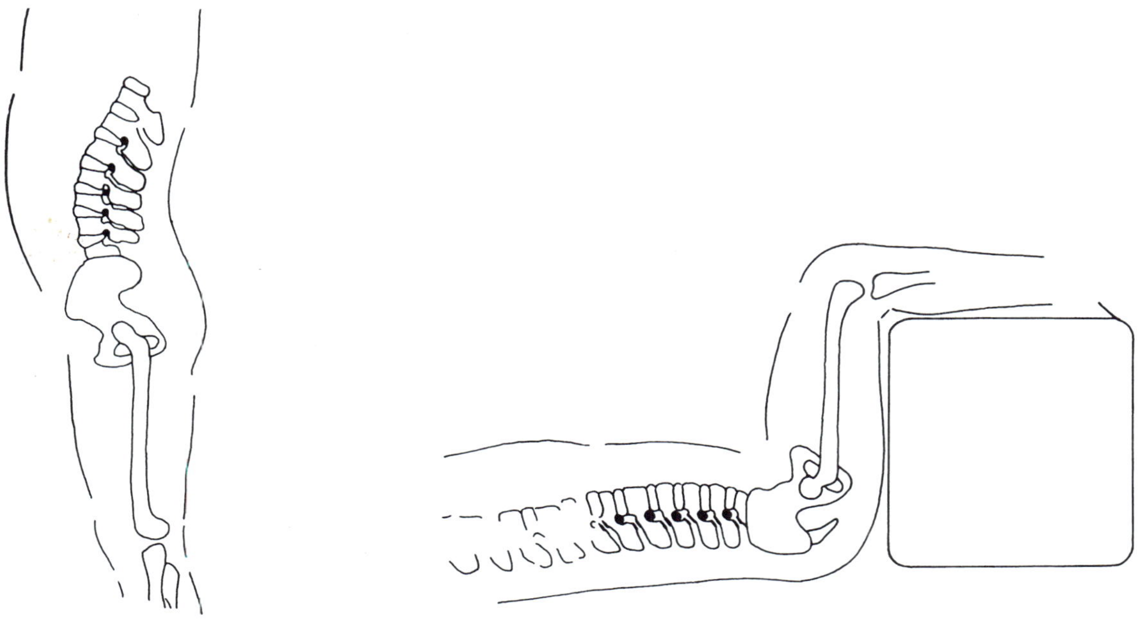

a b

Abb. 10.3 Stufenlagerung: Hüft- und Kniegelenke befinden sich im rechten Winkel und bilden die Form einer Stufe. In dieser Lagerung ist der Ischiasnerv maximal entspannt. Die Lendenlordose ist abgeflacht, dadurch erweitern sich die Foramina intervertebralia, der lumbale Wirbelkanal wird weiter. Die Wirbelgelenkkapsel werden entlastet.

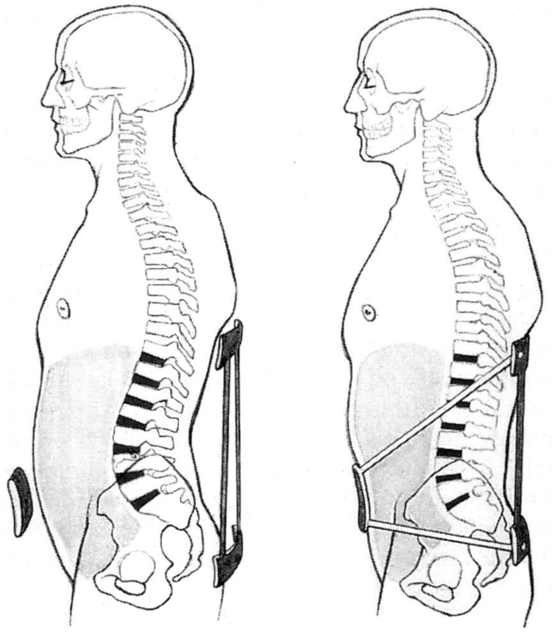

Abb. 10.4 Flexionsorthese zur Behandlung akuter und chronischer Schmerzen im Lumbalbereich, die durch Verschmälerung der dorsalen Bandscheibenhöhe sowie durch Ineinanderschieben der Wirbelgelenke hervorgerufen werden. Diesen Effekt erreicht man durch eine Orthese mit suprapubischer Bauchpelotte, die den Bauch zusammendrückt und mit einem geraden Rückenteil die Lendenlordose abflacht. Durch intraabdominelle Druckerhöhung wird der intradiskale Druck um ca. 30 % erniedrigt.

behandlung mit Schrägbett, Extensionstisch oder Perlgerät ist heute weitgehend durch den handlicheren Flexionswürfel kombiniert mit Wärmetherapie ersetzt worden. Mit dem Flexionswürfel erzielt man die gleiche reponierende Wirkung bei lumbalen Bandscheibenprotrusionen. Das Anpassen dieses orthopädischen Hilfsmittels mit individueller Einstellung der Kantenlänge je nach Behandlungsfortschritt erfolgt durch den Arzt in Abhängigkeit vom klinisch-neurologischen Befund, der regelmäßig überprüft werden muß.

Bei akuten und chronischen Schmerzen an der Lendenwirbelsäule, die durch intradiskale Massenverschiebungen und durch hyperlordotische Einstellung der Wirbelgelenke hervorgerufen werden, nutzt man die stützende und korrigierende Funktion von **Flexionsorthesen**. Indikationen ergeben sich bei postoperativer Segmentinstabilität, z. B. nach der Diskotomie, perkutane Nukleotomie und Chemonukleolyse. Aber auch die degenerative Lockerung mit Sinterung in den hinteren Anteiles des Bewegungssegmentes stellt eine Indikation für lordoseabflachende Orthesen dar. Die Orthesen sollten durch intraabdominelle Druckerhöhung das Bewegungssegment entlasten und die Lordose der Lendenwirbelsäule abflachen. Mit der Abflachung der Lendenlordose kommt es zur Erweiterung der Zwischenwirbellöcher und des Wirbelkanals.

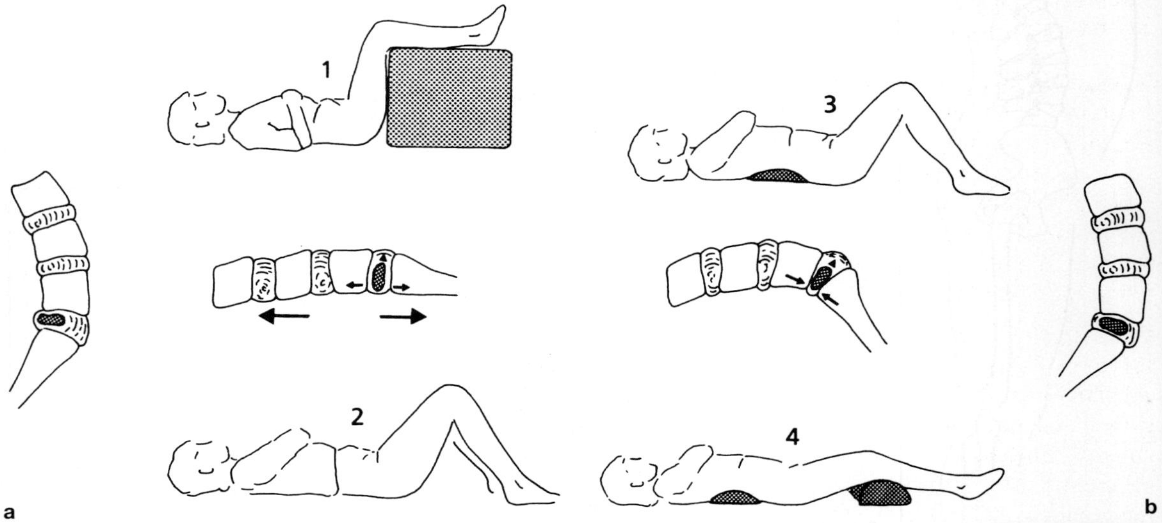

Abb. 10.5 Krankengymnastik/Physiotherapie bei akuten Lumbalsyndrom: Zunächst Übungen aus der Entlastungshaltung mit 90° gebeugten Hüft- und Kniegelenken. Im weiteren Verlauf mit Abnahme der Beschwerden Übergang zu Übungen aus der physiologischen Lordose.

Bei der **Krankengymnastik/Physiotherapie** erreicht man eine Schmerzlinderung durch axiale Traktion, die in der Regel die entspannende Stufenlagerung zur Grundlage hat. Bei akuten Schmerzen ist es ohnehin nur möglich, aus dieser Haltung heraus zu arbeiten. Nach Abnahme der Beschwerden werden zunehmend andere Ausgangsstellungen eingenommen, bis die normale Lordose wieder erreicht ist.

In diesen Ausgangsstellungen versucht der Patient wieder normale Bewegungsabläufe durchzuführen und dabei die betroffenen Wirbelsäulenbereich zu stabilisieren.

Bewegungsprogramm (BISFR) an der Lendenwirbelsäule

Die Rückenschulregel Nr. 1 lautet: „Du sollst dich bewegen“. Dementsprechend sind alle Arten von Bewegung angebracht, welche dem BISFR-Prinzip keine Rückenschmerzen provozieren. Im Mittelpunkt des Bewegungsprogrammes bei chronischen Rückenschmerzen stehen die wirbelsäulenfreundlichen Geradeaussportarten wie Schwimmen, Laufen, Radfahren. Aber auch andere Bewegungsmuster, die ohne Hohlkreuz- bzw. Rundrückenbildung mit Rotationsbewegungen einhergehen, sind geeignet. Damit die Bewegungen auch täglich regelmäßig durchgeführt werden, sollten im individuellen Programm die Bewegungsarten empfohlen werden, die der Patient selbst auch als seine Lieblingssportart bei der Erstanamnese aufgeführt hat.

Psychologische Komponenten bei Schmerzen an der LWS

Schmerzen an der Lendenwirbelsäule treffen den Patienten meist überraschend im mittleren Lebensalter zu einem Zeitpunkt intensiver Aktivität und Schaffenskraft. Zur Vorbeugung der Chronifizierung muß dem erschrockenen und stark beunruhigtem Patienten die meist unnötige Sorge um einen gravierenden Verlauf der Beschwerden genommen werden.

Deshalb steht am Anfang der Therapie von akuten und chronischen Rückenschmerzen das ausführliche Aufklärungsgespräch mit Demonstrationen der pathologisch-anatomischen Veränderungen am Modell oder an Schaubildern. Entscheidend ist der Hinweis auf die Gutartigkeit des Leidens. Die Beschwerden haben im Normalfall vorübergehenden Charakter und gute spontane Heilungschancen. Aufwendige Eingriffe sind nur in einem verschwindend geringem Prozentsatz notwendig. Nur 0,25% aller Lendenwirbelsäulensyndrome müssen operiert werden (*Frymoyer*, 1992)!

Hinweise auf die Benignität sollen aufmunternd sein und Empfehlungen für richtiges Verhalten beinhalten, z. B.:

- „Du hast es an den unteren Bandscheiben.“
- „Was Du hast, ist harmlos und hört irgendwann auf.“
- „Du kannst damit leben.“
- „Du kannst selbst etwas daran tun.“
- „Geh' weiter Deiner Arbeit nach, laß Dir dabei helfen.“
- „Vermeide schweres Heben, Tragen und die krumme Haltung.“
- „Geh' täglich schwimmen, laufen, radfahren oder zur Gymnastik.“
- „Wenn's mal schlimmer kommt, hilft Dir Dein Arzt.“

- **Stellvertretende Konditionierung**

Diese Maßnahmen dienen dazu, der Entwicklung von Ängstlichkeit und Depressivität vorzubeugen oder diese Faktoren zu reduzieren. Besonders wichtig ist es, der Gefahr durch zu viele und zu eingehende pathologische Informationen im Rahmen der Rückenschule zu begegnen. Hier gegebene Hinweise auf drohenden Bandscheibenvorfall führen auf dem Weg der stellvertretenden Konditionierung zu erhöhter Ängstlichkeit. Die Zielrichtung der Rückenschule ist der Aufbau wirbelsäulenfreundlichen Verhaltens und die Steigerung der gesundheitsbezogenen Internalität. Durch das Wissen um die wirbelsäulengerechte Ausführung von Bewegungen und Haltungen wird dem Gefühl der Hilflosigkeit der Patienten entgegengearbeitet.

- **Operante Konditionierung**

Gerade Schmerzen der Lendenwirbelsäule gehen mit einer offensichtlichen Schonhaltung einher. Damit ist das Schmerzverhalten des Patienten prädestiniert für operante Verstärkungen durch soziale Zuwendung und Entlastung von ungeliebten Aufgaben. Stellt sich diese Komponente des Schmerzgeschehens als wesentlich heraus, muß eine verhaltenstherapeutische Behandlung durch einen Psychologen eingeleitet werden.

10.3 Lokale Injektionen zur Schmerztherapie an der Lendenwirbelsäule

10.3.1 Die lumbale Spinalnervenanalgesie (LSPA)

Prinzip: Posterolaterale Injektion eines Lokalanästhetikums (ggf. gemischt mit Steroiden) in die foramino-artikuläre Region des Bewegungssegmentes.

Einstichwinkel und Führung der Nadel sind durch topografisch-anatomische Palpationspunkte bestimmt. Der wesentliche Unterschied zu den Techniken von *Reischauer* (1953) und *Macnab* (1971) besteht darin, daß keine sagittale, sondern eine schräge Nadelrichtung gewählt wird. Durch eine Einstichstelle 8–10 cm lateral der Mediallinie und Vorschieben der Nadel in einem Winkel von etwa 60 Grad erzielt man immer Knochenkontakt im posterolateralen Anteil des Lendenwirbels.

Indikation

Hauptindikation für die LSPA stellen alle akuten und chronischen lokalen sowie radikulären Lumbalsyndrome dar. Aber auch Reizzustände im lumbalen Bewegungssegment, hervorgerufen durch osteoporotische Sinterungen, Spondylolysen, tumorbedingte Schmerzen, Spinalkanalstenosen und entzündliche Veränderungen, vor allem im Bereich der Wirbelgelenkkapsel, sprechen gut auf diese Behandlungsmethode an.

Tabelle 10.1 Indikation für die lumbale Spinalnervenanalgesie.

- Lokales Lumbalsyndrom
- Lumbales Wurzelsyndrom
- Osteoporose
- Spondylolyse, Spondylolisthese
- Tumor
- Spinalkanalstenose
- Rheumatisch entzündliche Wirbelsäulenveränderungen
- Durchblutungsstörungen
- Postdiskotomiesyndrom

Technik

Die Nadellänge beträgt je nach Weichteilmantel 10–15 cm, in der Regel 12 cm. Die Foramina intervertebralia der unteren Lendenwirbelsäule erreicht man am besten von einer Einstichstelle, die 8 cm seitlich der Mediallinie in Höhe der Darmbeinkämme liegt. Man schiebt die Injektionsnadel in einem Winkel von 60 Grad auf den Querfortsatz von L5 zu. Will man den Spinalnerven L4 erreichen, so führt man die Nadel oberhalb des Querfortsatzes 1–2 cm weiter bis zum Knochenkontakt. Die Nadelspitze liegt dann an der seitlichen Facette, unmittelbar neben dem Foramen intervertebrale bzw. an der Wirbelkörperseitenwand. Hier verlaufen neben dem Ramus ventralis die abgehenden Äste des Ramus dorsalis, Ramus meningeus und der Ramus communicans zum Grenzstrang. Zur Infiltration der austretenden Wurzel L5 im Foramen intervertebrale L5/S1 senkt man die Nadelspitze unter den Querfortsatz L5, gleichbedeutend mit einer Anwinkelung in der Vertikalebene um etwa 20–30 Grad. Die Nadel wird vorgeschoben bis zum Knochenkontakt am lateralen Wirbelkörper bzw. an der seitlichen Facette. Wie CT-kontrollierte Spinalnervenanalgesien gezeigt haben (Abb. 10.6a,b), diffundiert die Injektionslösung durch das Foramen intervertebrale auch zur traversierenden S1 Wurzel, und zwar an der Stelle, an der sie an der diskalen Ebene von der Bandscheibe L5/S1 ggf. bedrängt wird.

Während des Vorschiebens der Nadel, vor allem in der Endphase, sind ständig Aspirationsversuche vorzunehmen, denn es besteht die Möglichkeit, daß man im Foramen intervertebrale eine Wurzeltasche punktiert. Beim Kontakt mit der Nervenwurzel gibt der Patient einen blitzartigen, ins Bein ausstrahlenden Schmerz an. Durch langsames Vorgehen unter ständigen Injizieren und Aspirieren kann man dieses unangenehme Phänomen weitgehend vermeiden. Deswegen empfiehlt es sich für die Injektion insgesamt 10 ccm einer niedrig konzentrierten Lokalanästhesielösung zu nehmen, weil am Ende für die eigentliche Injektion vor Ort in der Regel nur noch 4–5 ccm zur Verfügung stehen. Bei endgültiger und gesicherter Nadellage kann man, je nach klinischer Situation, ein länger anhaltendes Lokalanästhetikum (Bupivacain) oder (und) ein Glucocorticoid (z. B. 10 mg Triamcinolon) hinzufügen.

Wirkung der LSPA

Trotz der Applikation des Lokalanästhetikums von posterolateral erreicht man indirekt über den Ramus meningeus auch Nozizeptoren am hinteren Längsband, in dorsalen Anulus fibrosus und in der Wirbelgelenkkapsel. Wie unsere Kontrastmitteluntersuchungen im CT gezeigt haben, diffundiert ein Teil der injizierten Lösung zu den proximalen Anteilen des Spinalnerven unter

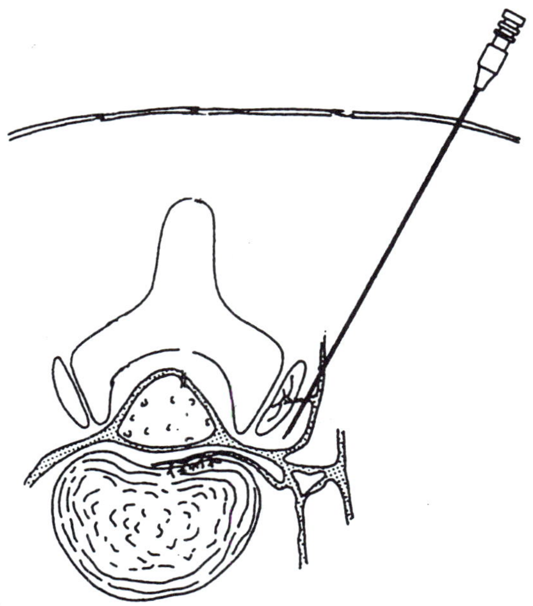

a

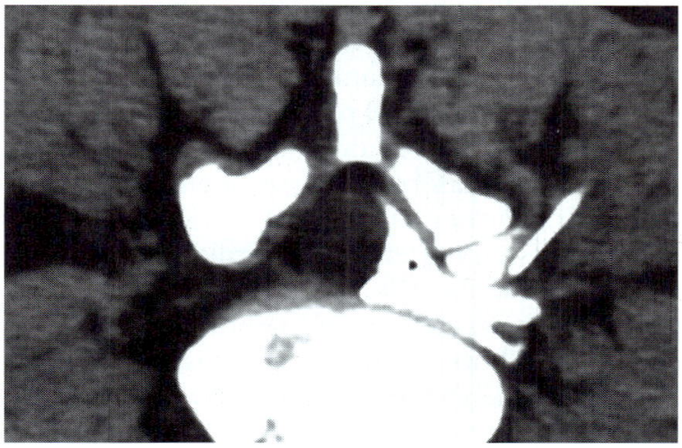

b

Abb. 10.6a, b Paravertebrale Spinalnervenanalgesie lumbal mit Umflutung des Spinalnerven in der foramino-artikulären Region des Bewegungssegmentes.

Einbeziehung sowohl des Spinalganglions, als auch des Ramus communicans. Nur ein Teil der injizierten Lösung gelangt durch das Foramen intervertebrale in den Epiduralraum.

Nach der paravertebralen lumbalen Spinalnervenanalgesie verspürt der Patient eine Minderung seiner Rücken- und Beinschmerzen, die bei Verwendung einer 0,5–1 %igen Lokalanästhesielösung durchschnittlich 3½ Stunden anhält. Dazu kommt in etwa 50 % der von uns befragten Patienten (*Krämer*, 1997) ein ausgeprägtes Entspannungsgefühl mit subjektiv empfundener Erwärmung im Rücken und im betroffenen Bein. Mit vorübergehenden Lähmungserscheinungen bzw. Lahmheitsgefühlen im Bein ist in 8 % der Fälle zu rechnen. Man muß den Patienten vorher darauf aufmerksam machen und entsprechende Vorkehrungen treffen.

Das Ziel der LSPA ist nicht die vollständige Analgesie und Paralyse lumbaler Spinalnerven, wie zur Operationsvorbereitung, sondern eine Schmerzreduktion und Desensibilisierung gereizter neuraler Strukturen im lumbalen Bewegungssegment.

Nebenwirkungen und Komplikationen

Neben orthostatischen Kreislaufreaktionen, Infektionen und Arzneimittelunverträglichkeiten, wie sie bei jeder lokalen Injektion auftreten können, gibt es inspektionsspezifische Nebenwirkungen und Komplikationen bei der LSPA. Als Nebenwirkung und nicht als Komplikation kann es zu einem Taubheitsgefühl im Bein mit vorübergehenden motorischen Störungen (Einknicken des Beines) kommen, wenn das Lokalanästhetikum auch zu benachbarten Nervenwurzeln diffundiert ist. Dieser Effekt tritt auch durch Diffusion über das Foramen intervertebrale in den Epiduralraum ein (s. Abb. 10.6). Wegen der möglichen Paresen ist nach jeder Injektion eine Überwachung von ca. 30 Minuten erforderlich. Der Patient sitzt am besten im Warteraum und wird nach Ablauf der Zeit gefragt, wie es ihm geht und ob er auftreten kann, bevor er der weiteren Physiotherapie zu kausalen orthopädischen Schmerztherapie anvertraut wird. Selten – in unserem Krankengut unter 0,3 % (*Krämer*, 1997) – kommt es über eine Wurzeltascheninjektion zu einer inkompletten oder kompletten Spinalanästhesie, die dann 3–4 Stunden anhält, wenn ein niedrig konzentriertes Kurzzeitlokalanästhetikum verwendet wird. Der Patient muß dann mit erhöhtem Oberkörper entsprechend lange in der Praxis oder in der Ambulanz gelagert werden. In diesen Fällen empfiehlt es sich auch, einen intravenösen Zugang zu legen und den Patienten mit einem Pulsoxymeter ggf. mit einem EKG zu überwachen. Bei den von uns beobachteten Komplikationen dieser Art kam es während und nach dieser Beobachtungszeit zu keinen wesentlichen generellen Komplikationen. Wegen des zu erwartenden Liquorunterdrucksyndroms empfiehlt sich eine Flachlagerung mit reichlich Flüssigkeitszufuhr in den nachfolgenden Tagen.

Mit schwerwiegenden Kreislaufreaktionen – wie z. B. Herzstillstand – ist bei einer einmaligen Applikation von bis zu 10 ccm eines niedrig prozentigen Lokalanästhetikums nicht zu rechnen. Wir haben bei über 100.000 paravertebralen Injektionen in den letzten 10 Jahren eine derartige Komplikation nicht erlebt. Insofern ist ein routinemäßiger intravenöser Zugang mit EGK-Monitoring und Bereitstellung eines Defibrillators nicht erforderlich. Dennoch sollte für die Schmerztherapie mit wirbelsäulennahen Injektionen ein ärztlicher Notfallkoffer mit Intubationsbesteck und entsprechenden Medikamenten sowie ein EKG-Gerät in erreichbarer Nähe bereitgehalten werden. Das Praxispersonal sollte in die Notfallbehandlung eingewiesen sein.

Als gravierende Komplikation verzeichneten wir in unserem Krankengut einen paravertebralen Abszeß, der eröffnet und drainiert werden mußte. Eine weitere Komplikation in unserem Krankengut stellt ein Nierenkapselhämatom bei offensichtlich fehlerhafter Nadelposition dar. In beiden Fällen kam es nach operativer Revision zu keinen weiteren Folgeschäden.

Kontraindikationen

Wie bei allen lokalen Injektionen stellen bakteriell-entzündliche Veränderungen im Injektionsbereich sowie bekannte Überempfindlichkeiten gegenüber Lokalanästhetika und Steroiden Kontraindikationen dar. Neurologische Erkrankungen wie z. B. Anfallsleiden, Rückenmarkserkrankungen sollten anamnestisch ausgeschlossen werden. Auch bei inneren Erkrankungen wie z. B. schwere Überleitungsstörungen, dekompensierte Herzinsuffizienz, Blutgerinnungsstörungen ist die Behandlung mit wirbelsäulennahen Injektionen kontraindiziert. Die Patienten, die unter Markumar stehen oder systematisch im Rahmen einer Thromboseprophylaxe Acetylsalicylsäure bekommen, sollten keine LSPA oder epidurale Injektionen erhalten. Nicht gemeint damit ist die vorübergehende Gabe von Acetylsalicylsäure als Analgetikum.

Tabelle 10.2 Kontraindikationen für die LSPA.

- Infektionen am Injektionsort
- Neurologische Anfallsleiden
- Schwere Überleitungsstörungen
- Dekompensierte Herzinsuffizienz
- Blutgerinnungsstörungen (ASS, Markumar)
- Bekannte Überempfindlichkeit gegenüber Lokalanästhetika
- Steroidkontraindikationen

10.3.2 Lumbale-epidurale Injektionen

Es gibt mehrere Möglichkeiten, den lumbalen Epiduralraum mit einer Kanüle zu erreichen:

• Der **interlaminäre Zugang** wird in der Anästhesie für die lumbale spinale- und peridurale Anästhesie gebraucht. Periduralkatheder werden interlaminär eingeführt. Abgesehen von den Fehlern und Gefahren, die von einer länger dauernden Kathederbehandlung ausgehen (*Donner*, 1995), besteht der wesentliche Nachteil für die orthopädische Schmerzbehandlung darin, daß die Patienten nicht an vielen Maßnahmen des physiotherapeutischen Begleitprogramms teilnehmen können. In der orthopädischen Schmerztherapie verwendet man deswegen epidurale Einzelinjektionen in der sog. „single shot“ Technik. Gebräuchlich ist der interlaminäre Zugang für die konventionelle epidurale Injektion mit der „loss of resistance“ Technik oder als epidural perineurale Injektion in der neuen 2-Nadeltechnik für den anterioren Epiduralraum.

• Der Zugangsweg über den **Hiatus sakralis** ist in der Schmerztherapie weit verbreitet und wird vor allen bei unteren lumbalen Wurzelsyndromen genutzt (*Bush*, 1991).

• Grundsätzlich besteht noch die Möglichkeit, den lumbalen Epiduralraum indirekt über die Bandscheibe bei einem dorsal perforierten Anulus fibrosus zu erreichen. Wir machen von dieser Möglichkeit Gebrauch, wenn sich bei der Diskografie ein Kontrastmittelabfluß in den Epiduralraum zeigt und die geplante Chemonukleolyse nicht in Frage kommt. Das in diesen Fällen intradiskal applizierte Kortison fließt aus der Bandscheibe direkt in den ventralen Epiduralraum in den Bereich, in dem die Nervenwurzel komprimiert wird.

• Der Zugang zum lumbalen Epiduralraum über das Foramen intervertebrale ist nur unter CT-Kontrolle möglich und bleibt Einzelsituationen z. B. beim therapeutischen Postdiskotomiesyndrom mit Kompression der austretenden Nervenwurzel vorbehalten.

Tabelle 10.3 Zugangswege zum lumbalen Epiduralraum für die orthopädische Schmerztherapie.

ZUGANG	INJEKTION
Interlaminär	epidural dorsal perineural
Hiatus sakralis	epidural sakral
Bandscheibe	intradiskal
Foramen intervertebrale	intraforaminal

10.3.2.1 Epidural/sakrale Injektion

Prinzip: Injektion in den lumbalen Epiduralraum über den Hiatus sakralis.

Man benutzt diesen Zugang, z. B. um den unteren Teil des Plexus sakralis mit einem Lokalanästhetikum zu infiltrieren. Die so herbeigeführte Unempfindlichkeit beschränkt sich im allgemeinen auf die Wurzel S3-S5 im Sinne einer Reithosenanästhesie. Das injizierte Mittel z. B. eine Kortisonkristallsuspension, kann aber auch bei Hochlagerung des Beckens höher steigen und im Periduralraum der unteren LWS seine Wirkung entfalten.

Indikation

Sie ergibt sich in erster Linie bei Coccygodynie oder bei S1-Ischialgie und postoperativen Beschwerden im Rahmen eines Postdiskotomiesyndroms.

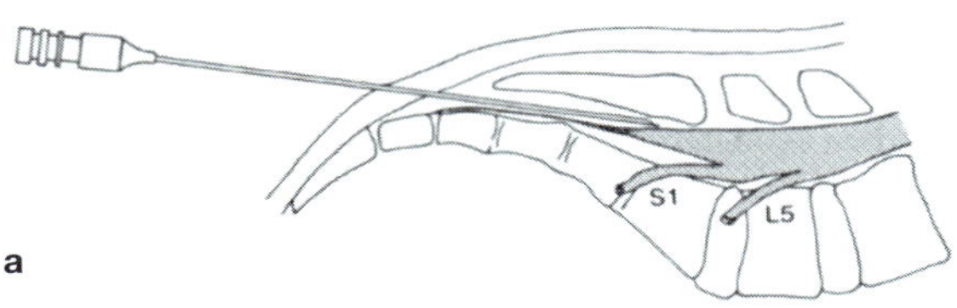

a

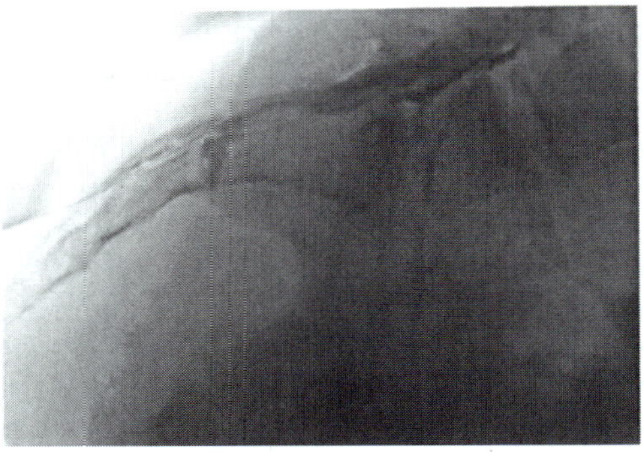

b

Abb. 10.7 Epidural sakrale Injektion: die Nadel ist an den Hiatus sakralis in den Periduralraum des Sakralkanals vorgeschoben.

Technik

Den Injektionsort bestimmt man durch die Verbindungslinie der Kornua sakralia, die den Hiatus sakralis beiderseits begrenzen. Eine 10 cm lange Punktionsnadel wird in Seit- oder Knieellenbogenlage durch die bindegewebige Anschlußplatte in den Sakralkanal vorgeschoben. Durch ständige Aspiration überzeugt man sich davon, daß weder Blutgefäße, noch der liquorhaltige Subarachnoidalraum punktiert sind.

10.3.2.2 Epidural/dorsale Injektion

Prinzip: Injektion durch das interlaminäre Fenster in den dorsalen Epiduralraum des betroffenen lumbalen Bewegungssegments.

Der interlaminäre Zugang mit einer Injektionskanüle zum dorsalen Epiduralraum des lumbalen Wirbelkanals ist sowohl in der Anästhesie zur Durchführung einer Periduralanästhesie, als auch in der orthopädischen Schmerztherapie zur Behandlung lumbaler Wurzelsyndrome üblich. Anders als bei der Periduralanästhesie, bei der eine vollständige Ausschaltung der Schmerzempfindung durch Umflutung primär gesunder Nervenwurzeln mit einer höher konzentrierten Lokalanästhetikums über einen Periduralkatheder erzeugt wird, ist das Ziel der orthopädischen Schmerztherapie die Umflutung bedrängter Nervenwurzeln durch wiederholte Einzelinjektionen mit einem Antiphlogistikum ggf. unter Zusatz eines niedrig konzentrierten Lokalanästhetikums zur Reduktion der Schmerzempfindlichkeit.

Indikation

Mit der dorsal/interlaminären Injektionstechnik erreicht man gleichzeitig mehrere Wurzeln, ggf. auch auf beiden Seiten. Hauptindikation stellen deswegen zentrale Spinalkanalstenosen und polyradikuläre Syndrome dar.

Technik

Je nach betroffener Wurzel wählt man den interlaminären Zugang L5/S1, L4/L5 oder höher. Bei Spinalkanalstenose nehmen wir meistens L3/L4 oder L4/L5. Die a.p.-LWS-Aufnahmen sollte man am Bildschirm vor sich haben, um das interlaminäre Fenster des entsprechenden Segments zu sehen, und ob es seitendifferent konfiguriert ist. Bei einem nicht vorhandenen Interlaminarspalt, z. B. durch Überlappung der Laminae,

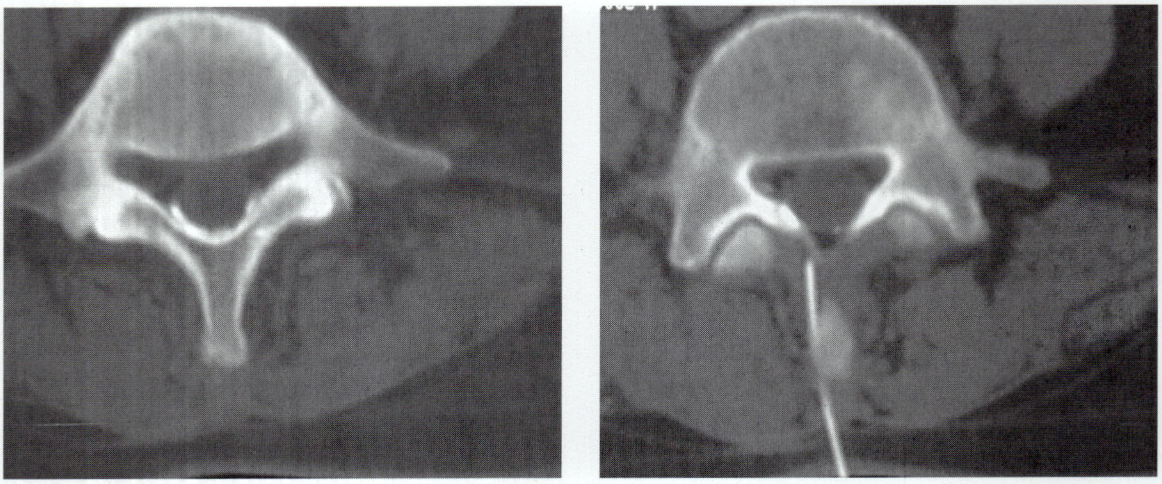

a b

Abb. 10.8a, b Epidural/dorsale Injektion. Das Kontrastmittel sammelt sich vorwiegend im dorsalen Epiduralraum (Pfeil).

wählt man von vorne herein die besser zugängliche Nachbaretage. Für eine gezielte segmentale/epidurale Injektion geht man wie bei der Lumbalpunktion vor: Beim sitzenden Patienten schiebt man eine mandrinhaltige Nadel zwischen den Dornfortsätzen des betroffenen Segments durch das Ligamentum flavum bis zur Periduralraum vor. Die Dura sollte nicht durchstoßen werden. Um nicht den Durasack zu punktieren, entfernt man kurz vor oder bei der Perforation des Ligamentum flavum den Mandrin, setzt eine flüssigkeitsgefüllte Spritze auf und schiebt die Nadel unter fortgesetztem Stempelandruck vor, bis der Injektionsandruck plötzlich nachläßt (loss of resistance). Bei gesicherter Nadellage werden Kochsalzlösung mit Kortisonkristallsuspension und ggf. Lokalanästhetika injiziert.

Der Nachteil der dorsalen/epiduralen Injektionstechnik besteht darin, daß man größere Mengen applizieren muß, um u.a. auch die betroffenen Nervenwurzeln in der gewünschten Konzentration zu umfluten. CT-kontrollierte dorsal/epidurale Injektionen mit Kontrastmittel zeigten dementsprechend eine gleichmäßige Verteilung der injizierten Flüssigkeit im Epiduralraum mit größeren Ansammlungen, vor allem im dorsalen Abschnitt.

10.3.2.3 Epidural/perineurale Injektion

Prinzip: Injektion geringer Mengen von Steroiden und Lokalanästhetika in den ventrolateralen Epiduralraum über einen schrägen interlaminären Zugang mit Doppelnadeltechnik.

Indikation

Monoradikuläre lumbale Wurzelreizung durch verlagertes Bandscheibengewebe und (oder) durch knöcherne Bedrängung bei lateraler Spinalkanalstenose. Die Technik erlaubt außerdem eine gezielte periradikuläre Infiltration bei Wurzelirritation durch postoperative Narben (Postdiskotomiesyndrom).

Technik

Die Injektion wird am sitzenden Patienten durchgeführt. Eine Introducerkanüle wird 1 cm unterhalb und 1 cm kontralateral in einem Winkel von 10–20° schräg bis zum Ligamentum flavum bzw. kurz davor vorgeschoben. In die Introducerkanüle wird eine 12 cm lange 29-G-Kanüle durchgeschoben, bis man mit der Nadelspitze einen Knochenkontakt verspürt. Bei frühem Knochenkontakt (Lamina) muß der Einstichwinkel je nach Situation in der Frontal- oder Sagittalebene verändert werden. Es empfiehlt sich, ebenso wie bei der dorsalen Injektionstechnik, eine LWS a.p.-Aufnahme des Patienten vor sich zu haben, um das interlaminäre Fenster in seiner Ausdehnung zu sehen. Etwa 20 % der Patienten geben eine leichte Schmerzausstrahlung an, die sich jedoch bei der Verwendung der dünnen 29-G-Kanüle in Grenzen hält. Injiziert werden 1 ccm Lokalanästhetikum (Lidocain oder Carbostesin bzw. Naropin sowie 10 mg Triancinolon). Für die Ausbildung (Lernkurve) und zur wissenschaftlichen Dokumentation kann man diese Injektion unter CT-Kontrolle durchführen.

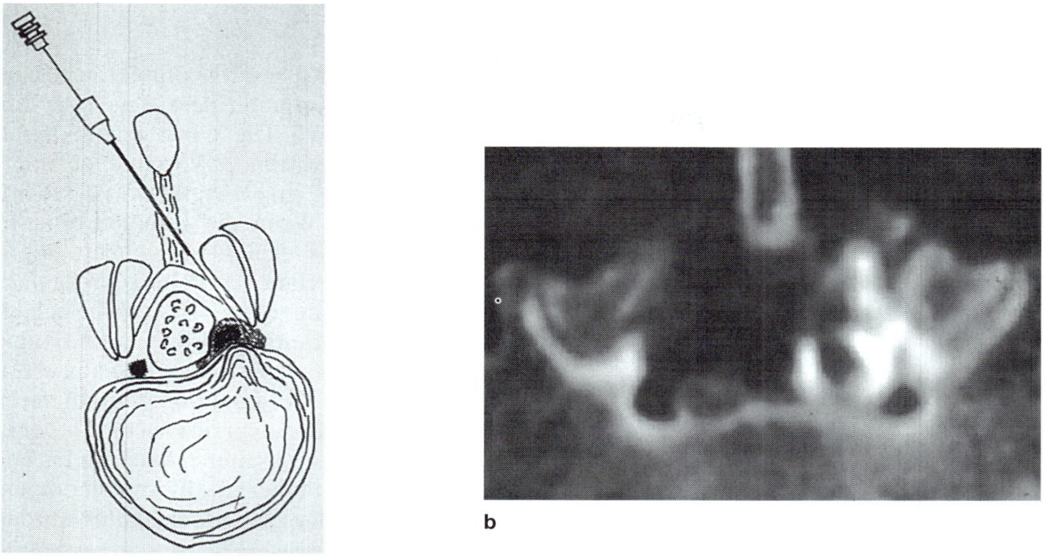
a b

Abb. 10.9a, b Epidural/perineurale Injektion mit Doppelnadeltechnik zur selektiven Nervenwurzelinfiltration im ventralen Epiduralraum. Das Kontrastmittel sammelt sich in der Umgebung der Nervenwurzel (Pfeil).

Injektionswirkung

Bei Applikation in den antero-lateralen Epiduralraum erreicht man in den Segmenten L4/L5 und L5/S1 die aus dem Durasack austretenden Spinalnervenwurzeln im lateralen Rezessus. Das Lokalanästhetikum gelangt außerdem durch Übertritt in das Foramen intervertebrale zum Spinalganglion. Die geringen Mengen des niedrig konzentrierten Lokalanästhetikums erzielen in der Regel eine Minderung der Rücken- und Beinschmerzen, ohne motorische Störungen. Mit vorübergehenden Lähmungserscheinungen bzw. Lähmungsgefühlen im Bereich ist in unter 5% der Fälle zu rechnen. Man muß den Patienten darauf aufmerksam machen und entsprechende Vorkehrungen treffen.

Das Ziel der epidural/perineuralen Injektion ist nicht die vollständige Analgesie und Paralyse der epidural verlaufenden Spinalnerven, wie etwa zur Operationsvorbereitung, sondern eine Schmerzreduktion und Desensibilisierung gereizter neuraler Strukturen im lumbalen Bewegungssegment, direkt am Ort der Schmerzentstehung.

Nebenwirkungen und Komplikationen

Nebenwirkungen und Komplikationen entsprechend denen der lumbalen Spinalnervenanalgesie. Da wesentlich geringere Mengen des Lokalanästhetikums verwendet werden (1 ccm), sind die Allgemeinreaktionen eher geringer. Wegen der Applikation in den Wirbelkanal sind die Vorbereitungen denen bei einer Operation gleichzusetzen: 3 Minuten Hautdesinfektion, sterile Handschuhe, Mundschutz.

Eine versehentliche intrathekale Applikation des Lokalanästhetikums-Steroidgemischs ist bei dieser Injektionstechnik eher unwahrscheinlich, da erst injiziert wird, wenn Knochenkontakt erreicht ist. Sofern keine epiduralen Narben vorliegen, liegen Dura und Nervenwurzel nicht unmittelbar dem Knochen an. Im übrigen ist die intrathekale Applikation von Cortisonkristallsuspensionen (Triamcinolon 40 mg) bei einigen Indikationen in der Neurologie durchaus üblich, so daß gravierende Nebenwirkungen bei versehentlicher intrathekaler Gabe nicht zu erwarten sind.

Insbesondere im Segment L4/L5 sowie in den darüberliegenden Segmenten kann es beim interlaminären Zugang zu einer transduralen Passage der Dura mit 2maliger Durapunktion (dorsal und ventral) kommen, bevor die Nadelspitze den antero-lateralen Epiduralraum erreicht. Bei Verwendung von 29-G Kanülen bleibt eine solche Passage ohne nennenswerte Folgen. Man bemerkt die Durasackpassage durch Aspiration von Liquor beim Zurückziehen der Nadel. Mit mäßiggradigen Kopfschmerzen ist danach in etwa 10% der Fälle zu rechnen.

Das physiotherapeutische Begleitprogramm zur kausalen Schmerztherapie (siehe Kapitel 4.3.4) kann weitergeführt werden. Nur in Ausnahmefällen (unter 1 %) mußten die Patienten nach Liquoraspiration wegen der Kopfschmerzen einen Tag lang Bettruhe (Seitlage) einhalten.

Kontraindikationen

Auch die Kontraindikationen entsprechen denen der LSPA. Wegen der möglichen Infektionsgefahr bzw. Wiederaufflackern von Infektionen, sollte man insbesondere auf durchgemachte Sekundärheilungen nach Bandscheibenoperationen, Epiduralabszesse und Spondylitiden achten. Der interlaminäre Zugang ist bei hochgradigen Lumbalskoliosen erschwert. Epidural/perineurale Injektionen sollten dann – wenn überhaupt – unter Zuhilfenahme bildgebender Verfahren (CT) durchgeführt werden.

10.3.3 Lumbale Facetteninfiltrationen

Prinzip: Ausschaltung von Nozizeptoren in der lumbalen Wirbelgelenkkapseln durch vorübergehende Blockade mit einem Lokalanästhetikum, ggf. unter Zusatz von Steroiden.

Indikation

Beschwerden, die von den Wirbelgelenken ausgehend, d. h. Facettensyndrome, Hyperlordose-Kreuzschmerzen, pseudoradikuläre Syndrome.

Technik

Der Patient sitzt oder befindet sich Bauchlage mit einem Kissen unter dem Bauch zur Entlordosierung der LWS. Die Wirbelgelenkkapseln erreicht man durch vertikales Vorschieben einer dünnen 8 cm Kanüle, 2 cm paravertebral zwischen den Dornfortsätzen. Wenn die Kanülenspitze im Gelenk oder in der Gelenkkapsel landet, gibt der Patient seinen typischen ausstrahlenden Schmerz an. Die unteren 4 oder 6 lumbalen Wirbelgelenke werden meist gleichzeitig infiltriert. Man nimmt jeweils 2 ml eines Lokalanästhetikums mit Cortisonkristallsuspension. Bei Injektionen in kürzeren Abständen beschränkt man sich auf ein Depot Lokalanästhetikum. Im Zusammenhang mit Facetteninfiltrationen muß immer eine Flexionstherapie zur Delordosierung der LWS durchgeführt werden:

Stufenlagerung und Übungen aus der Entlastungshaltung, Flexionsorthese.

Eine Injektion unter Röntgenbildwandlerkontrolle ist bei dieser Technik und einiger Übung nicht erforderlich. Um den dorsalen Wirbelgelenkkomplex sicher zu erreichen und zu dokumentieren, empfiehlt sich die Facetteninfiltration unter gleichzeitiger sonografischer Kontrolle (*Grifka*, 1992).

10.3.4 Radiculografie (paravertebral/perineurale Infiltration)

Prinzip: Darstellung und Betäubung der Spinalnervenwurzel paravertebral, unmittelbar nach Austritt aus dem Foramen intervertebrale.

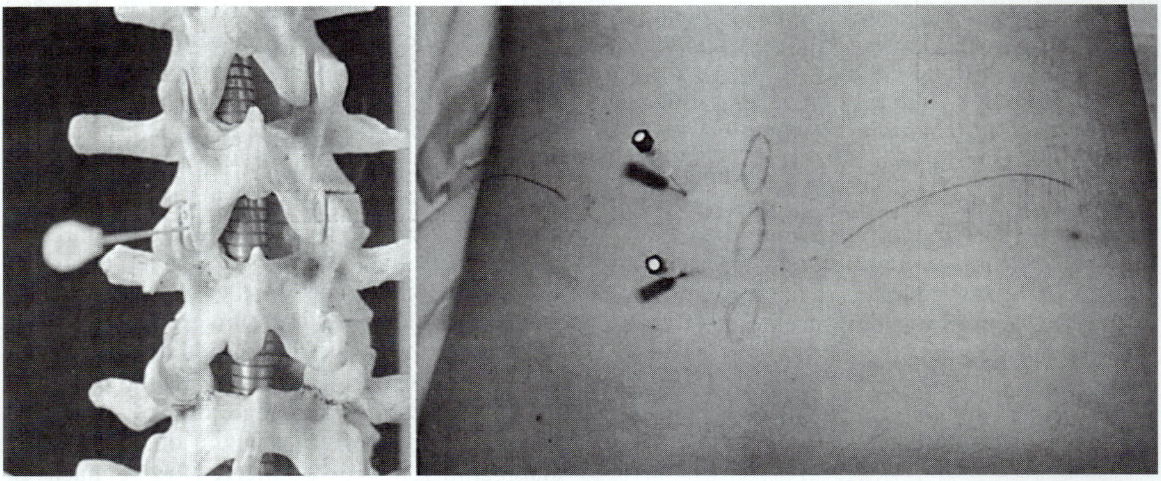

a b

Abb. 10.10a,b Facetteninfiltration: Dünne Punktionskanülen werden 2 cm paravertebral (Daumenbreite) zwischen den Dornfortsätzen bis zum Wirbelgelenk vorgeschoben. Intraartikuläre Nadellage ist nicht erforderlich, eine perikapsuläre Infiltration genügt.

Diese Form der lokalen Injektion als einmalige Applikation dient einerseits als diagnostische lokale Injektion zur Identifikation der betroffenen Nervenwurzel, andererseits zur Differentialindikation bei operativem Vorgehen mit der Fragestellung, ob neben einer Fusion zusätzliche eine Wurzeldekompression in Frage kommt.

Ursprünglich von *Macnab* (1971) als diagnostische Maßnahme gedacht, wurde diese Art der perineuralen Infiltration später von *van Akkerveeken* (1989) auch zur therapeutischen Zwecken genutzt.

Technik

Unter Bildwandlerkontrolle wird eine lange dünne Punktionskanüle, wie sie für die intradiskale Injektion verwendet wird, bis zum Querfortsatz und dann bis zur darunterliegenden Nervenwurzel vorgeschoben. Auffüllen des perineuralen Schlauches mit Kontrastmittel zur Sichtung der Nadellage und Auslösen der typischen Schmerzausstrahlung (Memory Pain). Anschließend werden 1–2 ccm Lokalanästhetikum infiltriert, um den hervorgerufenen Schmerz wieder auszuschalten. Falls die Operation nicht unmittelbar geplant ist, kann man auch 10 mg Kortisonkristallsuspension injizieren.

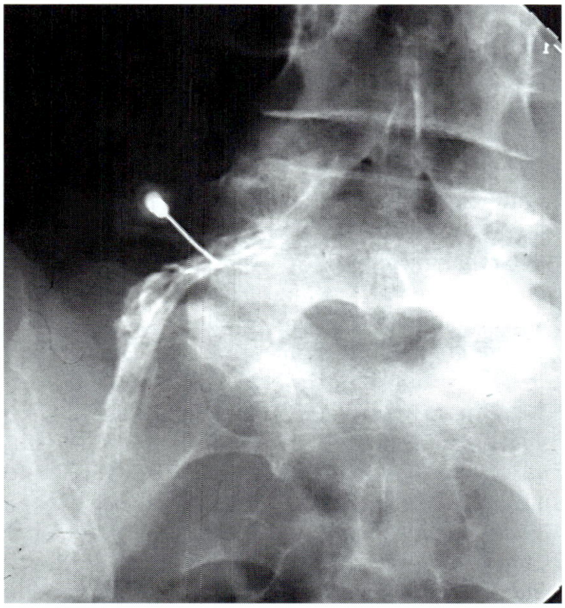

Abb. 10.11 Radiculografie der Wurzel L5. Als diagnostische Maßnahme zur Identifikation einer komprimierten Nervenwurzel und zur Schmerztherapie beim Nervenwurzelkompressionssyndrom im Foramen intervertebrale.

10.4 Spezielle Therapie akuter und chronischer Schmerzen an der Lendenwirbelsäule

10.4.1 Lokale Schmerzsyndrome an der Lendenwirbelsäule (Lokales Lumbalsyndrom, unspezifischer Rückenschmerz)

Definitionsgemäß sind die Schmerzen beim lokalen Lumbalsyndrom auf die Lumbosakralregion beschränkt, d. h. es erfolgt keine Ausstrahlung in die unteren Extremitäten.

Kreuzschmerzen werden dort empfunden, wo sie auch entstehen. Es handelt sich somit um ein **nozizeptorbestimmtes Krankheitsbild**.

Ausgangspunkt der Schmerzen sind Nozizeptoren in den Kapseln der Wirbelgelenke, am hinteren Längsband und im Ligamentum interspinosum. Sekundär werden Nozizeptoren der Muskelansätze und der Muskeln selbst im Bereich der langen und kurzen Rückenstreckmuskeln mit einbezogen. Es sind vorwiegend sensible Fasern des Ramus meningeus und des Ramus dorsalis der Spinalnerven betroffen. Die dauernde reflektorische Anspannung der Rückenstreckmuskeln wird als unangenehm und schmerzhaft empfunden. Die Patienten leiden unter positionsabhängigen Kreuzschmerzen, Muskelverspannungen und Bewegungseinschränkungen der Lendenwirbelsäule. Vielfach werden die unterschiedlichen Symptome des lokalen Lumbalsyndromes unter dem Begriff „**unspezifischer Rückenschmerz**“ zusammengefaßt, vor allem dann, wenn der Untersucher nicht genau ermitteln kann, wo der Schmerz herkommt. Dabei ist es für die gezielte lokale Therapie beim Kreuzschmerz wichtig, ob der Schmerzausgangspunkt im Wirbelgelenk, Rückenmuskel oder in der Kreuzdarmbeinfuge liegt. Wichtige Hinweise ergeben sich aus der Anamnese und aus dem manualmedizinischen Untersuchungsbefund. Auf die Bedeutung der Wirbelgelenke bei der Entstehung von Kreuzschmerzen weisen zahlreiche Untersuchter hin: *Ghormley*, 1933; *Badley*, 1941; *Young*, 1983; *Mooney*, 1976; *McCall*, 1979; *Moran*, 1988; *Law*, 1985; *Carrera*, 1980.

Die Symptome können beim lokalen Lumbalsyndrom akut einsetzen, etwa durch eine abrupte Drehbewegung des Rumpfes, aber auch schleichend ohne besondere Ursache. Häufig werden Unterkühlung und Haltungskonstanz in der Anamnese angegeben. Bei der Untersuchung kann der Patient seine Schmerzausgangspunkte in der Anfangsphase ziemlich genau lokalisieren. In der Regel finden sie sich seitenbetont im Bereich der Kreuzdarmbeinfugen und der lumbalen Rückenstreckmuskeln. Sie liegen im Versorgungsgebiet der dorsalen Äste der L5 und S1-Wurzel. Eine Dauerirritation des Ramus dorsalis läßt eine **neuralgiebestimmte Komponente** entstehen, wenn Schmerzen ohne Segmentbezug in die proximalen Abschnitte der unteren Extremitäten, etwa in die Gesäßregion, ausstrahlen. Neben den typischen Schmerzpunkten an den Dornfortsätzen und im dorsalen Abschnitt der Kreuzdarmbeinfugen findet sich ein mehr oder weniger ausgeprägter Hartspann der Rückenstreckmuskeln mit Bewegungseinschränkung der Lendenwirbelsäule. Bei akuten Schmerzsyndromen wird sofort über die motorische Reaktion eine Schonhaltung mit leichter Rumpfvorneigung, unter Umständen mit Seitneigung eingenommen. Diese Haltung sollte nicht durchbrochen werden, weil sie einen Schutzreflex darstellt, um eine weitere Irritation der Nozizeptoren in den Wirbelgelenkkapseln und im hinteren Längsband zu verhindern.

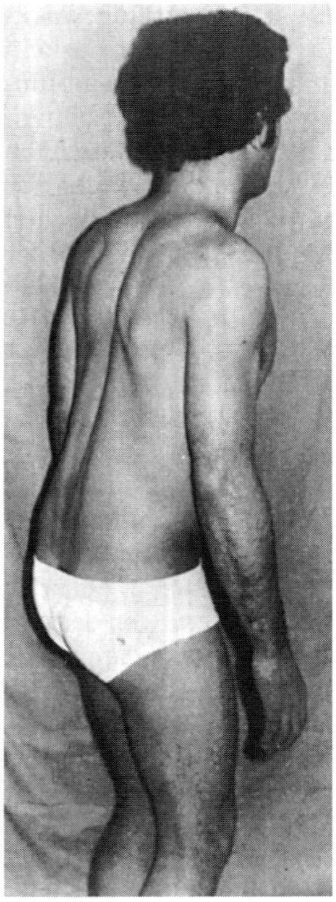

Abb. 10.12 Schonhaltung bei akutem Lumbalsyndrom (Lumbago) mit leichter Vorneigung des Rumpfes und Seitneigung.

10.4.1.1 Therapie akuter Kreuzschmerzen

Hauptaufgabe der Therapie beim akuten lokalen Lumbalsyndrom ist die sofortige Schmerzbeseitigung, um einen möglichen Chronifizierungsprozeß schon im Ansatz zu unterbrechen. Peripher wirkende **Analgetika** sollen die Nozizeption und Schmerzweiterleitung schon am Entstehungsort blockieren. Zum Einsatz kommen NSAR wie Diclophenac und Ibuprofen, gegebenenfalls als Infusion. Parallel dazu sind **lokale Infiltrationen** an die Schmerzausgangspunkte zu empfehlen. Diese sind durch manualmedizinische Untersuchung und probatorische Injektionen zu ermitteln. Beim arthro-ligamentären, akuten Kreuzschmerz kommen hier die Ansätze des Ligamentum interspinosum, in der Regel bei L4/L5 und L5/S1 sowie die Wirbelgelenkkapseln in Frage. Bei Seitbetonung der Schmerzen ist durch die asymmetrische Spannung der Rückenstreckmuskeln oft auch eine Kreuzdarmbeinfuge in das primäre Schmerzgeschehen mit einbezogen. Die sofortige Mobilisierung (**manuelle Therapie**) unterstützt durch lokale Infiltrationen mit Lokalanästhetika und begleitender physikalischer Therapie vermeidet eine dauernde Blockierung der betroffenen Wirbelgelenke und Kreuzdarmbeinfugen.

Da jede fehlerhafte Haltung und Verhaltensweise beim Patienten sofort heftige Schmerzen hervorruft, ist es in dieser Phase einfach, die Regeln der Rückenschule zu vermitteln. Der Patient sollte von Anfang an damit vertraut gemacht werden, um Rezidive und eine Chronifizierung zu verhindern.

Mit den Haltungs- und Verhaltensrichtlinien der Rückenschule ist es möglich, auch bei akuten Kreuzschmerzen den gewohnten Lebensrhythmus, wenn auch mit gewissen Einschränkungen, weiter nachzugehen. Sofern keine körperlichen Schwerarbeiten verlangt werden, kann der Betroffene auch weiterhin Gehen, Sitzen, Stehen und leichte bis mittelschwere körperliche Arbeiten verrichten. Kontrollierte Studien (*Coomes*, 1961; *Deyo*, 1991; *Gilbert*, 1985; *Malmivaara*, 1995; *Postfacchini*, 1988; *Szpalski*, 1992; *Wilkinson*, 1995) haben ergeben, daß Bettruhe und Immobilisation den Heilungsprozeß bei akuten Kreuzschmerzen nicht fördern, sondern eher behindern. Unter diesem Aspekt sind alle therapeutischen Ansätze mit zentral dämpfenden Medikamenten ungeeignet. Im Vordergrund stehen lokale Anwendungen im Nozizeptorbereich. Der behandelnde Arzt sollte aus dem Spektrum der Anwendungsmöglichkeiten (siehe Kapitel

4.4.2.3) die Methoden anwenden, die er am besten beherrscht und die in dieses Konzept passen.

Tabelle 10.4 Schmerztherapie bei akuten Kreuzschmerzen.

- Analgetika
- Entlastungshaltung
- Kälte (Wärme)
- Lokale Infiltrationen (Triggerpunkte, Facette, ISG)
- Manuelle Therapie (Traktion) ...

10.4.1.2 Therapie chronischer Kreuzschmerzen

Eine Chronifizierung kündigt sich an, wenn die Schmerzen über Wochen und Monate anhalten. Es wird immer schwieriger, den gewohnten Lebensrhythmus beizubehalten. Psychische Beeinträchtigungen sind zwangsläufig. Der Schmerz ändert seinen Charakter und ist ständig, unter Umständen auch nachts vorhanden. Aus den zunächst punktuellen Schmerzen über einem Wirbelgelenk oder im Bereich einer Kreuzdarmbeinfuge entwickelt sich ein diffuser Kreuzschmerz, der sich über die gesamte Lumbosakralregion erstreckt und unter Umständen pseudoradikulär in eine oder beide Extremitäten ausstrahlt. Die dauernde Anspannung der Rückenstreckmuskeln und der proximalen Extremitätenmuskeln führt zu Insertionstendopathien am Becken, an den Dornfortsätzen und schließlich auch an den oberen Rumpfabschnitten.

Im Vordergrund der Therapie stehen Wärmeanwendungen, Bewegungsübungen und lokale Infiltrationen der ursprünglichen und hinzugekommenen Schmerzausgangspunkte. Mit der Applikation von Analgetika und Sedativa sollte man bei chronischen Kreuzschmerzen zurückhaltend sein, da mit der Dauermedikation Nebenwirkungen wahrscheinlicher werden.

Beim chronischen Lumbalsyndrom gilt es in erster Linie, den Circulus vitiosus Schmerz-Muskelverkrampfung-Fehlhaltung-Schmerz von der muskulären Seite her zu durchbrechen. Geeignet hierfür sind Massagen, Elektrotherapie, Infiltrationen des Muskels mit Lokalanästhetikum und allgemeine muskelentspannende Maßnahmen. Hierzu zählt in erster Linie die progressive Muskelentspannung nach *Jacobson* (1938). Die ursprünglich sinnvolle Tonuserhöhung der Muskulatur hat sich im Verlauf eines chronisch rezidivierenden Lumbalsyndroms über den Circulus vitiosus verselbständigt und ruft ihrerseits Schmerzen durch andauernde Muskelanspannung und Insertionstendopathien hervor. Wenn der pathologische Muskeltonus durch Wärmeanwendungen, Elektrotherapie, Ablenkung nachgelassen hat, sind entsprechende vorsichtige Bewegungsübungen im schmerzfreien Bewegungsspielraum angebracht. Hierzu zählen z. B. Standradfahren und Rückenschwimmen in der Entlastungshaltung. Durch ein entsprechendes Training der Haltungs- und Verhaltensweise im Rahmen der Rückenschule sind alle Bewegungen und Haltungen unbedingt zu vermeiden, die zu einem neuen nozizeptiven Input führen könnten. Hierzu zählen beim chronischen Lumbalsyndrom in erster Linie Reklinations- und Rotationsbewegungen der Lendenwirbelsäule, Rundrückenhaltungen und jegliche Form von Haltungskonstanz. Auch Unterkühlungen der Muskulatur und psychische Anspannungen können den Chronifizierungsprozeß aufrecht erhalten.

Tabelle 10.5 Schmerztherapie beim chronischen Lumbalsyndrom.

- Wärme
- Lokale Injektionen
- Bewegungstherapie
- Rückenschule
- Psychotherapie
- Progressive Muskelentspannung

10.4.2 Schmerztherapie beim lumbalen Wurzelsyndrom

Dermatombezogene Ausstrahlungen ins Bein weisen auf eine Spinalnervenirritation hin, mit besonderer Beteiligung des Ramus ventralis. Es handelt sich um ein **neuralgiebestimmtes Krankheitsbild**.

Betroffen sind in der Regel die Spinalnerven der beiden unteren lumbalen Bewegungssegmente mit den Symptomen einer Ischialgie. Ursächlich sind Vorwölbungen oder Vorfälle der Bandscheiben oder (und) knöcherne Bedrängungen im lateralen Rezessus und im Foramen intervertebrale. Die klinischen Symptome einer diskogenen Ischialgie setzen in der Regel plötzlich ein und erreichen schnell den Charakter einer Neuralgie. Die afferenten Fasern im Spinalnerven werden in kurzer Zeit zu Nozizeptoren umfunktioniert (siehe Kapitel 1.6.2). Charakteristisch ist der positionsbestimmte Schmerz, der mit Ameisenkribbeln und Taubheitsgefühl im Dermatom einhergeht. Durch äußere Einwirkungen wie axiale Belastung, plötzliche Haltungsänderung und Rumpfverbiegungen, kann die Neuralgie akzentuiert werden.

Die **Chronifizierung** lumbaler Wurzelsyndrome ist durch die Neuralgie vorgegeben. Beim lumbalen Wurzelsyndrom handelt es sich um eine primär chronische Erkrankung. Umwandlung eines primär überleitenden Nerven in einen Nerven mit Nozizeptorfunktion bedeutet schon Chronizität. Je länger der Zustand anhält, um so geringer ist die Chance durch einfache Maßnahmen wie Manipulation, Traktion oder eine Wurzelblockade, das Schmerzgeschehen kurzfristig zu bessern. Die dauernde Irritation der Spinalnervenwurzel führt zu sekundären Erscheinungen mit motorischer und vegetativer Reaktion. Im Laufe der Zeit treten zentrale Veränderungen der Schmerzwahrnehmung und Schmerzverarbeitung auf, so daß unter Umständen Charakteristika wie Positionsabhängigkeit und Tage-/Nachtrhythmus verloren gehen und der Schmerz ständig empfunden wird. Psychische Begleiterscheinungen bleiben nicht aus. Die ständige Fehlhaltung führt zu Muskelverspannungen, Insertionstendopathien, nicht nur in der Lumbalregion, sondern auch in oberen Rumpfabschnitten.

Die Schmerztherapie beim lumbalen Wurzelsyndrom ist nicht nur auf die periphere Nozizeption gerichtet, sondern primär auch auf die Schmerzweiterleitung und Schmerzverarbeitung. Im Mittelpunkt der Schmerztherapie beim lumbalen Wurzelsyndrom stehen deswegen lokale Injektionen mit lumbalen Spinalnervenanalgesien und epiduralen Injektionen. Sowohl beim akuten als auch beim chronischen lumbalen Wurzelsyndrom ist es sinnvoll, den Schmerzausgangspunkt an der Wurzelkompressionsstelle direkt anzugehen.

Um den Chronifizierungsprozeß an der Spinalnervenwurzel aufzuhalten bzw. zu durchbrechen, sind tägliche Spinalnervenanalgesien (auch am Wochenende) in den ersten 10 Tagen erforderlich. Im Anschluß an die Injektion ist wenigsten für 1/2 bis 1 Stunde eine entlastende Lagerung in Stufenposition oder in Stufenseitlage einzunehmen (siehe Abb. 10.13). Das weitere Programm wird ergänzt durch Psychotherapie mit Übungen aus der Stufenhaltung, Elektrotherapie, Wärmeanwendungen und Maßnahmen zur progressiven Muskelentspannung.

Sich aufbauende sekundäre Schmerzen, ausgehend von Muskelansätzen oder den Muskeln selbst bzw. von den Kreuzdarmbeinfugen, sind durch Wärmeanwendungen, lokale Infiltrationen (Triggerpunktinfiltrationen, ISG-Infiltrationen) anzugehen.

Die ambulante Behandlung bei einer frisch aufgetretenen Ischialgie beginnt mit der eingehenden Untersuchung und Diagnosestellung am ersten Tag. Sofern die Diagnostik abgeschlossen ist und der Patient ausreichend informiert wurde, sollte schon am ersten Tag eine effektive schmerzlindernde Behandlung erfolgen. Diese besteht in der Applikation von Analgetika, u.U. in Form einer Kurzinfusion oder (und) in einer Spinalnervenanalgesie (SPAL) im betroffenen lumbalen Bewegungssegment. Diese wird dann an den nächsten Tagen, ggf. in Kombination mit

Lumbales Wurzelsyndrom: ambulant

	MO	DI	MI	DO	FR	SA	SO
1. WOCHE	Aufn	SpAL	Epi peri	SpAL	SpAL	SpAL	SpAL
	Lab	Stufe	Stufe	Stufe	Stufe	Stufe	Stufe
	Rö	Infus	Infus	Infus	Infus		
	Info	Pt	Pt	Pt	Pt		
	SpAL	Einf. SB	PM	PM	PM		
2. WO	Epi peri	Akp	SpAL	ISG	Akp	ISG	
	Seitl	Stufe	Stufe	Stufe	Stufe	Stufe	
	Pt	Pt	Pt	Pt	Pt		
		PM	PM	PM	PM		
3. WO	Akp	PM	SpAC	PM	Akp		
	Pt	Pt	Stufe	Pt	Pt		
			Pt				

Abb. 10.13 Konzept der ambulanten Schmerztherapie beim lumbalen Wurzelsyndrom.

weiteren Infusionen, täglich durchgeführt. Jeweils im Anschluß folgen Physiotherapie (Pt), Wärmeanwendungen und Elektrotherapie. Im Anschluß an die Spinalnervenanalgesie und während der Infusion sollte die Stufenlagerung eingenommen werden. Schon in der Akutphase erfolgt eine Einführung in die Schmerzbewältigung (Einf. SB) mit Übungen zu progressiven Muskelentspannung (PM) im weiteren Verlauf. Je nach Beschwerdeentwicklung reduzieren sich die invasiven Maßnahmen auf einen 2–3 tägigen Abstand. Epidurale/perineurale Injektionen oder andere Formen der Epiduralinjektion sind im gesamten Behandlungszyklus maximal 3 mal durchzuführen, jeweils im Abstand von mehreren Tagen. Je nach den im weiteren Verlauf im Vordergrund stehenden Primär- und Sekundärschmerzen können ISG-Infiltrationen (ISG), Akupunktur (AKP) oder andere Maßnahmen aus dem breiten Spektrum der therapeutischen Anwendungsmöglichkeiten durchgeführt werden.

Bei gravierenden Krankheitsbildern mit erheblichen Schmerzen, die bei entsprechendem Befund in den bildgebenden Verfahren eine Indikation zur Operation darstellen würden, kommt eine stationäre Behandlung von etwa 10–14 Tagen in Frage. Anfangs ist es durchaus angebracht, zwei Infiltrationsbehandlungen pro Tag durchzuführen, am Morgen eine lumbale Spinalnervenanalgesie bzw. epidurale Injektion, am Nachmittag eine Triggerpunktinfiltration, Facetteninfiltration (Fac.), ISG-Infiltration (ISG) oder eine Akupunktur. Begleitend in den Tagesablauf sind eingebaut: Physiotherapie (Pt), Wärme- und Elektroanwendungen, Schmerzbewältigung (SB), progressive Muskelentspannungen nach *Jacobson* (1938) (PM) und das Haltungs- und Verhaltenstraining im Rahmen der Rückenschule.

Am Ende einer 10–14tägigen Intensivbehandlung eines lumbalen Wurzelsyndromes ist in der Regel das Schmerzbild soweit gebessert, daß eine operative Dekompression nicht mehr zur Diskussion steht. Die Physiotherapie wird ambulant – soweit wie möglich in gleicher Weise – fortgesetzt, bis die Neuralgiesymptomatik weiter zurückgegangen ist. Im weiteren Verlauf ist vor allem darauf zu achten, daß die nozizeptiven Einflüsse wie Fehlhaltung, Unterkühlung und psychische Belastungen ausgeschaltet werden.

10.4.3 Schmerztherapie bei lumbaler Spinalkanalstenose

Schmerzen bei lumbaler Spinalkanalstenose sind charakterisiert durch ihre Belastungsabhängigkeit beim Gehen und Stehen, mit Schmerzreduzierung bei allen Körperhaltungen, die mit einer Rumpfvorneigung (Lordoseabflachung) verbunden sind.

Hierin unterscheiden sich die Schmerzen der Spinalkanalstenose von Ischämieschmerzen bei

Lumbales Wurzelsyndrom: stationär

1	2	3	4	5
MO	**DI**	**MI**	**DO**	**FR**
Aufn	SpAL	Epi peri	SpAL	Epi peri
Lab	Stufe	Seitl	Stufe	Seitl
Rö	Pt	Pt	Pt	Pt
	Einf. SB	PM	PM	PM
Info	Akp	Fac	Akp	ISG

6	7	8	9	10
SA	**SO**	**MO**	**DI**	**MI**
SpAL	SpAL	Epi peri	SpAL	SpAL
Stufe	Stufe	Seitl	Stufe	Stufe
		Pt	Pt	Info
		PM	PM	PM
		Akp	ISG	E

Abb. 10.14 Konzept der stationären Schmerztherapie beim lumbalen Wurzelsyndrom.

Durchblutungsstörungen. Im Vordergrund stehen Beinschmerzen, die bei **zentraler Spinalkanalstenose** beidseitig, vor allem zur Vorderseite der Oberschenkel hin ausstrahlen und bei **lateraler Spinalkanalstenose** dermatombezogen einseitig ausstrahlen. Da die Beinschmerzen oft schon nach wenigen Schritten auftreten, spricht man auch von einer **Claudicatio intermittens spinalis**. **Ursächlich** können an der Einengung sowohl knöcherne (Wirbelbogen, Wirbelkörper) als auch Weichteilstrukturen (Bandscheibe, Bindegewebe) an der Einengung des lumbalen Wirbelkanals beteiligt sein. Eine Wirbelkanalstenose kann, je nach Ursache, mono- oder polysegmental vorkommen. Charakteristisch ist in der Regel eine Einengung durch Vorwölbungen des Ligamentum flavum von der Dorsalseite her und der degenerativ veränderten Bandscheiben von der ventralen Seite des Epiduralraumes her. Beide Vorwölbungen entstehen im Rahmen der degenerativen Verschmälerung des Zwischenwirbelabschnitts. Hyperlordose verstärkt dieses Phänomen. Zunächst bleiben diese Deformierungen symptomlos, man spricht von einer **kompensierten Spinalkanalstenose**. Zunehmende Lordosierung durch altersbedingte Schwäche der Bauchmuskeln, geringe intradiskale Massenverschiebungen mit Verstärkung einer oder mehrerer Bandscheibenprotrusionen und Haltungs- und Verhaltensänderungen mit verstärkter Lendenwirbelsäulenlordosierung engen den Raum für die neuralen Elemente im lumbalen Wirbelkanal zusätzlich ein, bis der Reserveraum erschöpft ist und kompressionsbedingte Schmerzen auftreten: **Dekompensierte Spinalkanalstenose**.

Kompressionsbedingtes Nervenwurzelödem und gestaute epidurale Venen lassen rasch das Spinalkanalstenosensyndrom entstehen, welches mit heftigsten Schmerzen in beiden Beinen einhergeht. Es handelt sich um mono- oder polysegmental, neuralgiebetonte Schmerzen, da vorwiegend Spinalnerven komprimiert werden. Nach *Porter* (964) überschreitet die neurogene Claudicatio intermittens bei Spinalkanalstenose nie ein bestimmtes Niveau und führt vor allem nicht zur Querschnittslähmung.

Zur symptomatischen Schmerztherapie der lumbalen Spinalkanalstenose werden, entsprechend dem neuralgischen Charakter der Schmerzen, zentral wirkende Analgetika eingesetzt, um die Mobilität der meist alten Patienten zu erhalten. Die venösen Abflußstörungen im Wirbelkanal sollten mit durchblutungsfördernden Mitteln für die venöse Seite behandelt werden. Die im Wirbelkanal komprimierten Nervenwurzeln erreicht man am besten mit epiduralen Injektionen. Bei zentraler Spinalkanalstenose mit polysegmentaler Beteiligung ist die epidural-dorsale Injektion angebracht (siehe Kapitel 10.3.2.2), da mehrere Segmente gleichzeitig erreicht werden. Bei lateraler Spinalkanalstenose mit monosegmentaler Kompression eines Spinalnerven im lateralen Rezessus oder im Foramen intervertebrale, ist die epidural-perineurale Injektion (siehe Kapitel 10.3.2.3) indiziert. Ergänzend erfolgen Spinalnervenanalgesien und Facetteninfiltrationen, um Hyperlordose und Lumbalspasmus anzugehen.

Die **kausale Schmerztherapie** hat eine Abflachung der Lendenlordose zum Ziel, da sich hierbei der lumbale Wirbelkanal deutlich erweitert. Außerdem kommt es zu einer Abflachung der Bandscheibenprotrusionen auf der ventralen Seite und der Vorwölbungen der Ligamenta flava auf der dorsalen Seite des Spinalkanals.

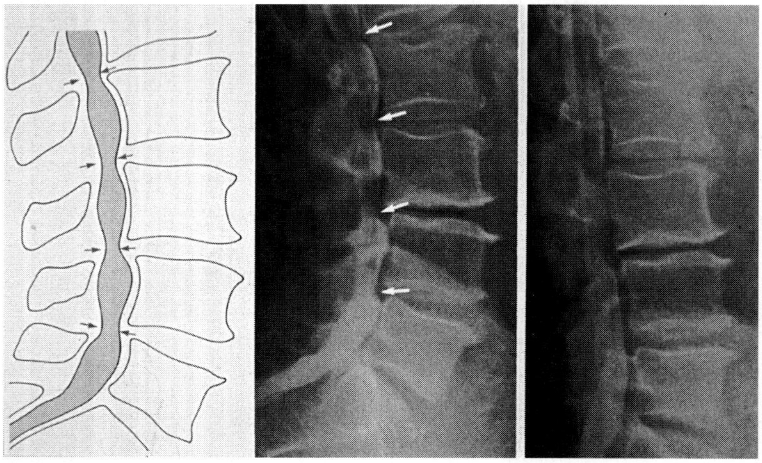

a b c

Abb. 10.15a–c Lumbale Spinalkanalstenose mit Vorwölbungen der Bandscheiben von ventral und der Ligamenta flava von dorsal (A). Abflachung der Vorwölbungen durch Entlordosierung (aus: *Niethard, Pfeil*, 1994).

Die Abflachung der Lendenlordose erreicht man sofort durch Stufenlagerung und durch das Tragen einer Flexionsorthese beim Stehen und Gehen. Bei der Physiotherapie kommt es in erster Linie auf ein Bauchmuskeltraining an. Tägliches Standradfahren (vormittags und nachmittags jeweils 1/2 Stunde) im Rahmen der BISFR ergänzt das physiotherapeutische Programm.

Operativ kommt bei Therapieresistenz eine Erweiterung des lumbalen Spinalkanales in Frage. Früher war es üblich, den Spinalkanal mit einer Laminektomie über mehrere Etagen zu dekomprimieren. In Kenntnis der Tatsache, daß die Spinalkanalstenose sich nur in der diskalen Ebene oder in einem Rezessus abspielt, beschränkt man sich heute auf umschriebene Eingriffe mit Dekompression im betroffenen Segment.

Psychologische Komponenten bei lumbaler Spinalkanalstenose

Grundlage der psychologischen Betreuung ist das Aufklärungsgespräch, das gleich am Anfang stehen muß. Schon der Begriff „Einengung des Wirbelkanals" in dem das Rückenmark verläuft, ist für den Patienten beängstigend und führt rasch zu Depressionen. Angst und **katastrophierende Gedanken** nehmen beim Patienten noch zu, wenn man ihm die zum Teil eindrucksvollen Computertomogramme und Kernspintomogramme zeigt, mit den eingeengten Segmenten im Vergleich zu den normalen Nachbarsegmenten. Die Bewertung dieser Bilder sollte vor dem Patienten mit Zurückhaltung erfolgen und immer mit dem Hinweis, daß es besonders im Alter viele Menschen gibt, die derartige Einengungen aufweisen, ohne je Beschwerden gehabt zu haben bzw. zu bekommen. Weiterhin gehört gleich an den Anfang der Hinweis, daß es bei der lumbalen Spinalkanalstenose spontan nicht zu Querschnittslähmungen kommt.

Hilfreich ist der Hinweis, daß der Patient durch eine geeignete Verhaltensweise seine Beschwerden selbst sehr gut beeinflussen kann. Leichte Rumpfvornüberneigung und Bewegung führen zur Erleichterung.

Die **respondente Konditionierung** spielt bei der Spinalkanalstenose keine wesentliche Rolle. Es sind nur ganz bestimmte Haltungen und Bewegungsabläufe, die Beschwerden hervorrufen. Die Entlastung der Wirbelsäule mit Einnahme einer abgeflachten Lendenlordose ist meist schmerzfrei.

Die **operante Konditionierung**, d. h. Krankheitsgewinn und Belohnung, spielen bei der Spinalkanalstenose ebenso eine untergeordnete Rolle. Die meist älteren Patienten fühlen sich eher unwohl in der Rolle des „Nicht mehr Mithalten Könnens" bei Spaziergängen und dergleichen und versuchen, die schmerzauslösenden Situationen durch Ausreden zu umgehen. Da es sich meistens um Menschen jenseits des 65. Lebensjahres handelt, fällt auch die operante Konditionierung im Berufsleben weg. Da die meisten Symptome bei lumbaler Spinalkanalstenose sich auf einem erträglichen Niveau halten und im Laufe der Jahre durch Adaptation sogar bessern, ist das Motto hilfreich, „Schmerzen und Einschränkungen der Gehfähigkeit zu akzeptieren, ohne sie zu einem lebensbestimmenden Faktor werden zu lassen". Die gewohnten längeren Spaziergänge können durch Radtouren ersetzt werden.

Tabelle 10.6 Schmerztherapie bei Spinalkanalstenose.

Symptomatisch	Kausal
Psycholog. Schmerztherapie Analgetika (zentral)	Stufenlagerung
Durchblutungsförderung (venös)	Krankengymnastik aus der Entlastungshaltung
Epidurale Injektionen	Standradfahren (BISFR)
Spinalnervenanalgesie	Flexionsorthese
Facetteninfiltrationen	Dekompressionsoperation

10.4.4 Schmerztherapie beim rückenoperierten Problempatienten

Diese Patienten haben Rücken- und Beinschmerzen nach ein- oder mehrmaliger Bandscheibenoperation bzw. nach Fusionsoperation. Die chronischen Schmerzen haben ihren Ausgangspunkt sowohl im Bereich der peripheren Nozizeption im Bewegungssegment, als auch im Bereich neuralgisch veränderter Nervenfasern. Es handelt sich somit um eine gemischte nozizeptor- und neuralgiebestimmte Schmerzsymptomatik. Die Besonderheit der Schmerzchronifizierung beim rückenoperierten Problempatienten besteht darin, daß die eigentliche Rückenoperation (als offene Bandscheibenoperation oder als Fusionsoperation) bereits sensibilisierte Nozizeptoren und zu Nozizeptoren umgewandelte Nervenfasern traf. Direkte intraoperative Traumatisierung der Nozizeptoren und neuralgisch veränderten Nerven im Wundgebiet führen zu einer weiteren nachhaltigen Schädigung. Postope-

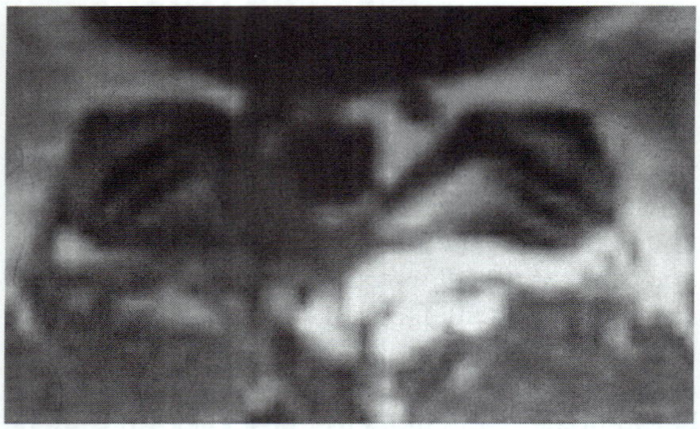

Abb. 10.16 Kernspintomogramm bei einem Zustand nach offener lumbaler Bandscheibenoperation im Segment L4/L5 mit Postdiskotomiesyndrom: Auf der rechten Seite findet sich die Operationsnarbe, die kontinuierlich von der Haut über das Subkutangewebe und die Rückenstreckmuskulatur zum Innenraum des lumbalen Wirbelkanals erstreckt. Hier setzt sich die Narbe zwischen Dura und Wirbelkanal unter Einbeziehung der traversierenden und austretenden Nervenwurzeln, bis zur Bandscheibe hin fort. Bewegungen des (degenerativ und operativ) gelockerten Zwischenwirbelabschnittes übertragen sich von ventral her direkt auf die Narbe, mit eingeschlossener, neuropathisch veränderter Nervenwurzel. Von dorsal her übertragen sich Bewegungen der Rückenmuskeln über Narbenzüge, ebenfalls auf die Nervenwurzel.

rativ erfolgte eine Narbenbildung unter Einbindung neuropathisch vorgeschädigter Nervenstrukturen.

Das pathologisch-anatomische Substrat für chronische Schmerzen beim rückenoperierten Problempatienten stellen neuropathisch veränderte Nerven und sensibilisierte Nozizeptoren dar, die durch Narbenzug wiederholten Reizen ausgesetzt sind.

Schmerzcharakter und Schweregrad

Die Schmerzen sind durch eine bilaterale, gemischt pseudoradikulär/radikuläre Symptomatik gekennzeichnet. Oft sind mehrere Nervenwurzeln beteiligt. Neurologische Ausfälle sind auch auf die vorausgegangene Operation zurückzuführen und können nicht unbedingt dem aktuellen Krankheitsbild zugeordnet werden. Schwere neurologische Störungen sind eher selten. Die Nervenwurzeln werden durch narbige Stränge zwar stranguliert, aber nicht vollständig abgeschnürt. Pseudoradikuläre Komponenten und nozizeptorbetonte Schmerzen resultieren aus der Segmentinstabilität mit Irritation der Wirbelgelenkkapseln und der Nozizeption im hinteren Längsband.

Die im Narbengewebe teilfixierten Spinalnervenwurzeln mit ihren Ästen, die durch die Operation teilweise durchtrennt sind und freie Enden aufweisen, erlauben dem Betroffenen nur wenig schmerzfreien Bewegungsspielraum.

Die bindegewebigen Stränge an Dura und Nervenwurzel sind mit Klingelzügen vergleichbar, die bei jeder unbedachten Bewegung betätigt werden.

Nozizeptoren und afferente Fasern befinden sich in einem Dauerreizzustand. Die Spinalnerven schwellen ihrerseits an durch entzündlich-ödematöse Vorgänge und engen den Reserveraum im Wirbelkanal weiter ein. Ein Circulus vitiosus ist in Gang gesetzt. Beeinträchtigt ist in erster Linie die Gleitfähigkeit der Ischiasnervenwurzel bei der Rumpfbeugung nach vorne, was sich auch beim Anheben des gestreckten Beines und bei sog. Langsitz bemerkbar macht. Bei ausgeprägtem postoperativen Schmerzsyndrom ist das Lasègue Zeichen beidseits schon bei 10–20° positiv. Die Verschieblichkeit von Dura und Nervenwurzeln im Wirbelkanal ist oft so gering, daß sogar schon eine Vorneigung des Kopfes die typischen Beschwerden auslöst.

Tabelle 10.7 Schmerzsymptomatik bei Postdiskotomiesyndrom.

- Bilaterale, gemischt pseudoradikulär/radikuläre Zeichen
- Doppelseitiges positives Laségueches Zeichen
- Rumpfvorneigung und Langsitz nicht möglich
- Epidurale Narben im MRT und CT

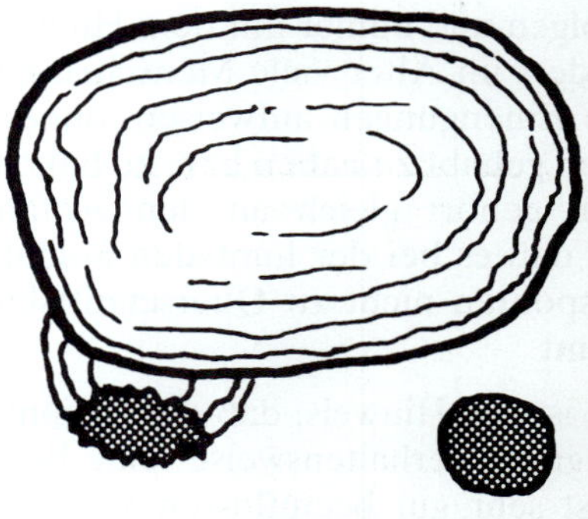

Abb. 10.17 Die postoperative narbige Verbindung zwischen Bandscheibe und Nervenwurzel läßt diese schon auf geringste Volumen- und Konsistenzänderungen der Bandscheibe reagieren.

Patienten mit einem ausgeprägten Postdiskotomiesyndrom nach ein- oder mehrfacher Bandscheibenoperation sind in ihrer Leistungsfähigkeit erheblich beeinträchtigt. Sie können weder

Tabelle 10.8 Postdiskotomiesyndrom (PDS) – Schweregrad.

Grad	Schmerzen	Lasègue	Medikamente	Leistungsfähigkeit	Gutachten	GdB*
I	kein Ruheschmerz, leichter Belastungsschmerz	negativ	gelegentlich	eingeschränkt für Schwerarbeit und Leistungssport	arbeitsfähig, keine Schwerarbeit	unter 20%
II	leichter Ruheschmerz, starker Belastungsschmerz	positiv	regelmäßig leichte, gelegentlich starke	keine wirbelsäulenbelastende Arbeiten, kein Sport	häufig arbeitsunfähig, berufsunfähig für wirbelsäulenbelastende Arbeiten	30–80%
III	starker Dauerschmerz	unter 30 Grad	dauernd starke	Gehhilfen, Hilfsperson	erwerbsunfähig	100%

* Grad der Behinderung

richtig Sitzen, Stehen oder Liegen. Da gravierende neurologische Ausfälle meistens fehlen, werden diese Patienten oft als Rentenneurotiker und psychisch überlagert eingestuft.

Die **Schweregrade** beim Postdiskotomiesyndrom orientieren sich in erster Linie an der subjektiven Beeinträchtigung. Objektive Kriterien wie neurologische Ausfälle, Vernarbungen, Instabilität sind nicht unbedingt maßgebend. Es erfordert deswegen ein mehrfaches Gespräch mit genauer Beobachtung des Patienten durch verschiedene Personen, um den Leidensdruck definieren zu können. Relativ verläßlich ist der Test durch Anheben des gestreckten Beines im Liegen und Sitzen, einschließlich der Beobachtung beim Langsitz, beim An- und Ausziehen der Schuhe und Strümpfe, sowie bei der Rumpfvorneigung bei anderen Verrichtungen.

Therapieansätze

Der **Ansatz für die Schmerztherapie** beim rückenoperierten Problempatienten ist entsprechend der nozizeptiv-neuralgischen Mischsymptomatik mit starken Veränderungen der Schmerzweiterleitung und Schmerzwahrnehmung vielschichtig.

Je nach dem, ob die nozizeptive oder neuralgische Komponente im Vordergrund steht, verwendet man peripher oder zentral wirkende Analgetika. Die meisten Patienten geben an, daß ihnen letztlich nur zentral wirkende Analgetika, wie z. B. Tramadol helfen, da in der Regel der Zentralisierungsprozeß weit fortgeschritten ist.

Mit der lokalen Injektionsbehandlung kann man direkten Einfluß auf Nozizeption und Neuralgie im voroperierten Bewegungssegment nehmen. Bewährt haben sich epidurale Injektionen und Spinalnervenanalgesien der betroffenen Segmente. Epidurale Injektionen als interlaminäre Applikation mit der Loss-of-Resistance-Technik muß ein oder zwei Segmente höher erfolgen, oder vom Sakralkanal (als epidural-sakrale Injektion) ausgehen, da der Epiduralraum im Operationsbereich mehr oder weniger verklebt ist. Direkten Einfluß auf die eingeklemmte ödematös aufgequollene Nervenwurzel gewinnt man am besten mit der epidural-perineuralen Injektionstechnik (siehe Kapitel 10.3.2.3). Intradiskale Injektionen kommen dann in Betracht, wenn im postoperativen MRI oder CT noch eine breitbasige Eindellung durch Bandscheibenvorwölbung zu erkennen ist.

Chronische Schmerzzustände, die vorwiegend von den Rr. dorsales ausgehen sind durch Facetteninfiltrationen und Narbeninfiltrationen anzugehen.

Um die zweite pathogenetische Komponente beim Postdiskotomiesyndrom, die Instabilität, zu behandeln, kann man den Versuch mit einer Rumpforthese vornehmen. Geeignet erscheinen Flexionsorthesen, welche eine Entlastung der dorsalen Anteile des Bewegungssegmentes bringen. Parallel ist eine isometrische stabilisierende Krankengymnastik mit Übungen aus der Entlastungshaltung unabdingbar. Die durch intensive Übungen aufgeschulte Rumpfmuskulatur soll schließlich die Funktion der Orthese übernehmen und zur Stabilisierung des voroperierten Bewegungssegmentes beitragen. Wegen der vielschichtigen Ätiologie und Pathogenese mit ebenso vielschichtiger Symptomatik ist beim Postdiskotomiesyndrom eine ebenso vielschichtige Schmerztherapie gerechtfertigt. Wichtig sind alle Maßnahmen, die den Patienten nicht noch weiter schädigen. Soweit es geht, sollten die körpereigenen Schmerzhemmungsmechanismen mobilisiert werden. Dazu zählen alle psychologischen Maßnahmen der Schmerzbewältigung und Schmerzreduktion sowie ein abgestimmtes Bewegungsprogramm (BISFR siehe Kapitel 6).

Tabelle 10.9 Schmerztherapie beim rückenoperierten Problempatienten.

Symptomatisch	Kausal
Analgetika (zentral und peripher) Psycholog. Schmerztherapie	Rumpfmuskelstabilisierung, Krankengymnastik Psycholog. Schmerztherapie
Lokale Injektionen	Rückenschule
Naturheilverfahren	Orthese (vorübergehend)
Bewegungstherapie	Spondylodese

Schmerzen nach lumbaler Spondylodese

Wenn alle konservativen Maßnahmen zur Stabilisierung des operativ gelockerten Bewegungssegmentes fehlschlagen, kommt eine operative Wirbelsäulenversteifung im betroffenen Bewegungssegment, als sog. dorsale, ventrale oder dorso-ventrale Spondylodese in Betracht. Diese Operation wird auch bei posttraumatischen Instabilitäten und Deformierungen (z. B. Wirbelgleiten) durchgeführt. Hauptindikation stellt weltweit jedoch der rückenoperierte Problempatient nach ein- oder mehrmaliger Bandscheibenoperation dar. Mit der Beseitigung der Instabilitätskomponente kann man dem Postdiskotomiesyndrom in der Regel einen großen Teil seiner Schmerzen nehmen. Häufig kommen aber neue Schmerzen hinzu, die von den Nachbarsegmenten bzw. Kreuzdarmbeinfugen ausgehen. Dieser Schmerzkomplex wird als Postfusionssyndrom bezeichnet (*Krämer*, 1997). Die Schmerzen von der fusionsnahen Segmentinstabilität, von den Kreuzdarmbeinfugen und von der neu hinzugekommenen Narbe mischen sich dann mit den Restbeschwerden des Postdiskotomiesyndromes.

Der **schmerztherapeutische Ansatz** für diese besonders problematische Gruppe rückenoperierter Problempatienten ist grundsätzlich der gleiche, wie beim Postdiskotomiesyndrom. Die im Vordergrund stehende lokale Symptomatik muß durch klinisch-neurologische Untersuchungen und vor allem durch probatorische lokale Infiltrationen identifiziert werden. Die psychologische Führung dieser Patienten ist besonders wichtig, da sich nach mehrfachen, zum Teil sehr aufwendigen Operationen allen ärztlichen Maßnahmen gegenüber sehr skeptisch eingestellt sind und die dauernde Medikation zentral wirkender Analgetika bevorzugen.

Bewegungsprogramm (BISFR)

Das Bewegungsprogramm richtet sich nach dem Schweregrad des Postdiskotomiesyndromes. Bei den geringen Schweregraden entspricht das BISFR-Programm dem bei chronischen Rückenschmerzen (siehe Seite 94). Die Patienten mit Postdiskotomiesyndrom 3. Grades haben definitionsgemäß ihre typischen Schmerzen bei fast allen Körperhaltungen und Bewegungen. Es gilt für das Bewegungsprogramm den schmalen, schmerzfreien Raum auszunutzen. In erster Linie sind es wieder Schwimmen, Radfahren und einige gymnastische Übungen, die rückenoperierte Patienten mit starken Schmerzen ausüben können, ohne während oder nach der Betätigung vermehrte Schmerzen zu haben. Der Sportlehrer sollte gerade für diese Patienten das mögliche Bewegungsspektrum erweitern, indem er sie an weitere Bewegungsmuster wie z. B. Laufen unter Entlastung, Aquajogging, Therabandübungen im Liegen usw. (siehe Kapitel 6.3) heranführt. Für viele Patienten ist es ein Erlebnis, sich überhaupt wieder vermehrt bewegen zu können, ohne Schmerzen zu haben.

Psychologische Komponenten bei Schmerzen an der LWS

Die Patienten nach ein- bzw. mehrfachen Rückenoperationen sind in der Regel gut informiert. Sie wurden anläßlich der konservativen und operativen Behandlung jedes Mal über den Charakter des Leidens und über die Behandlungsmöglichkeiten unterrichtet. Alle Behandlungsmaßnahmen waren ohne Erfolg und führten schließlich zum jetzigen Postdiskotomiesyndrom. Der wichtigste Punkt im ärztlichen Gespräch und in der psychologischen Begleitbehandlung muß immer wieder betont werden: Trotz starker Schmerzen kommt es weiteren Verlauf nicht zu gravierenden neurologischen Ausfällen, wie etwa zum Querschnittssyndrom.

Langzeituntersuchungen haben gezeigt, daß sich die Schmerzen beim Postdiskotomiesyndrom im Laufe der Jahre allmählich zurückbilden und vor allem sich nicht verstärken (*Willburger*, im Druck).

Weitere operative Maßnahmen, etwa Versteifungsoperationen, kommen nur selten in Betracht.

Die **respondente Konditionierung** ist für das Postdiskotomiesyndrom bedeutungsvoll. Der Patient bemerkt insbesondere beim Schweregrad 3, daß viele alltägliche Bewegungen Schmerzen auslösen. Der direkte Kontakt der Nervenwurzel, einerseits mit der dorsalen Bandscheibenbegrenzung, andererseits mit der Rückenstreckmuskulatur, jeweils über Narbenzüge, führt zu Schmerzauslösungen bei vielen Körperhaltungen und Haltungsänderungen.

Ein Teil der Komplikationen ergibt sich oft allein aus der Tatsache, daß mindestens eine Operation der Wirbelsäule stattgefunden hat. Viele Patienten erwarten schon vor der Operation eine postoperative Invalidisierung. Die mehr oder weniger lange Narbe verstärkt den Effekt.

Das Beispiel vieler anderer Menschen im Bekanntenkreis, die operiert wurden und Beschwerden haben, kann auf dem Weg der **stellvertretenden respondenten Konditionierung** zu einer Stabilisierung oder Verschlechterung der Beschwerden beitragen. Dieser Effekt wird oft stärker, wenn sich Patienten im Rahmen von stationären oder ambulanten Rehabiliationsmaßnahmen zusammenfinden.

Die Gefahr der Entwicklung einer **operanten Kontrolle des Schmerzverhaltens** ist angesichts der dauerhaften Intensität der Schmerzen groß. Die zuwendende oder entlastende Reaktion der Lebenspartner bzw. Arbeitskollegen kann hier ungewollt zu Stabilisierung des Schmerzverhaltens beitragen. In diesen Fällen ist oft notwendig, eine Verhaltenstherapie mit Einbezug der Lebenspartner einzuleiten.

Angesichts der Intensität und Dauerhaftigkeit der Beschwerden finden sich bei diesen Patienten durchweg erhöhte Werte für Ängstlichkeit und Depressivität (*Lüderitz* et al., 1995), die wiederum zur Intensivierung der Schmerzwahrnehmung führen. Deshalb ist eine kognitive Verhaltenstherapie oft sinnvoll.

Darüber hinaus stehen im Vordergrund der psychologischen Schmerztherapie Übungen zur kognitiven Schmerzbewältigung. Das Motto lautet: Mit einem gewissen Ausmaß an Schmerzen und Behinderungen weiterleben unter dem Aspekt, daß das Krankheitsgeschehen insgesamt konstant bleibt und sich ggf. spontan bessert (siehe oben).

Hier unterscheidet sich das Gespräch grundsätzlich, von dem bei Arthrosepatienten, bei denen man die Konstanz und ggf. spontane Beschwerdebesserung im weiteren Verlauf nicht in Aussicht stellen kann. Im Bewältigungsprogramm sollten Kognitionen trainiert werden, die den Schmerz akzeptieren, ohne ihn zum lebensbestimmenden Faktor werden zu lassen.

Alle Mittel der psychologischen Schmerztherapie und des Bewegungstrainings, die zu einer Schmerzreduktion mit verringertem Medikamentengebrauch führen, sind geeignet.

11 Schmerztherapie an der Hüfte

11 % aller chronischen Schmerzen der Stütz- und Bewegungsorgane entfallen auf die Hüftregion. Das vorherrschende Krankheitsbild für akute, subakute und chronische Schmerzen der Hüfte ist die Coxarthrose. Aufgrund präarthrotischer Deformitäten durch anlagebedingte oder erworbene Hüfterkrankungen in der Jugend, wie z. B. kongenitale Hüftdysplasie, Morbus Perthes und juvenile Epiphysenlösung treten chronische Hüftschmerzen unter Umständen schon bei Jugendlichen und jungen Erwachsenen auf. Das Hauptkontingent der Patienten mit chronischen Hüftschmerzen stellen jedoch ältere Menschen dar, die auch ohne Vorerkrankung eine sog. idiopathische Coxarthrose entwickeln. Es kommt zu einem Aufbruch und Abrieb der Knorpeloberfläche, zunächst in den Hauptbelastungszonen des Hüftgelenkes mit reaktiver Synovialitis und Kapsulitis. Im Vordergrund der Krankheitserscheinungen steht der **Schmerz**.

Dieser Hüftschmerz in der Anfangsphase, herrührend aus Nozizeptoren der Synovialmembran und der Gelenkkapseln hat zunächst für kurze Zeit einen akuten Charakter, in der Regel durch einen Reizerguß und mündet dann rasch ein in ein chronisches Krankheitsbild mit schmerzhafter Bewegungseinschränkung der Hüfte und belastungsabhängigen Schmerzen. Weniger die zunehmende Bewegungseinschränkung der Hüfte oder Beinverkürzung und Muskelatrophie, sondern vielmehr die ständigen Schmerzen sind der Grund für den Patienten, den Arzt aufzusuchen. Dementsprechend besteht die Hauptaufgabe des Arztes darin, dem Patienten die chronischen Schmerzen in der Hüfte zu nehmen oder wenigstens erträglich zu machen. Intensive Krankengymnastik zur Wiederherstellung der Beweglichkeit in der Hüfte, ist, was das Schmerzgeschehen anbetrifft, eher kontraproduktiv.

Wenn geklärt ist, daß durch gelenkerhaltende Operationen (z. B. Umstellungsosteotomie) keine Besserung erzielt werden kann und der Patient einer Endoprothesenversorgung entgegensehen muß, besteht die Hauptaufgabe der Schmerztherapie, den Zeitpunkt bis zur Operation soweit wie möglich hinauszuzögern. Das schmerztherapeutische Konzept sollte so aufgebaut sein, daß die Lebensqualität des Patienten nicht wesentlich beeinträchtigt ist und kein zusätzlicher Schaden durch eine Schmerzmitteldauermedikation entsteht. Mitentscheidend für die Indikation zur Operation ist die Frage nach der schmerzfreien Wegstrecke, d. h. wie weit der Patient gehen kann, bis die belastungsabhängigen Schmerzen eintreten, und nach den Medikamenten (Qualität und Quantität), die ständig wegen der Schmerzen eingenommen werden.

Es ist durchaus möglich, eine Coxarthrose durch moderate Schmerztherapie mit begleitender Physiotherapie im Hinblick auf die Schmerzen auf einen gleichbleibenden Niveau zu halten. Man spricht von einer **kompensierten Coxarthrose**. Im Falle der Dekompensation mit zunehmenden Schmerzen und erhöhtem Medikamentenverbrauch sollte man mit der Operation nicht allzu lange zögern.

11.1 Spezielle Neuroanatomie der Hüfte

Die Vorderseite der mit Nozizeptoren reichlich versehenen Hüftgelenkkapsel und Bänder wird von Gelenkästen des Nervus femoralis und des Nervus obturatorius versorgt. Ein Nervus obturatorius accessorius kann über dem Schambein verlaufen und Zweige zum Musculus pectineus und zum Hüftgelenk abgeben.

Auf der Dorsalseite wird die Hüftgelenkkapsel von Gelenkästen des Ramus musculi quadratus femoris versorgt. Schmerzen in der Hüftregion können auch vom Nervus cutaneus femoris lateralis herrühren. Dieser Nerv ist rein sensibel und führt Fasern der Segmente L2 bis L4. Dieser Nerv versorgt sensibel die Lateralseite des Oberschenkels. Durch seinen fast rechtwinklig abbiegenden Verlauf in der Höhe der Spina iliaca anterior superior kann der Nerv dort leicht durch zusätzlichen Druck geschädigt werden. Es resultieren zunächst Schmerzzustände und Mißempfindungen (Kribbeln) und nach Absterben des Nerv eine Empfindungslosigkeit an der Seite des Oberschenkels (*Trepel*).

11.2 Nozizeption an der Hüfte

Hüftschmerzen sind in der akuten und subakuten Phase nozizeptorbetont, d. h. sie werden in der unmittelbaren Umgebung des Hüftgelenkes empfunden, wo sie auch entstehen.

Ausgangspunkt dieser Schmerzen sind die Nozizeptoren in der Synovialmembran in der Gelenkkapsel und in den gelenknahen Bändern (z. B. Ligamentum ilio-femorale). Als Noxen kommen die Entzündungsmediatoren (s. Kapitel 1.6.2) der Detritussynovialitis bei der aktivierten Arthrose in Frage.

Ein Hüftgelenkerguß, der sich sonografisch und im Kernspintomogramm darstellt, ruft durch eine Anspannung der Hüftgelenkkapsel starke akute Schmerzen hervor.

Die **nozizeptiven Felder** befinden sich in der vorderen Gelenkkapselregion und werden als Leistenschmerzen angegeben. Hinzu kommen Schmerzareale im Bereich der Adduktoren und der Trochanterregion. Relativ früh, d. h. in der subakuten Schmerzphase, geben die Patienten auch Schmerzen an der Vorderseite des Oberschenkels und des Kniegelenkes an. Der Knieschmerz bei Hüftgelenkerkrankungen hängt damit zusammen, daß beide Gelenke teilweise denselben Rückenmarkssegmenten zugehören (*Lang* u. *Wachsmuth*, 1972).

Die **Chronifizierung der Nozizeption** an der Hüfte tritt ein, wenn der Schmerz über mehrere Wochen und Monate anhält. Es kommt zu einer wiederholten mechanischen und entzündlichen Irritation der Nozizeptoren im gesamten Hüftgelenkkapselbereich mit Übererregbarkeit der Mechanorezeptoren, die im weiteren Verlauf auch bei normaler mechanischer Beanspruchung des Hüftgelenkes und bei Ruhe (in der Nacht) Schmerzen verursachen. Entsprechend dem Chronifizierungsvorgang kommt es zu einer gesteigerten Schmerzwahrnehmung, Verarbeitung und Äußerung im zentralen Nervensystem. Die endogenen Hemmsysteme sind weitgehend ausgeschaltet, d. h. auch minimale Reize bei Bewegungsänderung des Hüftgelenkes werden übertrieben wahrgenommen, verarbeitet und lösen eine übertriebene Schmerzäußerung hervor.

Im Rahmen der Chronifizierung kommt es auch zur **Schmerzausbreitung**, in der Regel auf die Kreuzdarmbeinfuge und auf die lumbalen Wirbelgelenke. Der untere Abschnitt der Lendenwirbelsäule und die Kreuzdarmbeinfugen werden durch die Bewegungseinschränkung der Hüfte mit entsprechender Fehlbelastung der Lendenwirbelsäule fehl- bzw. überbeansprucht. Oft sind Rücken- und Kreuzdarmbeinfugensymptome die vorherrschenden Zeichen einer Coxarthrose. Die **motorische Reaktion** auf spinaler Ebene betrifft in erster Linie die Hüftmuskeln mit Daueranspannung der Hüftbeuger und Adduktoren. Im weiteren Verlauf entsteht eine Beugeadduktions- und Außenrotationskontraktur. Auch im Bereich dieser dauerangespannten Muskeln bzw. an ihren Muskelansätzen entstehen Schmerzen. Die Kontrakturen der Hüfte

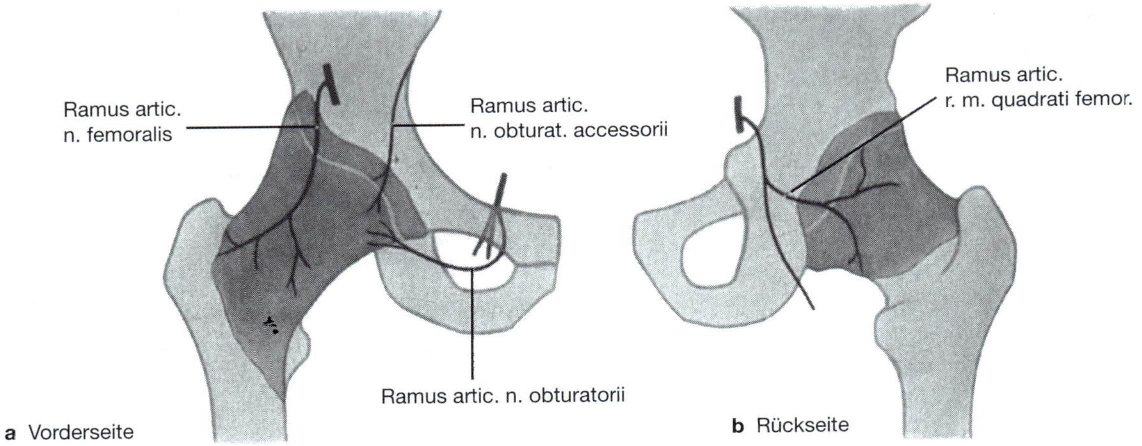

Abb. 11.1a,b Innervation des Hüftgelenkes an der Vorderseite über Gelenkäste des N. femoralis, N. obturatorius und, falls vorhanden, von Gelenkästen eines accessorischen N. obturatorius. Auf der Rückenseite finden sich Gelenkäste des Nervus musc. quadr. femoris (aus: *Lang/Wachsmuth*, 1972).

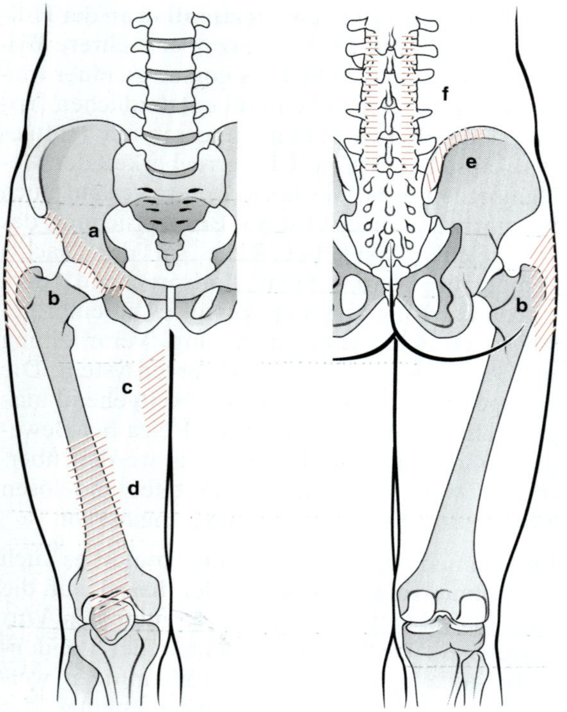

Abb. 11.2 Nozizeptorenfelder bei Hüfterkrankungen:
a Leistengegend
b Weichteile über dem Trochanter major
c Adduktoren
d Vorderer Oberschenkel- und Knieschmerz
e in der Umgebung der Kreuz-/Darmbeinfuge
f lumbale Wirbelgelenke

stellten ihrerseits wiederum eine endogene Noxe dar (s. Kapitel 1.6.2).

Chronische Hüftschmerzen bleiben auch im weiteren Verlauf nozizeptorbetont, d. h. sie werden in den Nozizeptorenfeldern der Hüftumgebung (s. Abb. 11.2) empfunden. Ausstrahlende Schmerzen bis zum Fuß mit Kribbelparästhesien sind meistens auf die begleitende Wurzelreizung im Lendenwirbelsäulenbereich zurückzuführen, die wiederum ihre Ursache in einer Fehlhaltung und Fehlbelastung der Lendenwirbelsäule durch die Bewegungseinschränkung der Hüfte hat.

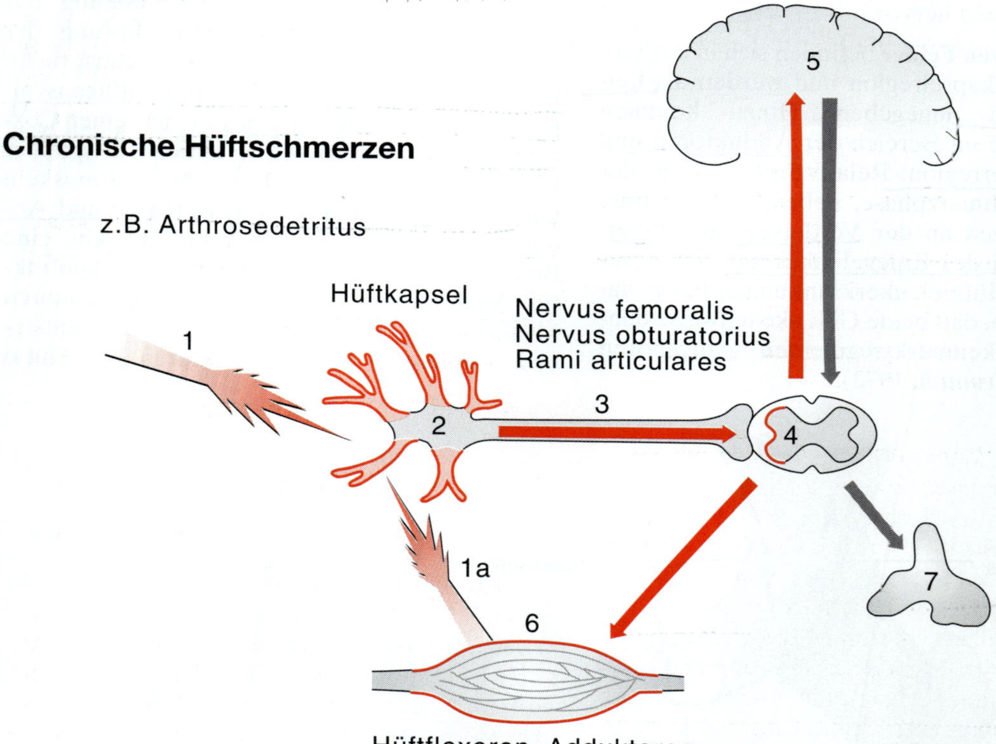

Abb. 11.3 Chronifizierung von Hüftschmerzen. Mechanische oder entzündliche Noxen, z. B. aus dem Knorpel detritus einer Coxarthrose (1) treffen auf Nozizeptoren in der Hüftgelenkkapsel. Die Schmerzweiterleitung erfolgt über afferente Fasern, sensibler Nervenendigungen der Gelenkäste des Nervus femoralis, Nervus obturatorius und Nervus musculus quadratus femoris. Die Schmerzverteilung im Rückenmark (4) erfolgt über den Tractus spinothalamicus zur Schmerzwahrnehmung in Großhirn (5), andererseits über den spinalen Reflexbogen zur Beuge- und Adduktionsmuskulatur des Hüftgelenkes (6), mit Einnahme zunächst einer Schonhaltung, im weiteren Verlauf mit Ausbildung einer Hüftbeuge- und Adduktionskontraktur. Die Hüftkontrakturen stellen ihrerseits wiederum eine endogene Noxe (1a) für das Hüftgelenk selbst, aber auch für die benachbarten Funktionsstrukturen wie Kreuzdarmbeinfuge, Wirbelgelenke und Kniegelenk dar.

Der **Ansatz der Schmerztherapie** richtet sich nach den im Vordergrund stehenden Schmerzen. Es ist durchaus möglich, daß eine Coxarthrose mit deutlicher Bewegungseinschränkung der Hüfte in erster Linie Beschwerden im Bereich der Lendenwirbelsäule und der Kreuzdarmbeinfugen hervorruft, die dann entsprechend behandelt werden müssen.

11.3 Behandlung akuter Hüftschmerzen

Akute Schmerzen im Hüftbereich kommen in der Regel vom Hüftgelenk selbst, z. B. infolge einer aktivierten Arthrose oder Arthritis. Ausgangspunkt dieser akuten Schmerzen sind Hüftgelenkkapsel und Synovialmembran. Es gibt aber auch akute Schmerzen im Hüftbereich, die z. B. von einer plötzlich exazerbierenden Bursitis trochanterica herrühren. Schließlich können auch die Sekundärsymptome bei einer primären Hüftgelenkserkrankung akut in den Vordergrund treten, wie z. B. akute Reizerscheinungen in der Kreuzdarmbeinfuge oder in den Wirbelgelenken.

Im Akutstadium sind die jeweiligen Schmerzausgangspunkte durch Anamnese- und Befunderhebung sowie durch **probatorische Injektion** sehr gut auszumachen. Mit der lokalen Injektion eines Lokalanästhetikums und bei gesicherter Diagnose unter Zusatz eines Steroids lassen sich akute Schmerzen, ausgehend von der Kreuzdarmbeinfuge oder von einer akuten Bursitis trochanterica leicht beheben. Aufwendiger ist die Therapie akuter Schmerzen, die vom Hüftgelenk selbst ausgehen:

Die **Lagerung** kann vorübergehend in der Hüftgelenkkapselentspannungshaltung, also in leichter Flexion und Außenrotation gestattet werden, um Spannungsspitzen abzubauen. Bei stärksten Schmerzen, wie z. B. bei einer Coxarthritis, ist unter Umständen eine stationäre Behandlung mit Horizontallagerung und **Manschettenextension** angebracht. Mit der Extension wird dann auch schon in der Anfangsphase die Kontrakturbehandlung eingeleitet. Eine länger dauernde, zwar schmerzfreie Hüftbeuge- und Außenrotationshaltung des Hüftgelenkes ist im weiteren Verlauf wegen der Kontrakturgefahr unbedingt zu vermeiden.

Als **Analgetika** empfehlen sich NSAR, z. B. Ibuprofen, Diclophenac, da akute Schmerzen nozizeptorbetont sind. Mit Hilfe der allgemeinen Analgesie durch Antiphlogistika und Analgetika ist der Patient mobil zu halten, um dem Chronifizierungsprozeß entgegenzuwirken.

Der **Kryotherapie** sind an der Hüfte Grenzen gesetzt. Da sich der entzündliche Prozeß (bakteriell oder nicht bakteriell) in der Tiefe abspielt, hat die Kältebehandlung keine besondere Wirkung.

Die **Physiotherapie (Krankengymnastik)** beschränkt sich auf eine Gangschulung mit Gebrauchsanleitung für die Unterarmgehstützen und auf die allgemeine Mobilisierung des Patienten zur Thromboseprophylaxe. Es sollten alle Gelenke in Bewegung gehalten werden, bis auf das betroffene Hüftgelenk. Die akut gereizte Hüftgelenkkapsel sollte man in Ruhe lassen, bis der Reizzustand abgeklungen ist.

Die wichtigste Aktion zur weiteren Diagnostik und vor allem auch zur Behandlung akuter Hüftgelenkschmerzen ist die **Punktion.** Bei fehlender Routine sollte die Punktion unter sonografischer oder radiologischer (am besten DSA) Kontrolle durchgeführt werden. Das Hüftgelenkpunktat gibt wichtige Hinweise für die Ursache der Reizung. Mit dem Ablassen des Gelenkergusses wird eine spürbare Erleichterung geschaffen. Bei gesicherter Diagnose kann man im Falle einer aktivierten Arthrose oder nicht bakteriellen Arthritis schon in dieser Phase das Lokalanästhetikum mit einem Steroid vermischen.

Tabelle 11.1 Behandlung akuter Hüftgelenkschmerzen.

- Lagerung in leichter Hüftbeuge- u. Außenrotationsstellung, Manschettenextension
- Analgetika (periphere)
- Physiotherapie (Thromboseprophylaxe, allgemeine Mobilisierung)
- Punktion

11.4 Behandlung chronischer Hüftschmerzen

Während der akute Hüftgelenkschmerz vornehmlich von Nozizeptoren der Hüftgelenkkapsel ausgeht, werden im Verlauf der Chronifizierung weiter außerhalb gelegene Nozizeptorenfelder miteinbezogen. In allen Bereichen haben die Schmerzen einen nozizeptorbetonten Charakter.

Bei der **Lagerung** ist die dauernde Einnahme der für den Patienten angenehmen leichten Hüftbeugung und Außenrotation unbedingt zu vermeiden, da sonst Kontrakturen entstehen, die das Leiden weiter verschlimmern. Zur Kontrakturprophylaxe empfiehlt sich die Wechsellagerung zwischen Beugung, Streckung, Abduktion, Adduktion bis zur Schmerzgrenze. Innerhalb des schmerzfreien Bewegungsraumes sollten belastungsfrei ständig Bewegungen erfolgen.

Während **Wärmeanwendungen** bzw. Kältepakkungen in der Akutphase einer Hüftgelenkkapselreizung wenig sinnvoll scheinen, gewinnen diese Maßnahmen im chronischen Stadium von Hüftbeschwerden zunehmend an Bedeutung. Auch die physikalische Therapie, z. B. in Form von Diadynamik oder Ultraschall, wird mit der Chronifizierung und Ausbreitung der Schmerzen häufiger eingesetzt. Die Anwendungen erfolgen nicht am Hüftgelenk selbst, sondern an den sekundären Schmerzausgangspunkten, wie den Adduktoren, den Ansätzen der Ischiocruralmuskulatur oder der Rückenmuskulatur.

Tabelle 11.2 Behandlung chronischer Hüftschmerzen.

- Wechsellagerung
- Wärme
- Physiotherapie, Krankengymnastik
- Elektrotherapie
- Lokale Injektionen
- Gehstock, Pufferabsatz
- BISFR
- Psychologische Schmerztherapie

Mit der Verordnung von **Analgetika** sollte man bei einer chronischen Hüftgelenkserkrankung zurückhaltend sein. Auf jeden Fall ist nur eine Bedarfsanwendung und keine regelmäßige Applikation zu empfehlen. In Frage kommen die peripher wirkenden NSAR, wie z. B. Ibuprofen. Wenn sich die Dosis steigert und Medikamenteneinnahme zur Regel wird, muß die Operation in Erwägung gezogen werden.

Die **Physiotherapie (Krankengymnastik)** dient zur Kräftigung der gelenknahen Muskeln, insbesondere Ischiocrural- und Quadrizepsmuskulatur, die bei chronischen Schmerzen im Hüftbereich rasch atrophieren. Weitere Zielrichtungen der Physiotherapie sind Kontrakturbehandlung und Prophylaxe sowie Gangschulung. Durch eine **angepaßte Verhaltensweise** ist es möglich, Frequenz und Intensität chronischer Hüftschmerzen deutlich zu beeinflussen. Der Physiotherapeut kann hier wichtige Informationen und praktische Anleitungen liefern.

Die **lokale Injektionsbehandlung** bei chronischen Schmerzen der Hüfte hat ihre Zielrichtung einmal im erkrankten Hüftgelenk selbst sowie in den periartikulären Schmerzpunkten. Mit intraartikulären Injektionen von Lokalanästhetika unter Zusatz von Steroiden sollte man bei der Coxarthrose zurückhaltend sein. Einmal handelt es sich um eine rein symptomatische Therapie mit nur vorübergehender Wirkung, zum anderen besteht an der Hüfte ein besonderes Infektionsrisiko, welches den Weg für weitere operative Maßnahmen verbaut. Auch sind zurückbleibende Kristallsuspensionsdepots in der Hüftgelenkkapsel nach intraartikulärer Injektion bei Operateuren nicht sehr beliebt, weil sie das postoperative Infektionsrisiko erhöhen. Die antiproliferative Cortisonwirkung könnte zu Wundheilungsstörungen führen.

Wesentlich effektiver und ungefährlicher sind Infiltrationen in die Kreuzdarmbeinfuge, lumbale Wirbelgelenke, Adduktorenansätze und ggf. in die Trochanterregion, die oft erstaunliche Besserungen des Gesamtkrankheitsbildes bewirken.

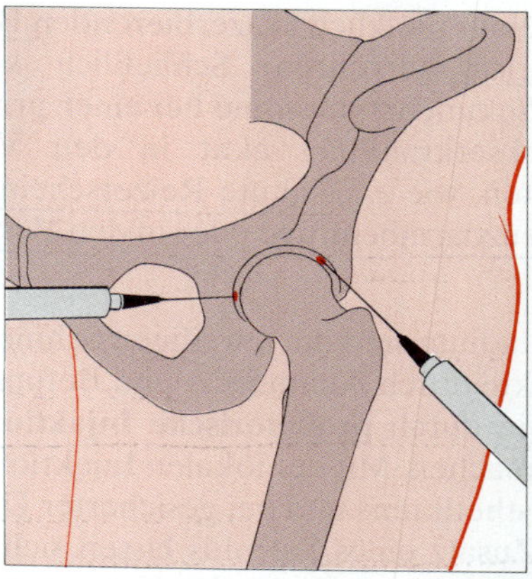

Abb. 11.4 Injektion ins Hüftgelenk von ventral oder lateral (aus: *Jäger/Wirth*, 1986).

Wenn trotz aller konservativen Maßnahmen mit orthopädischen Hilfsmitteln (Beinlängenausgleich, Stockhilfe, Pufferabsatz usw.) und symptomatischer Therapie die schmerzfreie Wegstrecke weiter abnimmt und sich auf wenige Meter reduziert und der Patient ständig Analgetika einnimmt und somit seine Lebensqualität deutlich beeinträchtigt ist, muß operiert werden. Die Indikation sollte keineswegs nur von einem eindrucksvollen Röntgenbefund abhängig gemacht werden. Auch Bewegungseinschränkungen mit Einsteifung der Hüfte ohne wesentliche Beschwerden stellen keine Indikation zur Operation dar. Entscheidend ist allein der **Schmerz**. Je nach Alter und Deformierung ist im weiteren Verlauf zu klären, ob noch eine gelenkerhaltende Operation in Frage kommt, etwa in Form einer Umstellungsosteotomie oder Pfannenschwenkplastik, oder ob das Problem nur noch mit einer Hüfttotalendoprothese beseitigt werden kann.

Chronische Schmerzen nach Hüftoperationen

Mit der operativen Behandlung ist das Schmerzproblem für den Patienten häufig nicht beseitigt. Der eigentliche Hüftgelenkschmerz ist in den meisten Fällen zwar verschwunden, es treten jedoch neue Schmerzen auf, die entweder vom Operationsbereich selbst oder aber von sekundärer Statik- und Funktionsstörungen ihren Ausgangspunkt nehmen. Schmerzen, die vom Operationsbereich selbst ausgehen, sind zu klären und ggf. kausal zu behandeln.

Für die Schmerztherapie wichtiger sind die sekundären Erscheinungen in der unmittelbaren Umgebung des Operationsbereiches. Besonderes Augenmerk ist auf die Kreuzdarmbeinfuge, lumbalen Wirbelgelenke, Trochanterregion und Muskelansätze der Oberschenkelmuskeln zu richten. Mit jeder Operation kommt es auch zu einer Veränderung der Gesamtstatik. Muskeln und Gelenke, die vor der Operation schmerzbedingt geschont wurden, werden plötzlich wieder beansprucht und, falls Vorerkrankungen vorliegen, überbeansprucht. Dies gilt zum Beispiel für eine lumbale Bandscheibenlockerung oder für kompensierte Arthrose der benachbarten Gelenke, wie z. B. am Knie- und Sprunggelenk. Die verminderte Belastbarkeit dieser Skelettabschnitte war bis zum Zeitpunkt der Operation durch Minderbelastung **maskiert**. Durch eingehende Erhebung der Anamnese erfährt man z. B., daß in diesem Bereich schon früher, d. h. vor der Hüfterkrankung in diesen Bereich schon Schmerzen aufgetreten waren. Durch klinische und radiologische Untersuchung, ggf. durch probatorische Injektion läßt sich dann der Schmerzausgangspunkt ermitteln und entsprechend behandeln.

Bewegungsprogramm (BISFR) bei chronischen Hüftschmerzen

Der Patient mit chronischen Hüftschmerzen kennt genau seine schmerzauslösenden Körperhaltungen und Bewegungen sowie umgekehrt alle Bewegungen, die er ausführen kann, ohne vermehrt Schmerzen zu bekommen. Geeignet und schmerzfrei sind alle Bewegungen, ohne oder mit geringer Druckbelastung des Hüftgelenkes mit Flexions-/Extensionsbewegungen über einen Bogenabstand von 40–50°. Diese Position erreicht man am besten auf dem Fahrrad oder beim Rückenschwimmen aus der Entlastungshaltung (siehe Abb. 6.7). Rotationsbewegungen oder Bewegungen, die mit einer Ab- und Adduktion einhergehen, sind unbedingt zu vermeiden. Hierbei kommt es zu Spannungszuständen der verkürzten und verdickten Hüftgelenkkapsel. Deswegen sind in der Regel auch alle gymnastischen Mobilisierungsübungen chronisch schmerzhafter Hüften kontraindiziert.

Psychologische Komponenten bei chronischen Hüftschmerzen

Die Diagnose Coxarthrose stellt für alle Menschen einen Schicksalsschlag dar, der rasch zu **Depressivität** führt. Der Patient kommt in der Regel zum Arzt in der Annahme, er habe ein vorübergehendes Rückenleiden mit Ausstrahlung in die Beckengegend und ist schockiert, wenn anhand des Röntgenbildes die Diagnose Coxarthrose gestellt wird. Diese Diagnose bedeutet eine erhebliche Einschränkung des Aktionsradius und der Lebensqualität. Schmerzen treten regelmäßig nach längerem Gehen und Stehen auf. Wenn im Tagesablauf stärkere Belastungen des Hüftgelenkes stattgefunden haben, empfindet der Patient auch nachklingende nächtliche Beschwerden, besonders dann, wenn er auf der erkrankten Seite liegt. Es kommt dann zu einer Dehnung der ohnehin gereizten Hüftgelenkkapsel.

Eine **operante Konditionierung** ergibt sich durch das für die Umwelt sichtbare veränderte Gangbild mit Schmerz und Muskelinsuffizienz (Trendelenburg), Hinken, insbesondere dann, wenn eine längere Belastung erfolgt.

Katastrophierende Gedanken ergeben sich im Hinblick auf die mit Wahrscheinlichkeit notwendige Operation, in der Regel eine Hüftgelenkstotalendoprothese. Jeder kennt in seinem Bekanntenkreis Fälle, in denen diese Operation nicht den gewünschten Erfolg brachte.

Hilfreich sind hier Hinweise, daß es sich bei der Hüft-TEP inzwischen um einen Routineeingriff handelt, bei dem Materialien verwendet werden wie Titan und Keramik, die der Körper gut verträgt und als Ersatzteil akzeptiert. Der Vergleich mit dem Zahnersatz liegt auf der Hand. Die schlechten Ergebnisse stammen im übrigen aus früheren Zeiten, als man noch schlechtere Techniken und Materialien verwendete.

Zunächst kommt es aber darauf an, den Patienten psychisch so einzustellen, daß er möglichst lange mit dem chronischen Hüftschmerz und der Bewegungseinschränkung zurechtkommt und seine Bewegungseinschränkung akzeptiert, ohne sie zum lebenbestimmenden Faktor werden zu lassen.

Zur Vorbereitung der Patienten auf die Endoprothese und zur Bewältigung der Situation nach der Implantation des künstlichen Hüftgelenkes sind Programme der Endoprothesenschule hilfreich (*Jerosch* u. *Heisel*, 1996). Die psychologischen Bausteine der Endoprothesenschule umfassen die Vorbereitung auf die Operation, die Modifikation des neuen Bewegungsverhaltens und Verfahren zur Schmerzbewältigung (*Berwald* u. *Nentwig*, 1996).

Trotz guter Ergebnisse der Operation ist die berufliche Wiedereingliederung der Patienten häufig schwierig. Nur etwa ein Viertel der endoprothetisch versorgten Hüftpatienten nimmt nach dem Eingriff die Arbeit wieder auf (*Maronna*, 1996). Dieser Aspekt ist aber gerade zur Vorbeugung der Chronizität der Schmerzen von großer Bedeutung. Deshalb sollte der behandelnde Orthopäde rechtzeitig entsprechende Maßnahmen der Verhaltens- und Verhältnisprävention mit dem Patienten besprechen.

12 Schmerztherapie am Knie

Wegen der häufigen Verletzungen, degenerativen Veränderungen und Beteiligung an orthopädischen Allgemeinerkrankungen (z. B. Rheuma), handelt es sich beim Kniegelenk um eine bedeutende Region für die orthopädische Schmerztherapie. Überlastungs- und Verletzungsschwerpunkte sind Patella und Menisci mit ihren verschiedenen Fehlbildungen und Rißformen. Es treten akute und chronische Schmerzen auf, die den Patienten in seiner Geh- und Stehfähigkeit erheblich behindern.

8,5 % aller Patienten, die den Orthopäden in der Praxis oder in der Poliklinik aufsuchen, kommen in erster Linie wegen Knieschmerzen (*Krämer*, 1997).

12.1 Spezielle Neuroanatomie des Kniegelenkes

Der Kniegelenkbereich wird ventral von den Ästen des Nervus femoralis und dorsal von den Ästen des Nervus ischiadicus innerviert. Da beide von der Lendenwirbelsäule über die Hüftregion ziehen, können Irritationen in diesen Bereich auch zu akuten und chronischen Schmerzen im Kniebereich führen. Sie sind differentialdiagnostisch auszuschließen.

Die Teilung des Nervus ischiadicus in den Nervus fibularis communis (Peronaeus) und den Nervus tibialis erfolgt in wechselnder Höhe, oft schon beim Foramen infrapiriforme oder erst in der

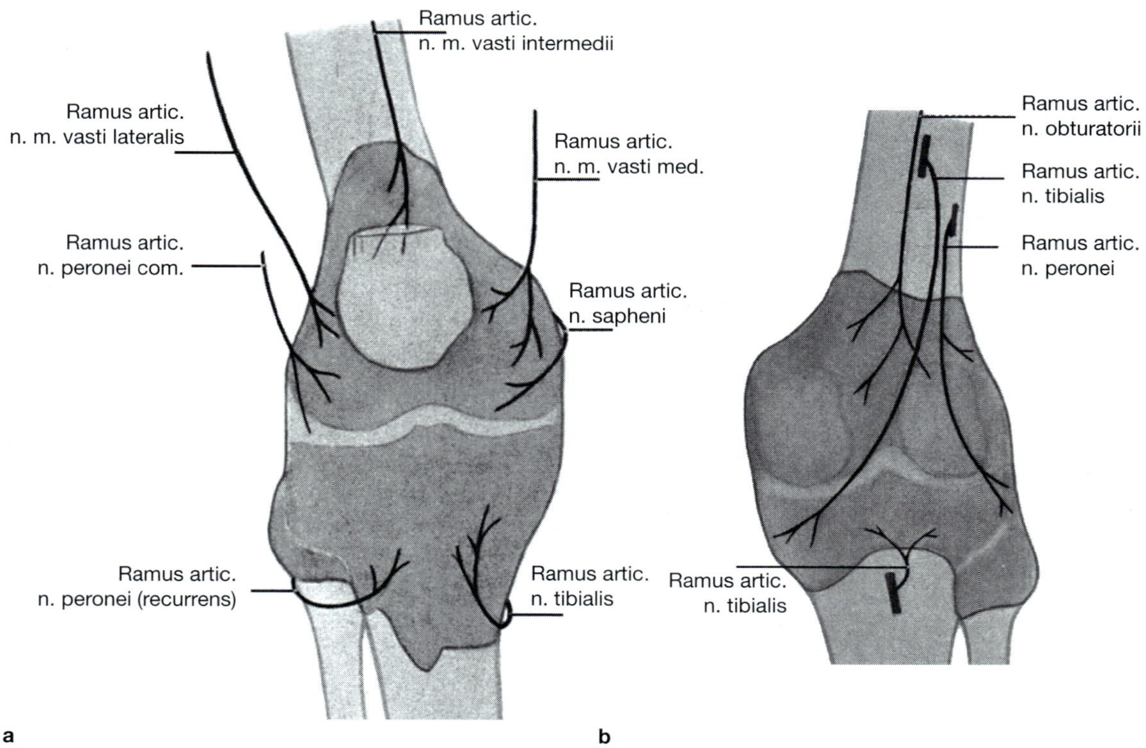

Abb. 12.1a,b Innervation des Kniegelenkes von ventral über Gelenkäste des Nervus femoralis und von dorsal durch Gelenkäste des Nervus obturatorius, Nervus tibialis und Nervus peronaeus (aus: *Lang*, 1972).

Kniekehle. Der Nervus ischiadicus gibt oft noch vor seiner Teilung Rami articulares genus ab. Diese sind für die Innervation des Kniegelenkes zuständig und stellen die Afferenzen, vor allem für die Nozizeptoren in der dorsalen Kniegelenkkapsel dar.

Der Nervus fibularis communis verläuft am medialen Rand des Musculus bizeps femoris, dann distal des Capitolum um die Fibula herum zur Streckseite des Unterschenkels, wo er sich unter dem Ursprungskopf des Musculus fibularis longus in einen Ramus superfacialis und einen Ramus profundus teilt. Noch am Oberschenkel gibt er unter anderem den Ramus articularis genus für Kniegelenk und den Nervus cutaneus surae fibularis ab. Der Nervus cutaneus surae fibularis tritt aus der Fossa poplitea zur Wadenhaut, die er bis in die Gegend des äußeren Knöchels versorgt. Der Nervus tibialis zieht fibular von der Vena poplitea und etwas oberflächlicher als diese gelegen, durch die Kniekehle und gelangt unter dem Sehnenbogen des Musculus soleus zwischen die oberflächliche und tiefe Beugermuskulatur. Er gibt u.a. einen Ramus articularis genus und den Nervus cutaneus surae fibularis ab, der mit der Vena saphena parva fußwärts zieht und sich mit dem Ramus fibularis des Nervus cutaneus surae fibularis zum Nervus suralis vereinigt.

Der Nervus tibialis (L4-S3) ist vorwiegend motorisch, der Nervus peronaeus (L4-S2) ist gemischt sensibel und motorisch. Bedeutungsvoll für die Dorsalseite des Oberschenkels und des Kniegelenkes ist der Nervus cutaneus femoris posterior (S1-S3) als rein sensibler Nerv mit Austritt durch das Foramen infrapiriforme. Er versorgt sensibel das kaudale Gesäß und den gesamten dorsalen Oberschenkel.

Der Nervus femoralis (L1-L4) ist der kräftigste Nerv des Plexus lumbalis und hat sensible und motorische Fasern. Er versorgt sensibel am Kniegelenk die Vorderseite über Rami cutanei anteriores und den medialen Unterschenkel über den Nervus saphenus. Zweige des Nervus saphenus ziehen zum Kniegelenk und versorgen die Haut des Knies an der Innenseite und vorne.

12.2 Nozizeption am Knie

Knieschmerzen sind nozizeptorbetont, d. h. sie werden dort empfunden, wo sie entstehen. Dies gilt für akute und chronische Knieschmerzen.

Die **nozizeptiven Felder** befinden sich vornehmlich in den Bandverbindungen zwischen Meniskus und Gelenkkapsel (meniskofemorale und meniskotibiale Bänder) und in den Bandansätzen in unmittelbarer Umgebung des Kniegelenkes. Meniskokapsuläre und ligamentäre Nozizeption fallen im medialen Kniegelenkkompartment zusammen, weil dort mediales Seitenband und Innenmeniskus miteinander verwachsen sind.

Akute Schmerzen in diesem Bereich entstehen dann, wenn Innenband und (oder) Meniskus traumatisiert werden. In der Regel ist es der Meniskus, besonders im Hinterhornbereich, der entweder traumatisch oder degenerativ verändert zwischen Femur- und Tibiagelenkfläche gerät, und eine Kapselzerrung bzw. Reizung verursacht. Der Schmerz ist zunächst akut und tritt nur bei bestimmen Bewegungen auf. Wiederholte Einklemmungen führen zur **Chronifizierung der Nozizeption**, d. h. wiederholte mechanische Irritationen der Nozizeptoren im medialen Kapselbereich des Kniegelenkes führt dort zu einer Übererregbarkeit der Mechanorezeptoren, die im weiteren Verlauf auch bei normaler mechanischer Beanspruchung des Kniegelenkes und bei Ruhe (in der Nacht) Schmerzen verursachen. Entsprechend dem Chronifizierungsvorgang kommt es zu einer gesteigerten Schmerzwahrnehmung, Verarbeitung und Äußerung im zentralen Nervensystem. Die endogenen Hemmsysteme sind weitgehend ausgeschaltet, d. h. auch minimale Reize bei Bewegungsänderung des Kniegelenks werden übertrieben wahrgenommen, verarbeitet und lösen eine übertriebene Schmerzäußerung hervor.

Aufgrund der chronisch rezidivierenden Kapselreizung kommt es auch zu einer umschriebenen reaktiven Synovialitis, zunächst im medialen Kniegelenkkompartment, die sich dann im weiteren Verlauf auf das ganze Kniegelenk ausdehnen kann.

Im Rahmen der Chronifizierung von Kniegelenkschmerzen kommt es auch zu einer motorischen Reaktion. Wie auf Seite 9 beschrieben, führen andauernde noxische Reize zu motorischen Reflexen mit der Einnahme einer Schonhaltung. Diese Aktionen sind mit Muskelanspannungen verbunden. Ein Teil dieser Reflexe sind spinal organisiert, über die Schaltstelle Rückenmark, andere sind über superspinale Reflexbögen vermittelt. Die Schutzhaltung am Kniegelenk ist eine leichte Beugestellung, die zur signifikanten Entspannung der Gelenkkapsel und Bänder führt. Diese Beugestellung stellt zunächst

Chronische Knieschmerzen

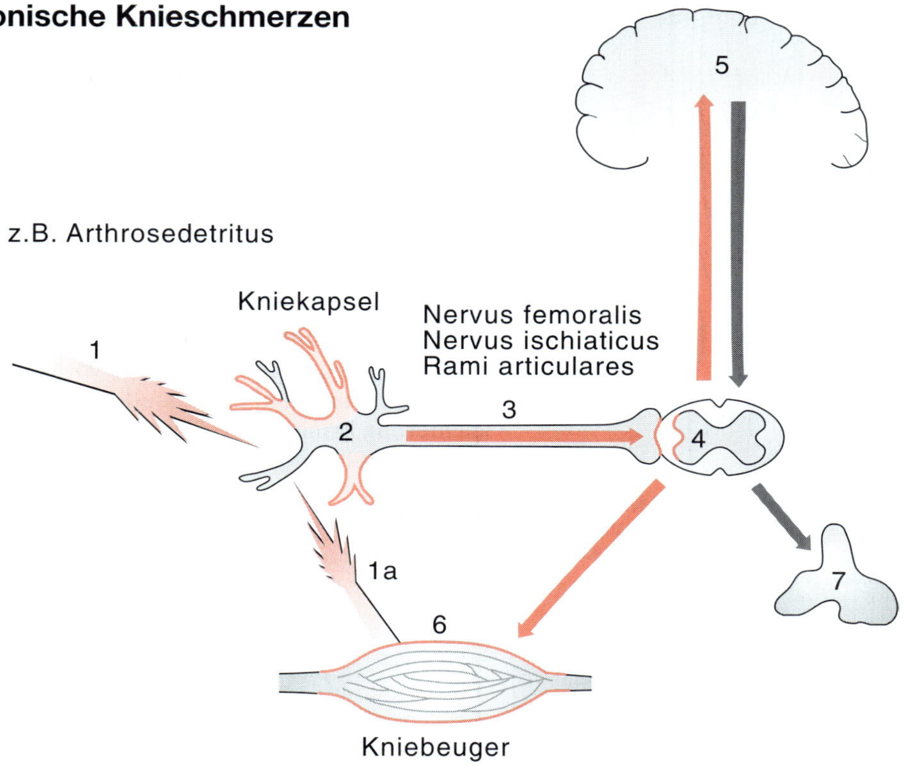

Abb. 12.2 Chronifizierung von Knieschmerzen. Mechanische Noxen (1) treffen auf Nozizeptoren in der Kniegelenkkapsel, die Schmerzweiterleitung erfolgt über afferente Fasern sensibler Nervenendigungen des Nervus femoralis und Nervus ischiadicus (Rami articulares), über die Schmerzverteilung im Rückenmark, einerseits über den Tractus spino-talamicus zur Schmerzwahrnehmung im Großhirn (5), andererseits über den spinalen Reflexbogen zur Beugemuskulatur des Kniegelenkes (6), mit Einnahme zunächst einer Schonhaltung, im weiteren Verlauf Ausbildung einer Kniebeugekontraktur. Die Kniebeugekontraktur stellt ihrerseits wiederum eine endogene Noxe (1a) dar.

eine Schutzmaßnahme des muskulo-skelettären Systems dar und soll die Aufnahme weiterer gleichartiger Noxen verhindern. In der Anfangsphase ist eine solche Schonhaltung durchaus sinnvoll, um die Noxeneinwirkung zu vermindern. Im weiteren Verlauf können jedoch Verkürzungen der Muskeln und Bänder im dorsalen Oberschenkelanteil eintreten, mit der Folge einer Kniebeugekontraktur.

Die **Nozizeptorfelder im ventralen Kniebereich** befinden sich in erster Linie im Kniestreckapparat (anterior knee pain). Überlastungen des Kniestreckapparates führen zur Insertionstendopathie der Patellasehne am unteren Kniescheibenpol (sog. Patellaspitzensyndrom). Weit häufiger sind Schmerzen an der Patella selbst und in der unmittelbaren Umgebung der Patella bei Knorpelschäden im femoro-patellaren Gelenk sowie pathologischem Patellaandruck. Charakteristisch sind die Spontanschmerzen in diesem Bereich, besonders bei längerer Kniebeugung und im Sitzen. Beim vorderen Knieschmerz kommt

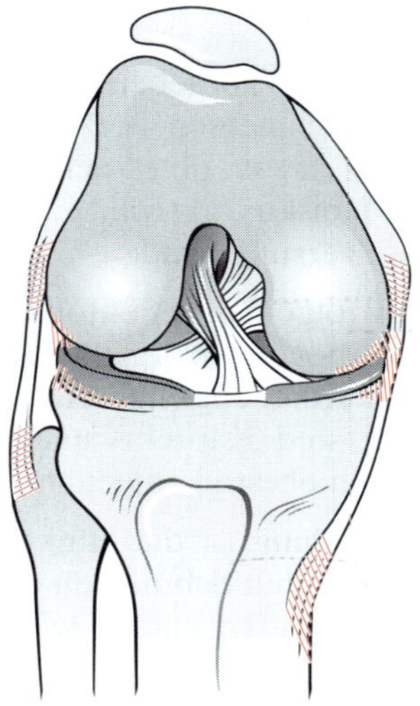

Abb. 12.3 Nozizeptorenfelder im medialen und lateralen Kniegelenkkompartment und im Insertionsbereich der Kniebänder. Hauptschmerzausgangspunkte befinden sich im Bereich der kapsulären Aufhängung der Menisci. Insertionstendopathien finden sich besonders am Pes anserinus sowie am medialen Seitenband (anteriores Rezeptorenfeld).

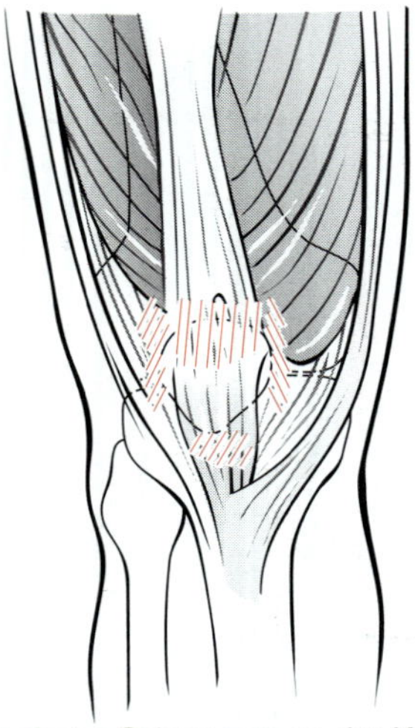

Abb. 12.4 Chronische Schmerzen an der Knievorderseite, ausgehend vom parapatellaren Kapselbandapparat, von der Patella selbst und vom Ansatz des Ligamentum patellae an der Patellaspitze (Patellaspitzensyndrom).

es rasch zu einer Chronifizierung mit Spontanschmerzen, auch im Ruhezustand.

Chronische Knieschmerzen bleiben auch im weiteren Verlauf nozizeptorbetont, dementsprechend ist der Ansatz für die orthopädische Schmerztherapie.

12.3 Behandlung akuter Knieschmerzen

Die nozizeptorbetonten Knieschmerzen werden sofort dort behandelt, wo sie entstehen und empfunden werden. Das Vorgehen bei plötzlich aufgetretenen Knieschmerzen ist ziemlich einheitlich, unabhängig davon, ob es sich um einen eingeklemmten Meniskus, aktivierte Arthrose oder um eine Kapselzerrung handelt.

Die **Lagerung** folgt der reflektorisch über den spinalen Reflexbogen eingehaltenen Schonhaltung in leichter Kniebeugestellung von 5–10°. In dieser Stellung sind Kapseln- und Bänder des Kniegelenkes am ehesten entspannt.

Die **Kältebehandlung** ist die effektivste Sofortmaßnahme bei akuten Schmerzen am Knie. Gebräuchlich ist die Auflage anmodellierbarer Kältepackungen, die den Vorteil einfacher Handhabung bieten. Bei fortlaufender Kühlung kommt es zu einer Hemmung bzw. Blockierung des gesamten sensiblen Einstromes. Am Kniegelenk bietet sich der besondere Vorteil des geringen Abstandes zwischen Hautoberfläche und gereizten Nozizeptoren im Kapsel-/Bandapparat.

Peripher wirkende **Analgetika** aus der NSAR-Gruppe sind schon in der Anfangsphase angebracht, um den Patienten mobil zu halten und um dem Chronifizierungsprozeß entgegenzuwirken.

Die **Physiotherapie** (Krankengymnastik) beschränkt sich in der Anfangsphase auf die Anleitung zum Gebrauch der Gehstützen und zur Mobilisierung des Patienten. Wichtig ist von Anfang an, ein physiotherapeutisches Programm zur Thromboseprophylaxe mit Fußrollen, Muskelanspannungsübungen, Atemübungen usw.

Falls ein Erguß im Kniegelenk vorhanden ist, kann die **Punktion** eine deutliche Schmerzerleichterung bringen. Sie dient auch zur weiteren Diagnosesicherung mit Festlegen des Prozedere.

Tabelle 12.1 Behandlung akuter Knieschmerzen.

- Lagerung in leichter Kniebeugestellung
- Kältepackungen
- Analgetika (periphere)
- Physiotherapie
- Punktion

12.4 Behandlung chronischer Knieschmerzen

Chronische Knieschmerzen entwickeln sich aus akuten Knieschmerzen. Auch chronische Knieschmerzen werden dort empfunden, wo sie entstehen, d. h. im Bereich der Kniegelenkkapseln und Bänder. Ebenso wie beim akuten Knieschmerz handelt es sich um ein nozizeptorbetontes Krankheitsbild.

Bei der Lagerung ist die dauernde Einnahme der für den Patienten angenehmen leichten Kniebeugehaltung unbedingt zu vermeiden, da sonst Kniebeugekontrakturen entstehen. Geeignet ist eine **Wechsellagerung** zwischen Beugung und Streckung und Bewegungen im schmerzfreien Raum ohne Belastung.

Wärmeanwendungen jeder Art (siehe Kapitel 4.4.3) wirken positiv auf das chronisch schmerzhafte Knie.

Mit der Verordnung von **Analgetika** sollte man wegen des langfristigen Verlauf der Erkrankung zurückhaltend sein. Bei Bedarf, und um den Aktionsradius der Patientin soweit wie möglich zu erhalten, sind NSAR angebracht.

Die **Physiotherapie** (Krankengymnastik) dient zur Kräftigung der gelenknahen Muskeln, die bei chronischen Schmerzen deutlich atrophieren und zur Kontrakturbehandlung. Beim chronisch

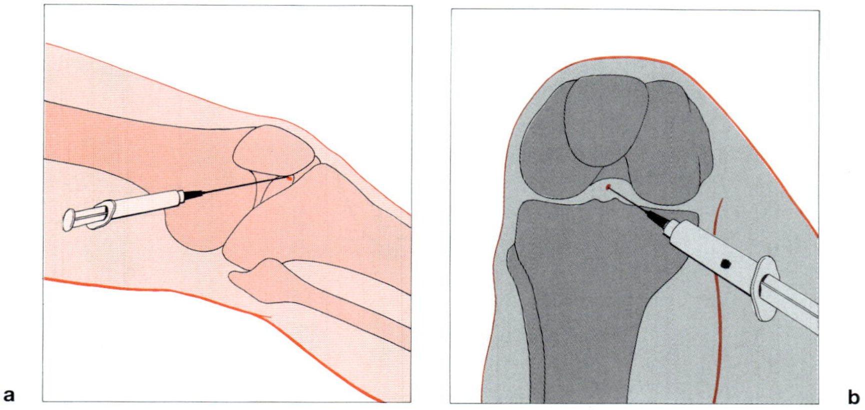

Abb. 12.5a, b Lokale Schmerztherapie am Kniegelenk durch intraartikuläre Injektion.
a Injektion von lateral: Bei maximaler Kniestreckung und entspannter Oberschenkelmuskulatur wird die Kniescheibe nach lateral geschoben und die Nadel unterhalb des lateralen Kniescheibenrandes parallel zur Gelenkfläche in das Kniegelenk eingeführt.
b Intraartikuläre Injektion bei sitzender Position des Patienten in Rechtwinkelstellung des Kniegelenkes und hängendem Unterschenkel von ventro-medial bzw. ventro-lateral. Die Kanüle wird 1 cm oberhalb der tastbaren Tibiavorderkante lateral oder medial der Patellarsehnen parallel zur Tibiagelenkfläche in das Kniegelenk vorgeschoben. (aus: *Jäger* u. *Wirth*, 1986).

schmerzhaften Knie muß insbesondere eine Therapie und Prophylaxe der Beugekontraktur erfolgen.

Bei der **Elektrotherapie** kommen in erster Linie Verfahren zum Einsatz, die zu einer Erwärmung und Durchblutungsförderung im Kniegelenk führen (s. Kapitel 4.4.6).

Bei aktivierter Gonarthrose mit reaktiver Synovialitis sind **intraartikuläre Injektionen** mit einem Lokalanästhetikum und Cortison indiziert. Intraartikuläre Injektionen erfolgen aber üblicherweise bei sitzender Position des Patienten in Rechtwinkelstellung des Kniegelenkes und hängendem Unterschenkel von ventro-medial bzw. ventro-lateral (Abb. 12.5b).

Mit der Anzahl der intraartikulären Injektionen bei chronisch-schmerzhaftem Kniegelenk sollte man jedoch zurückhaltend sein, da es sich letztlich um eine symptomatische Therapie handelt. Sollten ein bis zwei Injektionen nicht den gewünschten Erfolg bringen, sind bei entsprechendem pathologisch-anatomischem Befund operative Maßnahmen in Erwägung zu ziehen.

Mit **orthopädischen Hilfsmitteln** kann man bei chronischen Knieschmerzen kausal eingreifen. Weiche Schuhsohlen, Pufferabsätze, Schuhranderhöhungen und Gehstock reduzieren den Druck auf die Gelenkflächen und führen so eine Schmerzerleichterung herbei. Bei gelockertem Kapsel-/ Bandapparat (Wackelknie) können Führungsschienen mit seitlicher Stabilisierung, Kapselbandüberdehnungen in Grenzen halten.

Tabelle 12.2 Behandlung chronischer Knieschmerzen.

- Wechsellagerung
- Wärmeanwendungen
- Analgetika
- Physiotherapie, Krankengymnastik
- Elektrotherapie
- lokale Injektionen
- orthopädische Hilfsmittel
- Knieschule, psychologische Begleitbehandlung
- BISFR

Knieschule

Unter Knieschule versteht man ein Haltungs- und Verhaltenstraining zur Vorbeugung von Knieschäden.

Neben dem physiotherapeutischen Programm mit Muskelkräftigung der kniestabilisierenden Muskeln unter Anleitung und Regulation muskulärer Dysbalancen, z. B. durch Kontrakturbehandlung, kann der Patient noch selbst einiges dazu beitragen, die Schmerzentstehung in seinem Kniegelenk zu beeinflussen. Die Knieschule vermittelt kniegerechte Verhaltensweisen, um Beschwerden vorzubeugen, bzw. bei Kniegelenkserkrankungen im Alter besser zurecht zu kommen. Analog zur Rückenschule werden in der Knieschule Verhaltensmaßnahmen im Alltag trainiert, um die Gelenke zu schonen und vermehrte Beanspruchung zu vermeiden. Dazu gehören richtiges Aufstehen aus dem Sitzen, richtiges Hinknien, sichere Belastung im Sport, Beruf und Freizeit (*Grifka*, 1992).

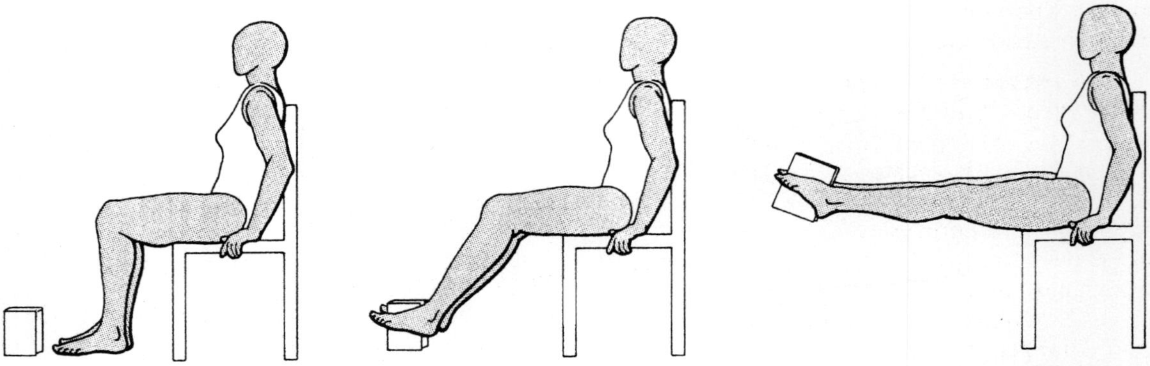

Abb. 12.6 Selbstübungen aus der Knieschule zur Kräftigung des M. quadriceps, insbesondere des M. vastus medialis, zwischen 0°- und 30°-Kniebeugung. Indikationen: Chondropathia patellae, Patellaluxation, Knieinstabilitäten, postoperativ.
Übung aus der Knieschule:
1. Man nehme ein mindestens 500 Seiten starkes Buch.
2. Man setze sich auf einen Stuhl und stelle das Buch *vor* die Füße.
3. Dann klemmt man das Buch zwischen die Füße und bringt die Knie zur Streckung.
4. Die Streckstellung soll mindestens 10 s gehalten werden.
5. Das Buch wird langsam wieder abgesetzt.

Die Übung kann beliebig oft wiederholt werden.

Tabelle 12.3 Die 10 Knieschulregeln.

1.	Du sollst dich bewegen.
2.	Verringere dein Körpergewicht.
3.	Entlaste dein Kniegelenk beim Aufstehen und Treppensteigen.
4.	Trage keine schweren Lasten.
5.	Vermeide längeres Stehen und Gehen.
6.	Trage Schuhe mit flachen Absätzen.
7.	Gehe auf weichen Sohlen.
8.	Vermeide starke Kniebeugung.
9.	Treibe kniefreundliche Sportarten: Schwimmen, Radfahren.
10.	Trainiere täglich deine Beinmuskeln.

Die Lerninhalte der Knieschule bestehen, analog zur Rückenschule, aus

- Information über Bau und Funktion des Kniegelenkes
- Systematisches Durchgehen der Knieschulregeln (Tab. 12.3)
- aktiver Schutz durch kniestabilisierende Übungen und Sportarten.

Bewegungsprogramm (BISFR) bei chronischen Knieschmerzen

Chronische Knieschmerzen werden in der Regel durch Arthrosen verursacht. Alle Haltungen und Bewegungsabläufe, bei denen das Körpergewicht auf den arthrotisch veränderten Kniegelenkflächen lastet, rufen Schmerzen hervor. Gleiches gilt für Bewegungen, die einen Zug auf die gereizte Kniegelenkkapsel ausüben. Der schmerzfreie Bewegungsspielraum bei chronischen Knieschmerzen ist in der Regel eine Flexion-/Extensionsbewegung über einen Bogenabstand von 40–50°. Volle Streckung und weitere Beugung rufen Schmerzen hervor. Dementsprechend ist die Idealbewegung für das erkrankte Kniegelenk eine Beuge-/Streckbewegung unter Entlastung, wie sie z. B. beim Radfahren und Schwimmen vorkommt. Bewegungen mit stärkerer Kniebeugung, voller Streckung, Rotationsbewegungen sind zu vermeiden. Geeignet sind grundsätzlich auch alle Bewegungen für die oberen Extremitäten und für den Rumpf.

Psychologische Komponenten bei chronischen Knieschmerzen

Die Ansätze sind unterschiedlich, je nach dem ob es sich um einen relativ jungen Menschen mit einer posttraumatischen Arthrose nach diversen Sportverletzungen handelt, oder um einen älteren Patienten mit einer idiopathischen Arthrose. Die Schmerzen in beiden Fällen sind positions- und belastungsabhängig, so daß schon eine richtige Haltungs- und Verhaltensweise zur Schmerzreduktion führen kann.

Bei jüngeren Patienten mit posttraumatischer Arthrose nach Sportverletzungen besteht die Gefahr einer **operanten Konditionierung** durch die Entlastung von Leistungsanforderungen im Beruf sowie in der weiteren sportlichen Betätigung. Aufgrund seiner nachweislichen Knieproblematik hat der Betroffene sowohl im Beruf als auch im Sport eine Erklärung für eine ggfs. ohnehin eintretende Gesamtleistungsminderung.

Katastrophierende Gedanken müssen durch ein ausführliches Gespräch abgebaut werden. Die wenigsten chronischen Kniegelenkerkrankungen führen soweit, daß später eine Knieendoprothesenoperation erforderlich wird. Gerade am Kniegelenk gibt es **kompensierte** und **dekompensierte** Verschleißzustände. Durch adäquate Verhaltensweise und ein Training der kniestabilisierenden Muskeln kann man auch chronische Kniegelenkerkrankungen, wie die Arthrose lange Zeit, in den meisten Fälle lebenslänglich, soweit symptomarm halten, daß eine Knieendoprothesenoperation nicht erforderlich wird.

So hat z. B. eine Reihenuntersuchung aus der Bochumer Orthopädischen Universitätsklinik an ehemaligen Oberligafußballspielern der Rhein-Ruhr-Region ergeben, daß die meisten von ihnen röntgenologisch deutlich sichtbare Arthrosezeichen mit Gelenkkapselschwellungen und Varusdeformitäten hatten, jedoch ohne entsprechende Beschwerden (*Plessow*, 1999).

Auf der andere Seite ist zur Schmerzbewältigung eine **Bagatellisierung** nicht angebracht, denn der Patient kann durch Gewichtsreduktion, weniger Belastung und vor allem durch ein gezieltes Bewegungsprogramm systematisch zur Schmerzreduktion beitragen.

13 Schmerztherapie am Fuß

Form- und Funktionsstörungen am Fuß sind beim zivilisierten Menschen recht häufig und gewöhnlich auch mit Schmerzen verbunden. 16% aller Schmerzen der Stütz- und Bewegungsorgane entfallen auf den Fuß (*Krämer*, 1997). Wegen der starken Belastung durch die Zweibeinigkeit und der ständigen, nicht artgerechten Einzwängung in Schuhwerk nehmen Schmerzen im Fußbereich rasch chronischen Charakter an. Über die am Fuß lokalisierten Erkrankungen hinaus gibt es Allgemeinerkrankungen, wie z. B. Diabetes und Durchblutungsstörungen, die sich u.a. auch am Fuß manifestieren. Auch eine Ischialgie kann vornehmlich Schmerzen und Parästhesien im Fußbereich hervorrufen. Deswegen sollte sich die Untersuchung des Arztes nicht nur auf den Lokalbefund am Fuß konzentrieren.

Die eigentlichen, am Fuß entstehenden Schmerzen sind durch ihre genaue Lokalisierbarkeit in Abhängigkeit von Druck und Belastung charakterisiert.

Das Betrachten des belasteten und unbelasteten Fußes von allen Seiten, die Palpation, das aktive und passive Durchbewegen des oberen und unteren Sprunggelenkes und auch das Betrachten des Abrollvorganges beim Gehen mit und ohne Schuhe, geben Aufschluß über die schmerzverursachenden Form- und Funktionsstörungen.

13.1 Spezielle Neuroanatomie des Fußes

Der Nervus ischiadicus mit seinen Ästen Nervus peronaeus communis und Nervus tibialis inner-

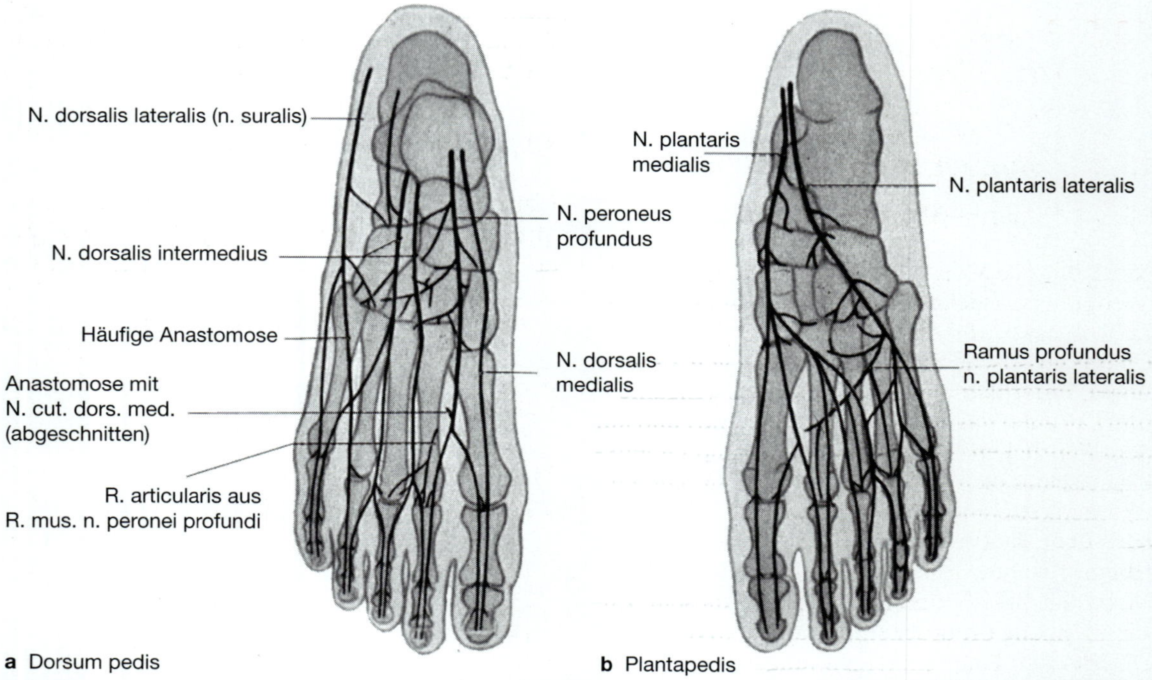

Abb. 13.1a,b Innervation des Fußes. Periphere Äste des N. peronaeus communis und N. tibialis innervieren den Fuß (aus: *Lang* u. *Wachsmuth*, 1972).

viert den Fuß. Der Nervus peronaeus communis zieht lateral um das Fibulaköpfchen zur Ventralseite des Unterschenkels und teilt sich in den Nervus peronaeus profundus und den Nervus peronaeus superficialis. Der Nervus peronaeus superficialis zieht zum Fußrücken, wo er subkutan liegt und mit zwei Endästen die Haut des Fußrückens und des lateralen Fußrandes sensibel innerviert, als Nervus cutaneus dorsalis medialis und Nervus cutaneus dorsalis intermedius. Der Nervus peronaeus profundus ist überwiegend motorisch und tritt nach der Teilung des Nervus peronaeus communis nach vorne durch das Septum intermuskulare in die Extensorenmuskelloge ein und zieht dann zwischen Musculus tibialis anterior und Musculus extensor hallucis longus abwärts zum Fußrücken, wo er motorisch neben dem Musculus tibialis anterior und dem Musculus extensor hallucis longus auch alle anderen Streckermuskeln innerviert. Schließlich versorgt er mit seinem sensiblen Endast neben den Zehengrundgelenken auch sensibel die Haut im 1. Zwischenzehenraum (*Trepel*).

Der Nervus tibialis ist ein überwiegend motorischer Nerv und versorgt die plantare Fußmuskulatur. Das sensible Versorgungsgebiet beschränkt sich auf das Innervationsareal des Nervus suralis, den er zusammen mit dem Nervus peronaeus bildet und die plantare Fläche des Fußes.

13.2 Spezielle Therapie akuter und chronischer Fußschmerzen

13.2.1 Schmerzen am Rückfuß

13.2.1.1 Senk-/Plattfußschmerzen

Nicht das plattfüßig sein, sondern das plattfüßig werden verursacht Schmerzen, wenn sich das Fußgelenksgewölbe allmählich senkt (Senkfuß). Charakteristische Schmerzpunkte liegen 2 Querfinger unterhalb des Innenknöchels (Ligamentum calcaneo naviculare = Pfannenband) und auf dem Fußrücken. Die Pfannenband- und Gelenkkapselschmerzen sind nozizeptorbetont. Die Unterschenkelschmerzen beim Senk-/Plattfuß kommen über die motorische Reaktion auf spinaler Ebene zustande (siehe Kapitel 1.6.2). Auch der Musculus tibialis anterior weist in diesem Zusammenhang oft druckempfindliche Myogelosen auf. Bei den Knieschmerzen junger Frauen handelt es sich häufig um statische Fußbeschwerden mit Myogelosen in den proximalen Anteilen der Unterschenkelmuskeln. Beim **kontrakten Plattfuß** hat der **Chronifizierungsprozeß** seinen Höhepunkt erreicht. Die Schmerzen sind heftig und werden meist im gesamten Fußwurzel- und Mittelfußbereich empfunden. Das Stehen auf der Außen- oder Innenkante des Fußes ist wegen der unerträglichen Schmerzen unmöglich geworden. Weil Fußrücken- und Außenknöchelpartie oft leicht überwärmt und druckempfindlich sind, spricht man auch vom entzündlich kontrakten Plattfuß. Das Gangbild ist auffallend stampfend, der Fuß wird nicht normal abgerollt und der Fußaufsatzwinkel, der normalerweise 10° Außendrehung des Fußes zur Gangrichtung beträgt, ist derart verändert, daß der Fuß in vermehrter Außendrehstellung aufgesetzt wird (*Münzenberg*, 1986).

Schmerztherapie

Während einfache Senk-/Plattfußschmerzen allein mit orthopädischen Hilfsmitteln durch Einlagen und Zurichtungen an Konfektionsschuhen, wie mittlere Rolle, Schleppabsatz oder ausgestellter Absatz, behandelt werden, muß man beim kontrakten Plattfuß wegen der erheblichen Schmerzen zunächst völlige Entlastung verordnen. Hinzu kommen Wärmeanwendungen und Enelbinpackungen. Durch Injektion eines lang wirkenden Lokalanästhetikums (Bupivacain 0,25%, 2 ccm in das Talonavikulargelenk) erreicht man eine deutliche Beschwerdebesserung. Peripher wirkende Analgetika (NSAR) ergänzen das Programm.

13.2.1.2 Fersenschmerzen

Chronische Schmerzen im Fersenbereich kommen außer beim Fersensporn, bei der Apophysitis calcanei und der Haglundferse auch bei fersenfernen Erkrankungen vor. Typisch ist der Fersenschmerz als Frühsymptom beim Morbus Bechterew. Auch beim S1-Nervenwurzelsyndrom und bei Durchblutungsstörungen können Fersenschmerzen auftreten.

Tabelle 13.1 Ursachen für chronische Schmerzen im Bereich der Ferse.

- Haglundferse
- Fersensporn
- Apophysitis calcanei
- Morbus Bechterew
- Fraktur
- Coalitio calcaneo-naviculare
- S1-Wurzelsyndrom
- Durchblutungsstörungen

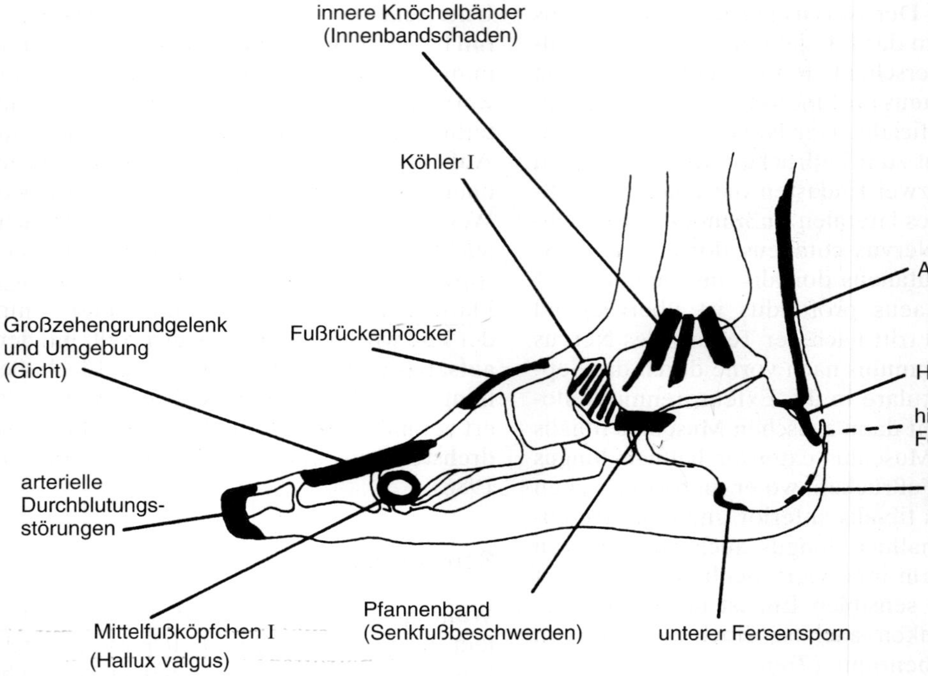

Abb. 13.2 Fuß von innen.

Therapie bei chronischen Fersenschmerzen

Wenn die Schmerzursache an der Ferse lokalisiert ist, erfolgt die Entlastung der betroffenen Stelle durch:

- Polsterung an der Hinterkappe des Schuhs bei Haglundferse und hinteren Fersensporn;
- Fersenpolster bei Apophysitis calcanei;
- Locheinlage bei unterem Fersensporn.

Eine generelle Entlastung des Rückfußes im Fersenbereich erreicht man durch Absatzerhöhung mit Verlagerung des Gewichts auf den Vorfuß. Außerdem empfehlen sich Bewegungsübungen, Wechselbäder und Salbeneinreibungen. Unterstützend wirken in der Anfangsphase peripher wirkende Analgetika und Antiphlogistika wie z. B. Ibuprofen.

13.2.1.3 Achillodynie

Chronische Schmerzen im Achillessehnenbereich werden als Achillodynie bezeichnet. Der Schmerz kann am Sehnenansatzpunkt an der Ferse lokalisiert sein im Sinne einer Insertionstendopathie oder sich diffus über den ganzen Sehnenabschnitt verteilen. Mitunter tritt eine spindelförmige Auftreibung in der Sehnenmitte auf.

Schmerztherapie

Durch Schonung und Absatzerhöhung kann man den mechanischen Einfluß verringern. Peripher wirkende Analgetika und Antiphlogistika (Ibuprofen) können vorübergehend verordnet werden. Bei Therapieresistenz kommt ein operativer Eingriff (Spaltung der Sehnenscheide, Umklappplastik) in Frage.

13.2.1.4 Tarsaltunnelsyndrom

Der Schmerz wird durch eine direkte Kompression des distalen Nervus tibialis hinter dem Innenknöchel verursacht. Es handelt sich um eine Neuralgie mit Spontanschmerzen im Ausbreitungsgebiet der sensiblen Äste. Typisch ist ein Sensibilitätsausfall an der Fußsohle und an der dorsalen Seite der Großzehe. Das Spreizen der Zehen ist abgeschwächt oder gar unmöglich. Die Schmerzen werden an der Fußsohle empfunden und treten als Dysästhesien in Erscheinung. Im Elektromyogramm finden sich Paresen der kleinen Fußmuskeln. Zugrunde liegt eine Kompression von Anteilen der Nervi plantares im Nervus tibialis, die hinter dem Innenknöchel, unter dem Retinakulum der langen Zehenbeugemuskeln verlaufen. Ursächlich sind Verletzungen, Überanstrengungen, Fußüberlastungen, aber auch

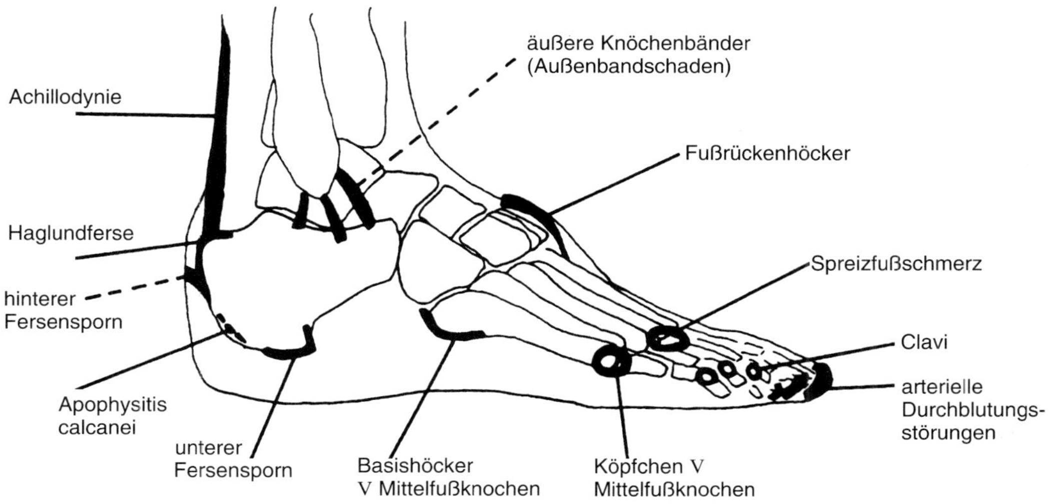

Abb. 13.3 Fuß von außen.

entzündliche Allgemeinerkrankungen wie Gicht oder Polyarthritis.

Schmerztherapie

Die kausale Schmerztherapie besteht in der Entlastung des Fußlängsgewölbes, u.U. operativ in einer Durchtrennung des Retinakulums und aller einschnürenden Gewebsanteile. Bei nicht operativer Therapie sollte dem neuralgieformen Charakter der Beschwerden Rechnung getragen werden.

13.2.1.5 Arthrose im unteren Sprunggelenk

Fersenbeinbrüche führen oft zu chronischen Schmerzen im Rückfußbereich. Diese entstehen aufgrund der Inkongruenz der Gelenkflächen zwischen Talus und Calcaneus mit nachfolgender Arthrose. Die Patienten haben Schmerzen bei allen Bewegungen, die mit einer Pro- und Supination des Fußes, also insbesondere unter Belastung auf unebenem Boden einhergehen.

Schmerztherapie

Analgetika, Wärmeanwendungen wirken symptomatisch. Wichtig ist die Vermeidung extremer Pro- und Supinationsbewegungen durch umgreifende Hinterkappen im Schuh und Abstützung des Fersenbeinbalkons. Lindernd wirken auch weiche Schuhsohlen mit verbreitertem Pufferabsatz und zurückversetzter Mittelfußrolle. Letztlich muß eine subtalare Arthrodese mit Versteifung der betroffenen Gelenkflächen durchgeführt werden.

13.2.2 Chronische Vorfußschmerzen

13.2.2.1 Spreizfußschmerzen

Eine Verbreiterung des Vorfußes mit schmerzhaften Schwielen unter den distalen Mittelfußköpfchen II und III als Ausdruck einer Senkung des Quergewölbes sind typisch für den Spreizfuß. Das fächerförmige Auseinanderweichen der Mittelfußknochen beim Spreizfuß verlängert den Sehnenweg des Musculus extensor hallucis longus, so daß die relativ zu kurze Sehne die Großzehe nach lateral zieht (Hallux valgus). Das I. Mittelfußköpfchen wölbt sich am medialen Fußrand stark vor und verursacht dort Schmerzen durch Exostosen- und Schwielenbildung.

Schmerztherapie

Durch Einlagen mit einer Vorfußpelotte, die dicht proximal der Mittelfußköpfchen II und III das Quergewölbe unterstützen, erreicht man in der Regel eine deutliche Besserung. Zusätzlich können vorübergehend Analgetika (NSAR) gegeben werden.

13.2.2.2 Mortonsche Metatarsalgie

In seltenen Fällen entsteht beim Spreizfuß am III. und IV. Mittelfußköpfchen eine heftiger ste-

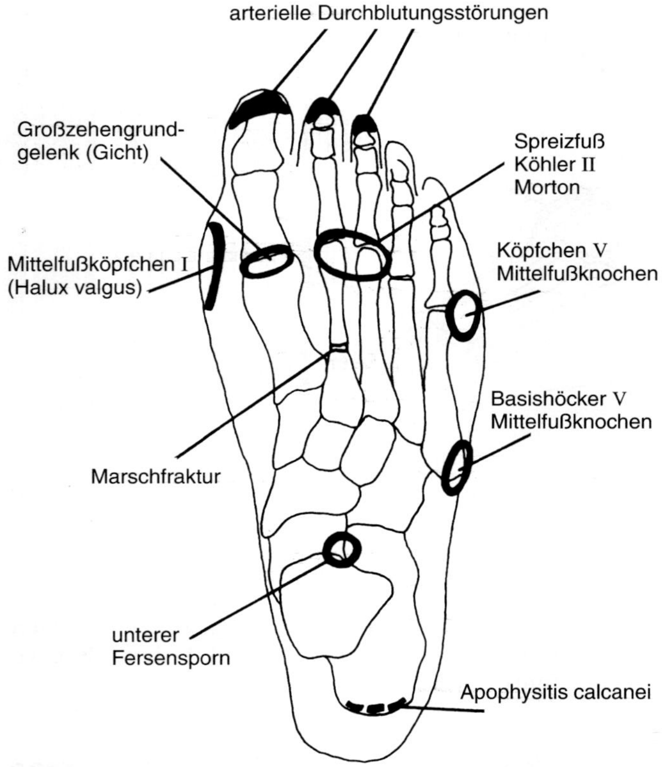

Abb. 13.4 Fußsohle.

chender Schmerz, der zu einer Schonhaltung des Fußes führt. Pathologisch-anatomisches Substrat dieser Metatarsalgie sind Neurome, die durch Reizung eines Interdigialnervs entstehen. Es handelt sich um eine typische Neuralgie mit entsprechendem therapeutischem Ansatz.

Schmerztherapie

Zunächst sollte die Spreizfußkomponente mit Einlagen angegangen werden. Diagnosesicherung und Therapieerfolg weiterhin durch Infiltrationen mit einem langdauernden Lokalanästhetikums, u.U. unter Zusatz eines Steroids. Als Analgetika kommen in Frage: Ibuprofen, Diclofenac.

13.2.3 Bewegungsprogramm (BISFR) bei chronischen Schmerzen am Fuß

Wie bei den anderen Skelettabschnitten richtet sich auch bei chronischen Schmerzen am Fuß das Bewegungsprogramm nach der Schmerzlokalisation und nach dem auslösenden Mechanismus. Da die Schmerzen in der Regel belastungsabhängig sind, verbieten sich alle Bewegungsarten, die mit Stehen und Gehen verbunden sind. Aber auch das vielfach empfohlene Radfahren und Schwimmen kann z. B. bei chronischen Sprunggelenkschmerzen zur Beschwerdesteigerung führen. Beim Radfahren ist es möglich, den Fuß einschließlich oberes Sprunggelenk durch entsprechende Schuhe zu stabilisieren. Um die Durchblutung im Fußbereich zu steigern ist es durchaus angebracht, Bewegungsübungen und Gymnastik unter Einbeziehung der unteren Extremitäten durchzuführen.

13.2.4 Psychologische Komponenten bei chronischen Schmerzen am Fuß

Wenn Patienten durch chronische Fußschmerzen behindert sind, ergibt sich eine deutliche psychische Beeinträchtigung. Schmerzen am Fuß sind in der Regel nicht nur unter Belastung, sondern auch bei Entlastung z. B. in der Nacht, ständig vorhanden. Die Schmerzen gehen häufig mit Schwellungszuständen einher. Psychisch belastend ist auch besonders bei Frauen die Tatsache, daß nur bestimmte, meist unmodische, Schuhe getragen werden können.

Eine **operante Konditionierung** ergibt sich dadurch, daß die meistens sichtbaren Form- und Funktionsstörungen am Fuß zusammen mit den unförmigen, der äußeren Situation nicht angepaßten Schuhen, der Umgebung zeigen, daß der Betroffene nur bedingt einsatzfähig ist und daß man ihm helfen muß. Die dauernde sichtbare Behinderung macht den chronisch fußkranken Schmerzpatienten depressiv und ängstlich.

Katastrophierende Gedanken ergeben sich durch den Zusammenhang von Fußschmerzen mit Durchblutungsstörungen. Im Gespräch und durch die deutlich tastbaren Fußpulse kann man diese Ängste abbauen.

14 Schmerztherapie an der Schulter

Akute und chronische Schmerzzustände der Schulter stellen wegen der Intensität der Schmerzen und Behinderung durch die Bewegungseinschränkung eindrucksvolle Krankheitsbilder dar. Akute Schulterschmerzen müssen deswegen oft notfallmäßig behandelt werden. Bei chronischen Schmerzen der Schulter kommt es zu erheblichen Behinderungen in Freizeit und Beruf. Deswegen stellen Patienten mit Schulterschmerzen ein besonderes Krankengut dar, obwohl auf die Schulter mit 3% aller chronischen Schmerzen der Stütz- und Bewegungsorgane nur ein relativ geringer Teil entfällt.

Das vorherrschende Krankheitsbild für akute, subakute und chronische Schmerzen an der Schulter ist die sog. **Periarthropathia humeroscapularis** (PHS), die auch als **Subacromialsyndrom (SAS)** bezeichnet wird. Man versteht darunter die Sammelbezeichnung für alle degenerativen Veränderungen des subacromialen Raumes. Die topografischen und funktionellen Besonderheiten des subacromialen Nebengelenkes führen im Laufe des Lebens zu Verschleißerscheinungen an der Rotatorenmanschette und an der langen Bizepssehne mit ihren Begleitgeweben. Die im Zusammenhang damit auftretenden Schmerzen und Funktionsstörungen werden unter dem Begriff PHS bzw. SAS zusammengefaßt.

Die Symptomatik ist durch **Schulterschmerzen** gekennzeichnet, die bei bestimmten Bewegungen auftreten und teilweise in den ganzen Arm ausstrahlen, allerdings nicht segmental und auch nicht mit Sensibilitäts- und Reflexstörungen einhergehend wie bei cervico-brachialen Syndrom. Weiterhin besteht oft eine Bewegungseinschränkung der Schulter. Diese ist zunächst schmerzbedingt (funktionell), weil der Patient die schmerzauslösende Abduktion und Elevation nach vorne unwillkürlich meidet. Aus der funktionellen wird eine strukturelle Schultersteife. Oft lassen in diesem Stadium auch die Schmerzen nach, weil die schmerzauslösenden Reibebewegungen zwischen der Rotatorensehnenplatte und dem Ligamentum coracoacromiale unterbleiben.

Je nachdem welcher Teil des periartikulären Gewebes an der Schulter gerade betroffen ist und klinische Erscheinungen verursacht, unterscheidet man im Rahmen der PHS (SAS) einzelne Krankheitsbilder. Die Unterteilung erfolgt nach Schmerzlokalisation, Auslösbarkeit und Intensität, die jeweils bestimmten pathologisch-anatomischen Situationen im Kapsel-/Bandapparat zugeordnet werden können.

Das Krankheitsbild entsteht zunächst als akutes Schmerzsyndrom, das dann allmählich in einen chronischen Schulterschmerz überleitet.

14.1 Spezielle Neuroanatomie der Schulter

Schulterschmerzen gehen in erster Linie von der Schultergelenkkapsel und den periartikulären Weichteilen aus. Die Innervation der Schultergelenkkapsel erfolgt durch die Endäste aller jener Muskelnerven, welche die kapselspannenden und raffenden Muskeln versorgen. Derartige Gelenkäste leiten sich von Nerven ab, die den Musculus subscapularis, Musculus supraspinatus und Musculus infraspinatus sowie Musculus teres minor versorgen. Über diese Gelenkäste des Muskelmantels hinaus geben auch mehrere lange Stämme des infraclavicularen Armgeflechtes regelmäßig rückläufige Nervenfäden, vorwiegend an die humerusnahen Kapselanteile ab. Auf diese Weise sind auch Nervus musculocutaneus und Nervus axillaris beteiligt.

Darüber hinaus erreichen sympathische Fasern, die Schultergelenkkapsel aus dem Ganglion cervicale caudale (C7 und C8) und aus dem Ganglion thorakale I bzw. aus dem Ganglion stellare sowohl über das periarterielle Nervengeflecht, welches die Arteria subclavia und axillaris umspinnt, wie auch durch Vermittlung des Nervus thoracicus ventralis caudalis (*Lang* u. *Wachsmuth*, 1972).

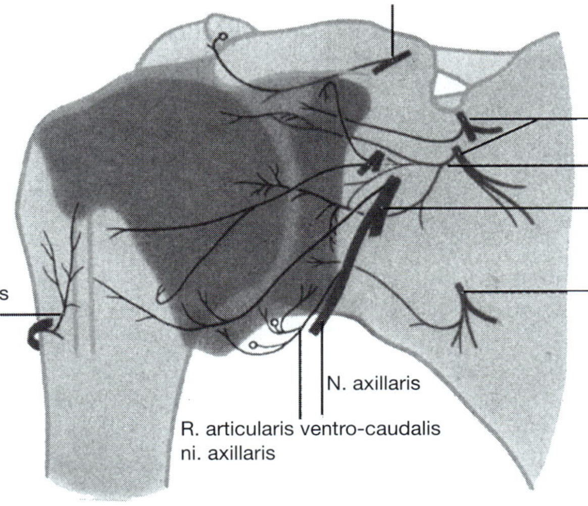

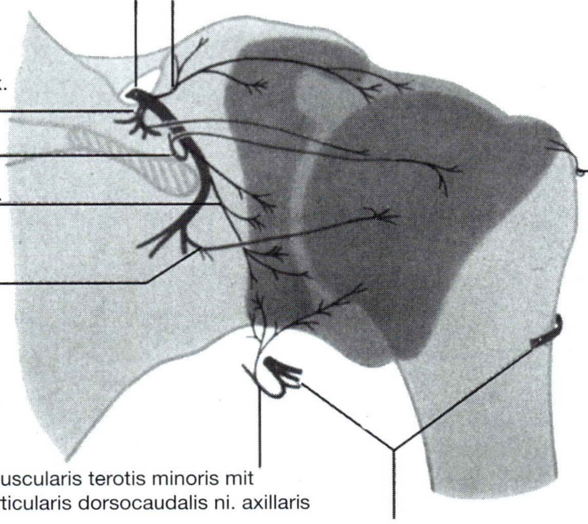

Abb. 14.1a, b Ventrale und dorsale Gelenkäste des Schultergelenkes. Die Innervation erfolgt über Gelenkäste von Muskeln, Nerven, die das Gelenk umgeben. An der Vorderseite sind es in erster Linie Subscapularis, M. cutaneus und Äste des N. axillaris. Auf der Rückseite N. suprascapularis, Supra- sowie Infraspinatus (aus: *Lang* u. *Wachsmuth*, 1972).

14.2 Nozizeption an der Schulter

Schulterschmerzen sind nozizeptorbetont und haben eine deutliche neurovegetative Komponente durch die sympathischen Fasern, welche von cervikalen Grenzstrang zur Schultergelenkkapsel ziehen. Auch finden sich häufig neuralgische Begleiterscheinungen durch die Kombination einer Periarthropathia humeroscapularis (PHS, SAS) mit einem cervico-brachialen Syndrom.

Die nozizeptiven Felder in den periartikulären Weichteilen und Bandverbindungen gehen aus Abb. 14.1 hervor. Hauptschmerzpunkt ist die Engpaßstelle unterhalb des subcoracoacromialen Bogens. Dort befindet sich die Bursa subacromialis sowie die Rotatorenmanschette mit der Sehne des Supraspinatus unterhalb des Ligamentum coracoacromiale. Weitere Schmerzpunkte finden sich am Acromioclavikulargelenk (b), an der Ansatzstelle der kurzen Bizepssehne am Coracoid (c), in der Bizepssehnenrinne (d), am Deltamuskelansatz (e).

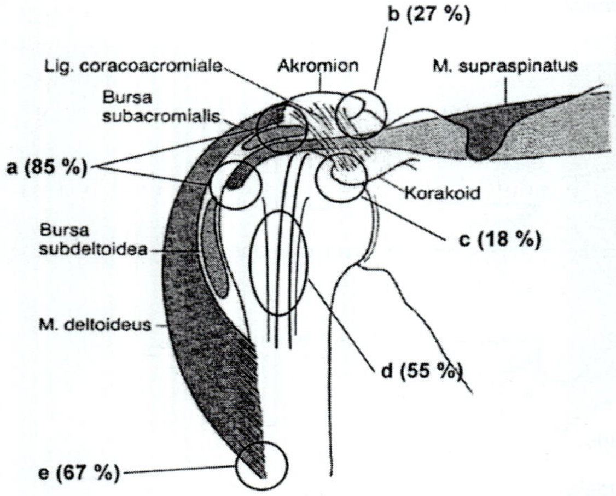

Abb. 14.2 Häufigkeitsangaben in Prozent für die einzelnen Nozizeptorenfelder an der Schulter (Mehrfachnennungen) (*Ludwig*, 1998).

- a Bursa subcoracoacromialis mit Supraspinatussehnenansatz.
- b Acromioclaviculargelenk
- c Koracoid mit Ansatz der langen Bizepssehne
- d Bizepssehnenrinne mit Bizepssehne
- e Distaler Deltamuskelansatz

Am häufigsten ist die Kombination subacromialer Raum (a) mit distalem Deltamuskelansatz (e) und (oder) Bizepssehnendefekt (d).

Akute Schmerzen im Bereich der Schulter entstehen dann, wenn Rotatorenmanschette und Bursa subcoracoacromialis unter dem subacromialen Bogen durch Stauchung oder (und) Fehl- bzw. Überbeanspruchung gereizt werden und entzündlich reagieren. Durch ödematöse Schwellung wird der ohnehin enge Raum unterhalb des subcoracoacromialen Bogens noch enger, so daß ein Circulus vitiosus entsteht. Innerhalb kürzester Zeit können sehr starke Schmerzen auftreten, die mit einer schmerzbedingten Schultersteife einhergehen.

Die **Chronifizierung der Nozizeption** an der Schulter tritt ein, wenn der Schmerz über mehrere Wochen und Monate anhält. Aus der zunächst funktionellen und schmerzbedingten Abduktionsbehinderung entsteht eine strukturelle Schultersteife (siehe oben). Es kommt zu einer

Chronische Schulterschmerzen

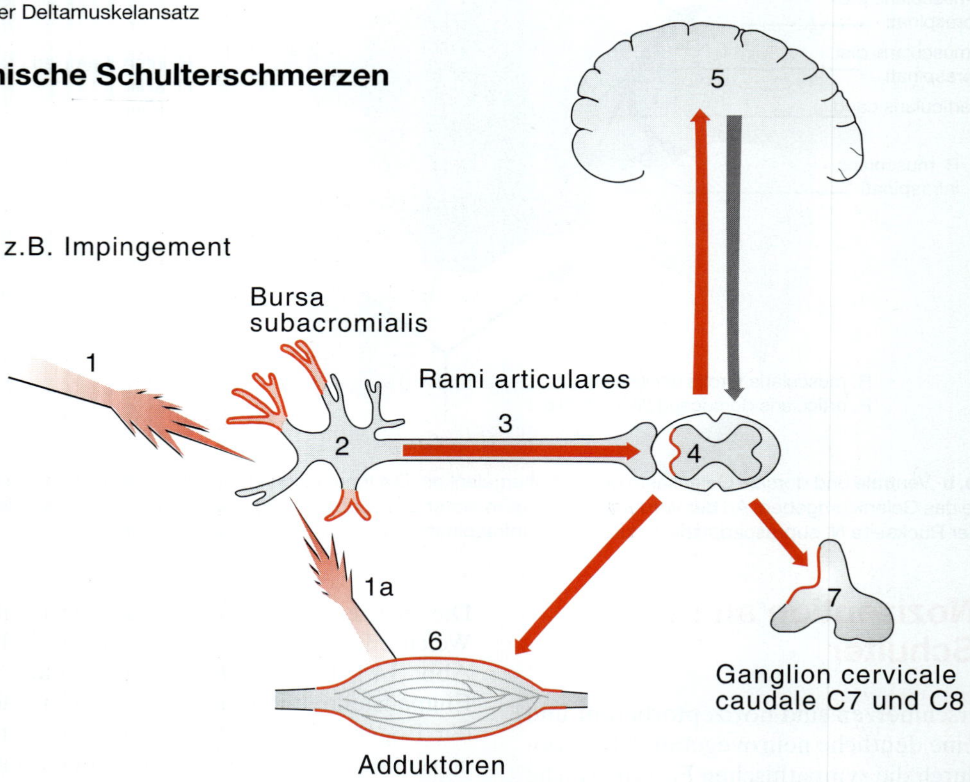

Abb. 14.3 Chronifizierung von Schulterschmerzen. Die mechanische Noxe (1) stellt z. B. ein Impingement im subcoracoacromialen Raum dar. Gereizt werden Nozizeptoren in der Bursa subacromialis (2). Über die Rr. articulares des Supraspinatus, Infraspinatus und Subscapularis erfolgt die Schmerzweiterleitung über afferente Fasern zum Rückenmark (4) und von dort über den Tractus spinothalamicus zur Schmerzwahrnehmung zum Großhirn (5). Auf spinaler Ebene kommt es zur Adduktionsschonhaltung im weiteren Verlauf zur Adduktionskontraktur. Die Adduktionskontraktur stellt ihrerseits eine endogene Noxe für die Schultergelenkkapsel dar (1a). Reizung sympathischer Fasern in der Schultergelenkkapsel aus dem Ganglion cervicale-caudale (C7 und C8) und aus dem Ganglion thoracale 1 bzw. aus dem Ganglion stellare führen zu einer vegetativen Reaktion (7) (siehe Seite 9).

wiederholten mechanischen und entzündlichen Irritation der Nozizeptoren im gesamten Weichteilbereich der Schulterumgebung mit Übererregbarkeit der Mechanorezeptoren, die im weiteren Verlauf auch bei normaler Beanspruchung der Schulter und vor allem **während der Nacht** Schmerzen verursachen, wenn der Patient auf der betroffenen Seite liegt. Entsprechend dem Chronifizierungsvorgang kommt es zu einer gesteigerten Schmerzwahrnehmung, Verarbeitung und Äußerung im zentralen Nervensystem. Spontanschmerzen und Druckpunkte finden sich dann nicht nur in der Umgebung der Bursa subcoracoacromialis, sondern auch in der Bursa subdeltoidea am distalen Ansatz des Musculus deltoideus und am Acromioclavikulargelenk. Charakteristisch für chronische Schmerzen an der Schulter im Rahmen der Periarthropathia humero-scapularis mit Betonung der Insertionstendopathie der Supraspinatussehne und der Entzündung der Bursa subcoracoacromialis ist das sog. Abduktionsphänomen (siehe Abb. 14.3). Abduktionsphänomene und andere spezielle Untersuchungstests einschließlich der bildgebenden Verfahren belegen die somatische Genese chronischer Schulterschmerzen. Trotzdem ist durch

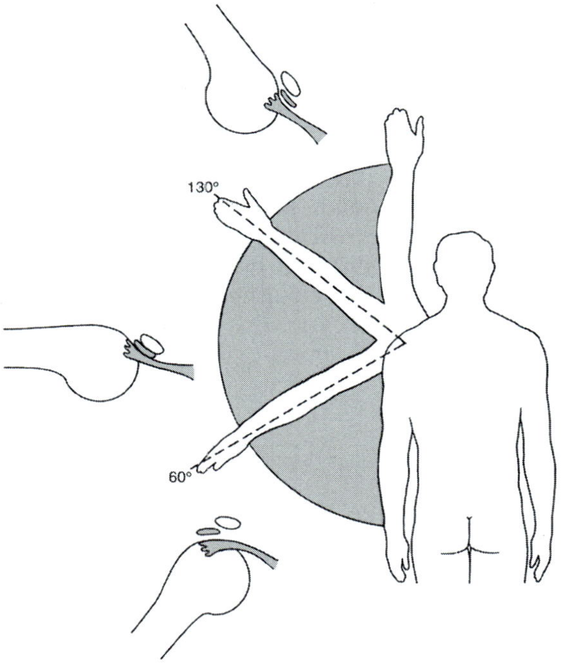

Abb. 14.4 Abduktionsphänomen beim chronischen Schulterschmerz. Aufgrund besonderer topografisch-anatomischer Bedingungen kommt es nur bei einer Abduktion zwischen 60° und 130° zu Schmerzen, die in der Gegend der Bursa subacromialis angegeben werden. Die weitere Abduktion über 130° ist wieder schmerzfrei, weil der Raum unterhalb des subcoracoacromialen Bogens wieder weiter wird.

die Beteiligung des cervikalen Grenzstranges und die Komorbidität mit den Cervicalsyndromen immer auch eine psychovegetative Komponente beim chronischen Schulterschmerz gegeben.

Es handelt sich demnach nicht um ein rein nozizeptorbetontes Krankheitsbild, sondern um eine gemischte Schmerzsymptomatik. Entsprechend ist der schmerztherapeutische Ansatz.

14.3 Behandlung akuter Schulterschmerzen

Der hoch akute Schulterschmerz, der in der Regel durch eine entzündliche Verquellung der Kapselweichteile unterhalb des coracoacromialen Bogens hervorgerufen wird, erfordert zunächst eine **Ruhigstellung der Schulter**. Jedem Bewegungsversuch setzt der Patient ohnehin Widerstand entgegen, weil äußerste Schmerzen damit verbunden sind. Schmerzauslösend wirken vor allem Abduktion und Rotation. Immobilisation in der Adduktionsstellung ist allerdings nur in der Anfangsphase zu tolerieren, weil die Schulter schnell einsteift. Am besten ist eine Abduktionsschiene bis zum Abklingen der akuten Beschwerden.

Die **Kältebehandlung** ist auch an der Schulter die effektivste Sofortmaßnahme. Gebräuchlich sind anmodellierbare Kältepackungen. Bei fortlaufender Kühlung kommt es zu einer Hemmung bzw. Blockierung des gesamten sensiblen Einstromes. Bei schlanken Schultern bietet sich der besondere Vorteil des geringen Abstandes zwischen Hautoberfläche und den gereizten Nozizeptoren der Bursa subcoracoacromialis und der Rotatorenmanschette.

Die **medikamentöse** Therapie berücksichtigt neben starken **Analgetika**, u.U. Opiate auch die vegetative Begleitreaktion und die Tatsache, daß die Patienten besonders beim Schlafen behindert sind. Ohne starke Analgetika kommt man nicht aus. Wärme, Massagen und Bewegungsübungen sind in der Akutphase von Schulterschmerzen kontraindiziert.

Falls sich sonografisch Flüssigkeitsansammlungen unterhalb des coracoacromialen Bogen nachweisen lassen, ist eine **Punktion** zur Entlastung und zur Instillation von Steroiden indiziert. Bei beginnender Verflüssigung etwaiger Kalkherde kann die Ausspülung der Bursa durch sog. Needling zu einer schlagartigen Schmerzfreiheit führen, d. h. der Hohlraum in dem sich der Kalk befindet, wird mit zuführender und abführender Kanüle gespült.

Tabelle 14.1 Behandlung akuter Schulterschmerzen.

- Ruhigstellung, möglichst in mittlerer Abduktionsstellung
- Kältepackungen
- Analgetika (ggf. Opiate)
- Schlafmittel
- Punktion, Infiltration, Needling

14.4 Behandlung chronischer Schulterschmerzen

Chronische Schulterschmerzen entwickeln sich aus akuten Schulterschmerzen. Wenn die akuten Schulterschmerzen abgeklungen sind und Beschwerden nur bei bestimmten Bewegungen auftreten, stehen Physikalische Therapie und Krankengymnastik ganz im Vordergrund der Schmerztherapie.

Bei der **Lagerung** ist die dauernde Einnahme der für den Patienten angenehmen Adduktionshaltung unbedingt zu vermeiden, da sonst eine chronische Schultersteife unausbleiblich ist. Geeignet ist eine Wechsellagerung zwischen Abduktion, Adduktion, Elevation nach vorne, Elevation nach hinten mit wechselnden Rotationsstellungen.

Wärmeanwendungen unterstützen die Therapie insbesondere bei den zunehmenden Verspannungen der Schulter-/Nackenmuskeln.

Mit der Verordnung von **Analgetika** sollte man bei chronischen Schulterschmerzen zurückhaltend sein. Angebracht sind Analgetika z. B. kurz vor der Physiotherapie (Krankengymnastik), um die Kontrakturbehandlung zu erleichtern.

Die Physiotherapie (Krankengymnastik) dient in erster Linie zur Mobilisierung der bewegungseingeschränkten Schulter. Kräftigungsübungen sind eher kontraproduktiv, weil der in erster Linie gekräftigte Musculus deltoideus den Oberarmkopf noch stärker unter den subcoracoacromialen Bogen drückt. Geeignet sind Übungen unter axialer Traktion, um den Andruck des Oberarmkopfes unter dem coracoacromialen Bogen zu reduzieren. Dasselbe erreicht man auch mit Pendelübungen des herabhängenden Armes. Überkopfbewegungen sind zu vermeiden. Verhaltensweisen zur Rezidivprophylaxe und Eigenübungen werden dem Patienten in der Schulterschule beigebracht. Die Kräfteverhältnisse zwischen Delta- und Rotatorenmuskeln sind zu koordinieren.

Physikalische Maßnahmen wie Elektro-, Thermo- und Ultraschalltherapie sind begleitend, aber ausschließlich nicht sinnvoll.

Lokale Injektionen richten sich nach den im Vordergrund stehenden Schmerzausgangspunkten. Sie dienen auch zur Ermittlung der genauen Diagnose. Die Injektionen erfolgen meistens unter den subcoracoacromialen Bogen, direkt in die Bursa, am besten unter sonografischer Kontrolle. Weitere Injektionspunkte sind Acromioclavikulargelenk, Supraspinatussehnenansatz oder das Schultergelenk selbst (siehe Abb. 14.5).

Injiziert werden neben Lokalanästhetika auch Steroide zur Beseitigung der entzündlichen Reaktion. Bei der Injektion in den subcoracoacromialen Raum unter sonografischer Kontrolle nutzt man außerdem die antiproliferative Wirkung des Cortisons, um dort Verklebungen zu vermeiden, die als Ursache der Schultersteife gelten.

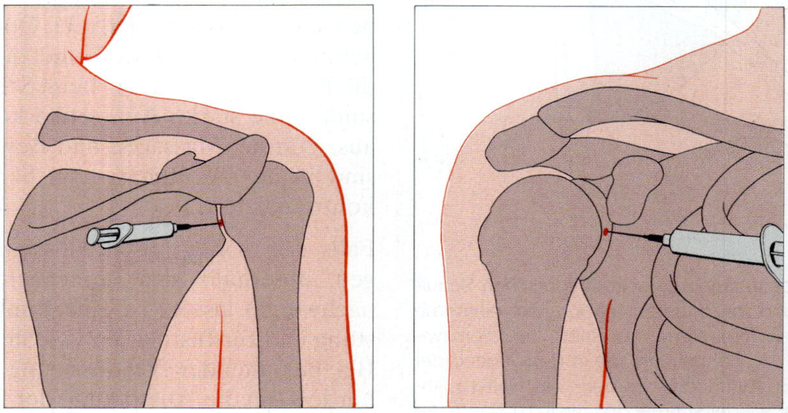

a b

Abb. 14.5a,b Injektion in das Schultergelenke von dorsal (**a**), oder von ventral (**b**) (aus: *Jäger* u. *Wirth*, 1986).

Tabelle 14.2 Behandlung chronischer Schulterschmerzen.

- Wechsellagerung
- Wärmeanwendungen
- Analgetika
- Physiotherapie, Krankengymnastik
- Physikalische Therapie
- Lokale Injektionen
- ESW
- Schulterschule
- Psychologische Begleitbehandlung
- BISFR

Zu den nichtinvasiven Maßnahmen bei der Behandlung chronischer Schulterschmerzen gehört auch die Extrakorporale Stoßwellenbehandlung (ESW) (siehe Seite 81).

Bei Therapieresistenz konservativer Maßnahmen kommt eine operative Behandlung in Betracht. Mit der konservativen Therapie ist nur eine symptomatische Behandlung bei allen Formen der PHS (SAS) möglich, da man versucht, die Reizzustände und Verklebungen im periartikulären Gewebe der Schulter zu beseitigen. Die Ursache, d. h. die Enge im subcoracoacromialen Raum, welche die Friktionen der Sehnen und ihres Gleitgewebes immer wieder auslöst, ist damit nicht beseitigt. So treten nach beschwerdefreien Intervallen immer wieder periarthritische Schübe auf. Bei chronisch-rezidivierender PHS (SAS) sind deshalb operative Maßnahmen zur Dekompression bzw. Erweiterung des subcoracoacromialen Raumes erforderlich. In einfachen Fällen genügt die Resektion des Ligamentum coracoacromiale. Eine weitergehende Erweiterung wird erreicht, indem man die Vorder-/Unterkante des Acromions entfernt (anteriore Acromionplastik). Beide Eingriffe können heute auch arthroskopisch durchgeführt werden. Wenn ein Kalkdepot vorliegt, kann man dieses isoliert oder in Verbindung mit einer Dekompressionsoperation entfernen. Sehnenrupturen werden genäht, durch Transplantate überbrückt oder knöchern reinseriert. Die Indikation zur operativen Rekonstruktion der Rotatorenmanschette hängt ab vom Alter und Aktivitätsanspruch des Patienten.

Leider kommt es auch nach derartigen Operationen zu postoperativen Beschwerden mit Schmerzen und Bewegungseinschränkung der Schulter. Das Behandlungskonzept entspricht dann dem beim chronischen Schulterschmerz.

Bewegungsprogramm (BISFR) bei chronischen Schulterschmerzen

Patienten mit chronischen Schulterschmerzen verbleibt ein relativ umfangreiches Bewegungsspektrum im Sportprogramm, ohne Einbeziehung der Schulter. Alle Sport- und Bewegungsarten, die vornehmlich mit den unteren Extremitäten ausgeübt werden, sind erlaubt. Beim Laufen kommt es außerdem zu den günstigen Pendelbewegungen der Arme mit adduziertem Arm, die von den Patienten als angenehm empfunden werden. Beim Schwimmen ist darauf zu achten, daß kein Überkopfkraulschlag durchgeführt wird. Geeignet ist das Schwimmen in der Entlastungshaltung mit seitlich herabhängenden Armen (siehe S. 95).

Psychologische Komponente bei chronischen Schulterschmerzen

Chronische Schulterschmerzen sind dadurch zermürbend, daß sie besonders in der Nacht auftreten, wenn der Patient auf der erkrankten Seite liegt.

Die **operante Konditionierung** ergibt sich aus der Behinderung bei alltäglichen Verrichtungen in Beruf und Haushalt. Viele Arbeiten werden den Betroffenen abgenommen, weil sie in ihrem Arm keine Kraft haben und bestimmte Bewegungen nicht ausführen können. Diese Behinderung zusammen mit dem gestörten Schlaf erhöht bei Patienten mit chronischen Schulterschmerzen Ängstlichkeit und Depressivität.

Katastrophierende Gedanken an eine ewig steife Schulter treten auf. Dabei handelt es sich bei den üblichen chronischen Schulterschmerzen um ein relativ harmloses Krankheitsbild, das sich über die Jahre in der Regel spontan bessert. Insbesondere die Schultersteife bei der PHS-adhäsiva verschwindet im Laufe der Zeit von selbst. Mit zahlreichen konservativen Maßnahmen (Injektion, extrakorporale Schallwelle) sowie minimal invasiven operativen Eingriffen (endoskopische Operationen) kann ärztlicherseits immer wieder geholfen werden. Eine Dauerinvalidisierung ist bei den meisten chronischen Schulterschmerzen nicht zu erwarten.

15 Schmerztherapie bei sympathischer Reflexdystrophie

(Synonyma: Algodystrophie, Morbus Sudeck, Kausalgie, komplexes regionales Schmerzsyndrom)

Es handelt sich um eine nach äußerer Einwirkung (Trauma, Operation, auch Bagatellverletzungen) auftretende reaktive dystrophische Erkrankung eines Extremitätenabschnittes, charakterisiert durch Schmerzen, lokale Durchblutungsstörungen und Funktionseinschränkungen. Ursache des Leidens ist eine Reflexdystrophie auf neuro-vegetativer Basis mit autonomen, motorischen und sensiblen Störungen (*Geertzen, 1998; Bickerstaff*, 1994; *Gibbons*, 1992; *Amadio*, 1991; *Jänig*, 1996).

Entsprechend dem Schema der Nozizeption an Knochen, Muskeln, Sehnen und Gelenken (Seite 185), wird nach Einwirkung der Noxe (1) auf die Nozizeptoren (2) der Reiz über die afferenten Fasern (3) zum Rückenmark (4) und von dort sofort auf spinaler Ebene zur vegetativen Reaktion (7) direkt weitergeleitet. Es treten sofort autonome Störungen mit Schwellung, gestörter Schweißsekretion und Störungen der Mikrozirkulation auf. Gleichzeitig kommt es zur motorischen Reaktion und Schmerzwahrnehmung.

Im Vordergrund der SRD steht der Schmerz, der Intensität und Charakter im Verlauf einer klassischen SRD ändert (**Schmerzwechsel**). Nach dem typischen posttraumatischen Schmerz entwickelt sich ein generalisierter, brennender Schmerz, der sich unabhängig von der Primärläsion auf den distalen Extremitätenabschnitt ausbreitet. Die Störung der Motorik macht sich durch einen Tremor, Kraftminderung und Bewegungseinschränkung bemerkbar. Eine Schmerzreduktion ist nur durch Immobilisation zu erreichen. Eine Schmerzverstärkung tritt bereits durch geringste psychische oder körperliche Belastungen auf. Im weiteren Verlauf gehen Schmerzen und Schwellung allmählich zurück. Es treten atrophische Veränderungen sämtlicher Gewebe, insbesondere der Muskeln, auf. Die Gelenke steifen ein, es folgen trophische Störungen an den Nägeln und an der Behaarung. Im Endstadium findet sich eine deutliche Bewegungseinschränkung aller betroffenen Gelenke. Im Röntgenbild sieht man eine erhebliche Knochenatrophie mit Verdünnung der Kortikalis.

> Die Schmerztherapie der SRD ist stadienangepaßt und unterscheidet sich grundsätzlich für die Akut- und Spätphase. Die Behandlung darf keine Schmerzen verursachen.

Schmerztherapie in der Akutphase der SRD

Wegen der starken Berührungs- und Bewegungsempfindlichkeit muß der betroffene Extremitätenabschnitt in der Akutphase **ruhiggestellt** werden. Konsequentes **Hochlagern** fördert den venösen Abfluß. Durch Kühlung (Eisanwendung) läßt sich ein Teil der Schmerzen beeinflussen.

Anfangs sind **starke Analgetika**, bis hin zu mittelstark wirksamen Opioiden angebracht. An Medikamenten haben sich weiterhin Calcitonin und Corticosteroide bewährt.

Wegen der initial vorherrschenden vegetativen Komponente sind **Sympathikusblockaden** wirksam. Für die oberen Extremitäten sind Stellatumblockaden (s. Abb. 15.3) und für die untere Extremität lumbale Grenzstrangblockaden (s. Kapitel 10.3.1) indiziert.

Wegen der absoluten Ruhigstellung betrifft die **Physiotherapie** zunächst nicht die erkrankte Extremität. Bewegungsübungen sollten für die gegenüberliegende Extremität stattfinden sowie für die übrigen Bewegungsorgane als allgemeine Stoffwechselgymnastik. Das BISFR-Konzept ist hier besonders angebracht (siehe Kapitel 6).

Da bei einer sympathischen Reflexdystrophie die ursprüngliche Erkrankung bzw. Verletzung in keinem Verhältnis zu den Symptomen, insbesondere zu Schmerzen und Funktionsbeeinträchtigung der Folgekrankheit SRD stehen, ist von Anfang an eine adjuvante Psychotherapie erfor-

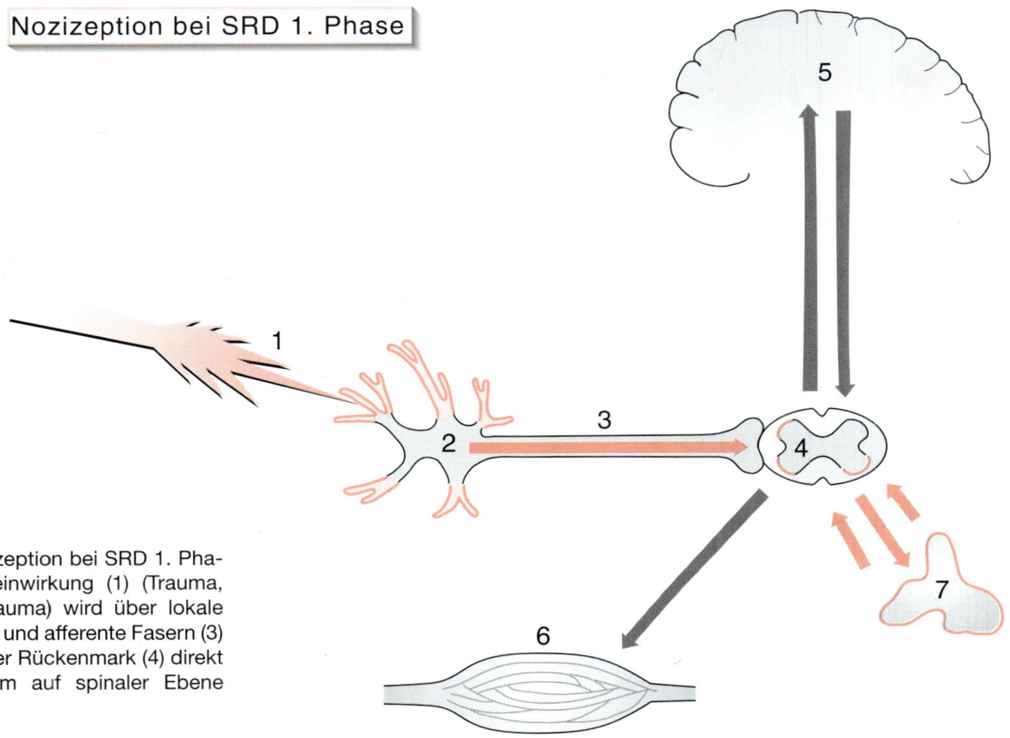

Abb. 15.1 Nozizeption bei SRD 1. Phase. Die Noxeneinwirkung (1) (Trauma, auch Bagatelltrauma) wird über lokale Nozizeptoren (2) und afferente Fasern (3) über den Verteiler Rückenmark (4) direkt zum Vegetativum auf spinaler Ebene weitergeleitet.

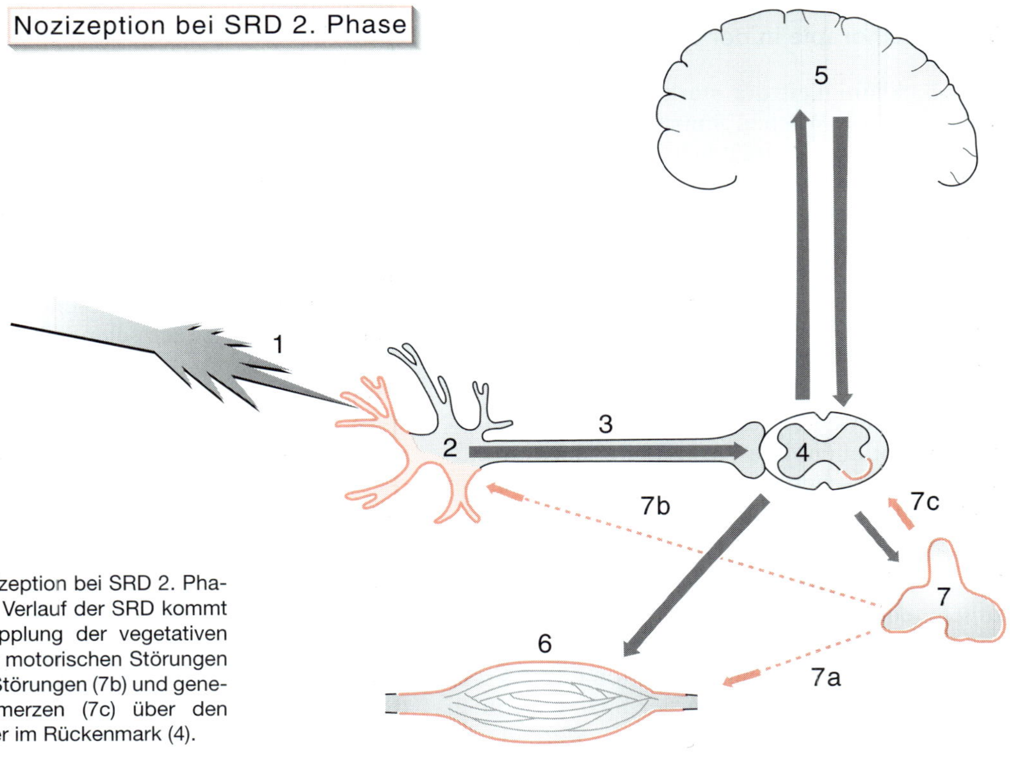

Abb. 15.2 Nozizeption bei SRD 2. Phase. Im weiteren Verlauf der SRD kommt es zur Rückkopplung der vegetativen Reaktion (7), zu motorischen Störungen (7a), sensiblen Störungen (7b) und generalisierten Schmerzen (7c) über den Schmerzverteiler im Rückenmark (4).

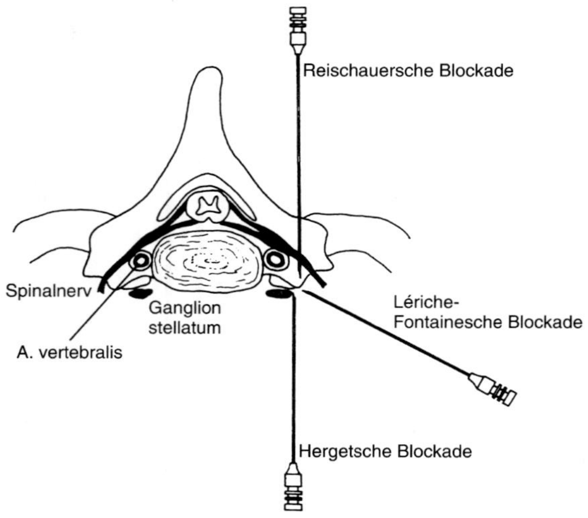

Abb. 15.3 Topographie des Ganglionstellatums mit seinen verschiedenen Injektionsmöglichkeiten von dorsal, anterolateral und ventral.

Tabelle 15.1 Schmerztherapie der SRD in der Akutphase.

- Ruhigstellung, Hochlagerung
- Eisbehandlung
- Analgetika: NSAR, Opioide
- Sympathikusblockaden
- Krankengymnastik kontralateral, Stoffwechselgymnastik
- Psychologische Schmerztherapie, Psychopharmaka

derlich (*de Leo*, 1983; *Houdenhove*, 1992; *Lynch*, 1992).

Schmerztherapie in der Spätphase der SRD

Mit Rückläufigkeit der starken Schmerzen, die nach etwa 6–8 Wochen eintritt, muß das Ruhigstellungskonzept allmählich durch vorsichtige aktive Übungen abgelöst werden. Es gilt damit die Durchblutung zu verbessern und die Beweglichkeit im Rahmen der Möglichkeiten wiederherzustellen. Lymphdrainage unterstützt den Abbau des Extremitätenödems. Zur Physiotherapie gehören neben den aktiven Bewegungsübungen auch ein Gefäßtraining sowie aufsteigende Bäder. Die Ergotherapie erstreckt sich auf Tast- und Bewegungsübungen in Sand und ähnlichen Materialien. Die Anwendung der transkutanen elektrischen Nervenstimulation kann im Einzelfall hilfreich sein.

Nach Rückgang der Ruheschmerzen und der Ödeme sind im Rahmen der Physiotherapie auch zunehmend passive Bewegungsübungen, bis hin zu Quengelschienen erlaubt. Beim Wiederauftreten von Schmerzen mit Symptomen aus der Akutphase können auch in der Spätphase noch Sympathikusblockaden angewendet werden.

Tabelle 15.2 Schmerztherapie der SRD in der Spätphase

- Aktive und passive Übungen
- Psychologische Therapie
- Lymphdrainage
- Ergotherapie
- TENS
- Symphatikusblockaden

Bewegungsprogramm (BISFR) bei SRD der oberen Extremitäten

In der Akutphase sind die Patienten wegen der relativ heftigen Schmerzen nicht in der Lage, sich am Bewegungsprogramm zu beteiligen. Dies setzt in der Regel in der Spätphase ein, wenn die meisten Schmerzen abgeklungen sind. Wie bei chronischen Schulterschmerzen kommen in erster Linie Sport und Gymnastik für unteren Extremitäten in Frage. Wegen der besonderen Empfindlichkeit, insbesondere der Hand, muß man darauf achten, daß keine Sportarten gewählt werden, bei dem der Betroffene leicht hinfallen kann. Aus diesem Grund ist es erforderlich bei vielen sportlichen Aktivitäten den Arm durch eine Schiene zu schützen.

Psychologische Komponenten bei SRD

Die SRD ist für die Betroffenen ein Schicksalsschlag. Während die auslösende Fraktur oder das Distorsionstrauma noch als einmaliges schmerzhaftes Ereignis hingenommen werden, bedeutet die langjährige nachfolgende SRD eine erhebliche psychische Beeinträchtigung für den Patienten. Eine Dauerbehinderung mit teilfixierter Krallenstellung der Finger ist zu befürchten. Man muß den Patienten darauf aufmerksam machen, daß dieser Verlauf nur in seltenen Fällen gegeben ist und bei adäquater konsequenter ärztlicher Behandlung und Physiotherapie vermieden werden kann. In der Spätphase bei eingetretenen Kontrakturen sind zur Therapie auch schmerzhafte passive Bewegungsübungen erforderlich. Der Patient muß psychisch darauf eingestellt werden, daß diese passiven Dehnungen erforderlich sind und er in gewissem Umfang vorübergehend behandlungsbedingte Schmerzen hat. Aufwand und Schmerzen lohnen sich, da in den meisten Fällen die Kontrakturen weitgehend beseitigt werden können.

Operante und stellvertretende Konditionierung spielen bei der SRD eine besondere Rolle, da man die Veränderungen deutlich sieht und die Betroffenen sichtbar behindert sind. Eine begleitende kognitive Verhaltenstherapie wird deshalb empfohlen.

Literatur

Adams, M.A., W.C. Hutton: The mechanical function of the lumbar apophysel joint. Spine 8: 327, 1983.

van Akkerveeken, P.: Lateral Stenosis of Lumbar Spine. Libertas, Utrecht 1989.

van Akkerveeken, P.: Pain Pattern and Diagnostic Blocks. In: *Weinstein, J.; S. Wiesel:* The Lumbar Spine. Saunders, Philadelphia 1990.

Alaranta, H. et al.: Intensive physical and psychosocial training program for patients with chronic low back pain. Spine 12: 1339–1349, 1994.

Amadio P.C., S. Mackinnon, W.H. Merrit et al.: Reflex sympathetic dystrophy syndrome: Consensus report of an ad hoc committee of the American Association for Hand Surgery on the definition of reflex sympathetic dystrophy syndrome. Plast. and Reconst. Surg., 87: 371–5, 1991.

Ammon, H.P.T.: Arzneimittelneben- und Wechselwirkungen. Ein Handbuch und Tabellenwerk für Ärzte und Apotheker. Wissenschaftliche Verlagsgesellschaft, Stuttgart, 3. Auflage, 423–465, 1991.

Amtliche Mitteilungen der Bundesanstalt für Arbeitsschutz. Nr. 2, 1994, Dortmund, Postfach 170202.

AOK, BV Krankheitsartenstatistik. Bundesverband, Bonn, Postfach 200344.

Arzneimittelkommission der Deutschen Ärzteschaft: Deutsches Ärzteblatt, 82: A-100–103, Heft 3, 1985.

Arzneimittelkommission der Deutschen Ärzteschaft. Veröffentlicht: Deutsches Ärzteblatt, Heft 3 vom 16.01.85, 83. Jahrgang, Ausgabe a.

Arzneiverordnung in der Praxis. Sonderheft 6. Deutsches Ärzteblatt, 22 (Beilage), 1997

Badley, C.E.: The articular facet in relation to low back pain and sciatica. J. Bone Joint Surg. 23: 481, 1941.

Barnett, J.; J. Chow, D. Ives et al.: Purification, characterization and selective inhibition of human prostaglandine G/H synthase 1 and 2 expressed in the baculavirus system. Biochim. Biophys. Acta 1209: 130–139, 1994.

Barry, P.J.C., P. Hume-Kendall: Corticosteroid Infiltration of the epidural space. Ann. Phys. Med. 6: 267–273, 1982.

Barth, J., H. Fett, H. Möllemann, J. Krämer: Exogene und endogene Glucocorticoidspiegel nach epiduraler Injektion. Orthop. Praxis 11: 729, 1990.

Basler, H.D.: Prävention chronischer Rückenschmerzen. Der Schmerz 4: 1–6, 1990.

Basler, H.D., Franz, C., Kröner-Herwig, B., Rehfisch, H.P., H. Seemann (Hrsg.): Psychologische Schmerztherapie. Springer, Berlin 1996.

Bateman, D.N.: NSAIDs: Time to reevaluate gut toxicity. The Lancet 343: 1051–1053, 1994.

Berger-Schmitt, R., T. Kohlmann, H.H. Raspe: Rückenschmerzen in Ost- und Westdeutschland. In: Das Gesundheitswesen 58: 519–524, 1996.

Bernau, A.: The Effects of Epidural Injections. Clin. Orthop. 188: 144, 1984.

Bernau, A.: Orthopädische Röntgendiagnostik, Einstelltechnik. 3. Aufl. Urban & Schwarzenberg, München 1995.

Berquist-Ullmann, M., U. Larsson: Acute low back pain in industry. Acta Orthopaedica Scandinavica. Supplement No. 170, 1977.

Berufsverband der Ärzte für Orthopädie e.V.: Am Lindenbaum 6–8, 60433 Frankfurt a.M.

Berwald, H.G., C.G. Nentwig: Psychologische Bausteine in der Endoprothesenschule. In: *Jerosch, J., J. Heisel* (Hrsg.) Endoprothesenschule. Rehabilitations- und Betreuungskonzepte für die ärztliche Praxis. S. 121–132. Deutscher Ärzte-Verlag, Köln 1996.

Bhatia, M.T., L.C.J. Parikh: Epidural saline therapy in lumbo-sciatic syndrome. J. Indian Med. Assoc. 47 (11): 537–542, 1966.

Bianchi, G., F. Jeanbanc, G. Fournier, H. Rousset: Study of longacting Triamcinolone for local injections. Lyon Med. 226: 675–677, 1971.

Bickerstaff, D.R.: The natural history of post-traumatic algodystrophy. Thesis, Sheffield (UK) 1990.

Bickerstaff, D.R., J.A. Kanis: Algodystrophy: an underrecongnized complication of minor trauma. B.J. Rheum., 33: 240–248, 1994.

Birbaumer, N., R.F. Schmidt: Biologische Psychologie. Springer, Stuttgart 1996.

Bischoff, C.: Wahrnehmung der Muskelspannung. Verlag für Psychologie, Dr. Hofgrefe, Göttingen-Toronto-Zürich 1989.

Bischoff, H.P.: Chirodiagnostische und chirotherapeutische Technik. 2. Aufl. Perimed-Verlag, 1994.

Blumberg, H.: Zur Entstehung und Therapie der SRD. Der Schmerz 2 (1988) 125.

Boden, S.D., D.O. Davis, S.D. Thomas, N.J. Patronas, S.W. Wiesel: Abnormal magnetic-resonance scans of the lumbar spine in asymptomatic subjects. Journal of Bone and Joint Surgery, 72: 404–410, 1990

Bogduk, N., M. Windsor, A. Inglis: The innervation of the cervical intervertebral discs. Spine 13: 2, 1988.

Bruehl, S., C.R. Carlson: Predisposing psychological factors in the development of reflex sympathetic dystrophy. Clin. J. Pain 8: 287–99, 1992.

Buettner, V.W., M. Zimmermann: Interdisziplinäre Schmerztherapie, Plädoyer für eine Institutionalisierung. Deutsches Ärzteblatt 92: 48 (1995) 27.

Bundesärztekammer: Gesundheitspolitisches Programm. 97. Deutscher Ärztetag, Deutscher Ärzteverlag, Köln 1994.

Bundesanstalt für Arbeitsschutz: In: Deutsches Ärzteblatt 92 (4): B-139, 1995.

Bundesministerium für Gesundheit: Therapeutische Versorgung von Patienten mit chronischen Kopf-, Rücken- und Tumorschmerzen – Vorschläge für Leitlinien –. Bonn 1996.

Burn, J.M., P.B. Gyer, L. Langdon: The spread of solutions injected into the epidural space. Br. J. Anaesthesiol 45: 338–345, 1973.

Bush, J., S. Hillier: A controlled study of cauda/epidural injection. Spine 16, 5: 572, 1991.

Butterworth, J.F., G.R. Stichartz: Molecular mechanisms of local anesthesia: A Review. Anaesthesiology 72: 711–734, 1990.

Carrera, F.: Lumbar facet injection in LBP and Sciatica. Radiology 137: 661–664, 1980.

Cashman, J.N.: The mechanisms of action or NSAIDs in Analgesie. Drugs, 52 (Suppl. 5): 13–23, 1996.

Cherny, N.I.: Opiod analgesics. Comparative features and prescribing guidelines. Drugs, 51 (5): 713–737, 1996.

Churchill, L., A.G. Graham, C.-K. Shih, D. Pauletti, P.R. Farina, P.M. Grob: Selective inhibition of human cyclooxygenase-2 by meloxicam. Inflammopharmacology 4: 125–135, 1996.

Coomes, E.N.: A comparison between epidural anesthesia and bed rest in sciatica. British Medical Journal, 264: 20–4, 1961.

Cox, B.M, A. Goldstein, C.H. Li: Opioid activity of a peptide, β-lipotropin (61–91), derived form β-lipotropin. Proc. Natl. Acas. Sci. 73: 1821–1823, 1976.

Cuckler, J.M., P.A. Bernini, S.W. Weisel et al.: The use of steroids in the treatment of lumbar radicular pain. J. Bone Joint surg. 67A: 63–6, 1986.

Czolbe, A.B.: Rückenschule in der Schule. In: *C.G. Nentwig* et al. (Hrsg.). Die Rückenschule. Aufbau und Gestaltung eines Verhaltenstrainings für Wirbelsäulenpatienten. S. 177–183, Enke, Stuttgart 1997.

Dahmen, G.P., G. Haupt, J. Haist, M. Loew, J.D. Rompe, R. Schleberger: Die Extrakorporale Stoßwellentherapie in der Orthopädie – Empfehlungen zu Indikationen und Techniken. In: *Chaussy, C.H., F. Eisenberger, D. Jochem, D. Wilbert* (Hrsg.): Die Stoßwelle – Forschung und Klinik. Attempto, Tübingen 1995.

Davis, H.: Increasing Rates of Cervical and Lumbar Spine Surgery in the United States 1979–1990. Spine 19: 1117–1124, 1994.

DeLeo, D., G. Magni, F. Rossi, F. Rosetto: Psychologische Faktoren beim Sudeck-Syndrom. Deutsche Med. Wochenschr., 108: 719, 1983.

Derby, D.: Diagnostic Block Procedures. Spine 1.1: 47, 1986.

Deyo, R.A. et al.: How many days of bed rest for acute low back pain? New England Journal of Medicine, 315 (17): 1064–70, 1986.

Deyo, R.A., D. Cherkin, D. Conrad et al.: Cost, controversy, crisis: Low back pain and the health of the public. In: Annual Review of Public Health 12: 141–156, 1991.

Diener, H.C., C. Maier (Hrsg.): Das Schmerztherapiebuch. Urban & Schwarzenberg, München 1997.

Dietrich, P.: Das BISFR-Programm – eine prospektiv randomisierte Studie bei Patienten mit Rückenschmerzen. Med. Diss. Bochum, 1999.

Dilke, T.P.W., H.C. Burry, R. Grahame: Extradural corticosteroid injection in management of lumbar nerve root compression. Br. Med. J. 3: 635–637, 1973.

Donner, B., M. Ryba, M. Strumpf, R. Ortwinkel: Gefahren und Komplikationen bei rückenmarknahen Katheterverfahren. Der Schmerz, 9: 219–234, 1995.

Egle, U.T., S.O. Hoffmann (Hrsg.): Der Schmerzkranke. Grundlagen, Pathogenese, Klinik und Therapie chronischer Schmerzsyndrome aus bio-psycho-sozialer Sicht. Schattauer, Stuttgart 1993.

Eisenstein, S.M., C. Perry: The histology of lumbar facet joint arthrosis. ISSLS-Meeting, Sydney, 1985.

Engelhardt, G., R. Bögel, C.H.R. Schnitzler, R. Urzmann: Meloxicam: Influence on arachidonic acid metabolism. Pat I. In vitro finding. Biochem. Pharmacol., 51: 21–28, 1996.

Even, G.J.: Immediate – early genes – how immedite and why early? In: *Tölle, T.R., J. Schadrack, W. Zieglgänsberger:* Immediate early genes in the central nervous system. Springer, Berlin, Heidelberg 1995.

Finzen, A.: Medikamentenbehandlung bei psychischen Störungen. 10. Auflage. Psychiatrie-Verlag, Bonn 1993.

Flor, H., D.C. Turk: Etiological thories and treatments for low back pain. Pain 19: 105–121, 1984.

Flor, H.: Psychbiologie des Schmerzes. Huber, Bern 1991.

Forth, W., D. Henschler, W. Rummel, K. Starke: Allgemeine und spezielle Pharmakologie und Toxikologie. 7. Auflage. Spektrum Akademischer Verlag, Heidelberg-Berlin-Oxford 1996.

Fricke, W., W. Klaus: Neue Arzneistoffe 1995, Wissenschaftliche Verlagsgesellschaft mbH, Stuttgart, 1997, S. 310–312.

Friedel, H.A., A. Fitton: Flupirtine, a review of pharmacological properties and therapeutic efficacy in pain states. Drugs, 45 (4): 548–569, 1993.

Fries, J.F., C.A. Williams, D.A. Bloch: The relative toxicity of nonsteroidal antiinflammatory drugs. Arthritis and Rheumatism 34 (11): 1353–1360, 1991.

Frymoyer, J.W.: Predicting disability from low back pain. Clin. Orthop 279: 101–109, 1992.

Geertzen, J. et. al.: Reflexsympathetic dystrophy. Acta Orthop. Scand, Suppl. 279: 69, 1998.

Geissner, E., G. Jungnitsch (Hrsg.): Psychologie des Schmerzes. Diagnose und Therapie. Psychologie-Verlags-Union, Weinheim 1992.

Geissner, E.: Die Schmerzempfindungs-Skala (SES). Hogrefe, Göttingen 1996.

Gesundheitsberichterstattung: BKK Bundesverband Kronprinzenstr. 6, 45128 Essen.

Gerbershagen, H.U., N. Schmitt: Die Stadienzuordnung chronischer Schmerzen – Das Mainzer Stadienkonzept des Schmerzes, 1995.

Ghormley, R.K.: Low pack pain with special reference to the articular facets with presentation of an operative procedure. J. Amer. med. Ass. 101: 1773, 1933.

Gibbons, J.J., P.R. Wilson: RSD score: Criteria for the diagnosis of reflex sympathetic dystrophy and causalgia. Clin. J. Pain; 8: 260–263: 1992.

Gilbert, J.R. et al.: Clinical trial of common treatments for low back pain in family practice. British Medical Journal, 291: 791–4, 1985.

Ghormley, R.K.: Low back pain with spe reference to the art. Facets with presentation of an operative procedure. JAMA CI 101: 733, 1993.

Gläser, H., A. Henke, H. Henter, H. de Marees, H. Heck: Zur Kostenbelastung im Gesundheitswesen durch Sportunfälle. Deutsche Zeitschrift für Sportmedizin 45: 317–321, 1994.

Grabow, L.: Analgetische Potenz der Akupunktur. Europ. J. Pain, 13: 119–123, 1992.

Grawe, K., R. Donati, F. Bernauer: Psychotherapie im Wandel – Von der Konfession zur Profession. Göttingen: Hogrefe, 1994.

Grifka, J., D. Drüppel, U. Oppel, J. Krämer: Anatomisch-pathologische Grundlagen der Flexionstherapie an der HWS. Rheuma 9: 131–135, 1989.

Grifka, J.: Lokale Injektionstherapie bei Zervicalsyndrom. Med.-orthop. Techn. 112: 210–214, 1992.

Grifka, J.: Die Knieschule. rororo-Verlag. 1992

Grifka, J., J. Krämer: Intraoperative Epiduroskopie. Arthroskopie 6: 13–17, 1993.

Grifka, J., TH. Schleusz: Prospektiv randomisierte Akupunkturstudie beim Lumbalsyndrom. Orthopädische Praxis, 1994.

Grupta, A.K., V.K. Mital, R.U. Azmi: Observations of the management of lumbosciatic syndromes (sciatica) by epidural saline. J. Indian. Med. Assoc, 54: 194–196, 1970.

Hankemeyer, U., F. Krizanits: Erfahrungen mit TENS bei Kreuzschmerzen. Schmerz-Pain-Douleur 7–3: 113–116, 1986.

Hasenbring, M.: Chronifizierung bandscheibenbedingter Schmerzen. Stuttgart: Schattauer, 1992.

Hasenbring, M., G. Marienfeld, D. Kuhlendahl, D. Soyka: Risk factors of chronicity in lumbar disc patients. Spine, 19, 22759–22765, 1994.

Hayashi, N., J.N. Weinstein, S.T. Meller, L. Hwan-Mo, K.F. Spratt, G.F. Gebhart: The effect of epidural injection of betamerhasone or bupivacaine in a rat model of lumbar radiculopathy. Spine, 23, 877–855.

Heeg, P., A. Bernau: Zehn Regeln für die Hygiene in der Praxis. DMW 117: 588–593, 1992.

Hermann, W.M., R. Hiersemenzel, M. Aigner, M. Lobisch, H. Riethmüller-Winzen, I. Michel: Die Langzeitverträglichkeit von Flupirtin. Fortschr. Med. 111 (15): 266–270, 1993.

Hildebrandt, J., M. Pfingsten, G. Kaluza: Rückenschmerzen. In: *H.D. Basler, C. Franz, H. Seemann, B. Kröner-Herwig, H.-P. Refisch* (Hrsg.): Psychologische Schmerztherapie, S. 302–327. Springer, Heidelberg 1990.

Hildebrandt, J.: Schmerzen am Bewegungsapparat, Rückenschmerz. In: *M. Zenz, J. Jurna:* Lehrbuch der Schmerztherapie. Wiss. Verlagsgesellschaft, Stuttgart 1993.

Hildebrandt, J., M. Pfingsten, F.B. Ensink, C. Franz, I. Padur, A. Reiche, P. Saur, D. Seeger, U. Steinmetz, A. Straub: Die Behandlung chronischer Rückenschmerzen durch ein ambulantes Rehabilitationsprogramm. Phys. Rehab. Kur. Med. 4: 161–168, 1994.

Hovelacque, A.: Le nerf sinu-vertebral. Ann. Anat. pathol. 2: 435, 1925.

Houdenhove van B., G. Vasquez, P. Onghena et al.: Etiopathogenesis of reflex sympathetic dystrophy: A review and biopsychosocial hypothesis. Clin. J. Pain 8: 300–6, 1992.

Hughes, J.: Isolation of an endogenous compound from the brain with pharmacological properties similar to morphin. Brain Res., 88: 295–308, 1975.

Hunt S.P., L.A. Mc Naughton, R. Jenkins, W. Wisden: Immediate – early gene activation as a window on mechanism in the nervous system. In: *Tölle, T.R., J. Schadrack, W. Zieglgänsberger:* Immediate early genes in the central nervous system. Springer, Berlin, Heidelberg 1995.

IASP – International Association for the Study of Pain. Pain terms: a list with definitions and notes for usage. Pain 6: 249–252, 1979.

Jacobson, E.: Progressive Relaxation. Chicago: University Press, 1938.

Jäger, M., J. Wirth: Praktische Orthopädie. Thieme, Stuttgart 1986.

Jänig, W.: Causalgia and reflex sympathetic dystrophy. In: Which way is the sympathetic nervous system involved? Trends in Neurosci. 8: 471–477, 1985.

Jänig, W.: Pathophysiology of nerve following mechanical injury. In: Proceedings of the Vth World Congress on Pain. Pain Research and Clinical Managment Vol. 3, pp. 89–108. *Dubner, R., G.F. Gebhart, M. Bond* (eds.). Elsevier, Amsterdam 1988.

Jänig, W., M. Stanton-Hicks (eds.): Reflex sympathetic dystrophy: A reappraisal. Pregress in pain research and management. IASP Press, Seattle 1996.

Jerosch, J., J. Heisel (Hrsg.): Endoprothesenschule. Rehabilitations- und Betreuungskonzepte für die ärztliche Praxis. Deutscher Ärzte-Verlag, Köln 1996.

Johnson, M.J., C.H. Ashton, J.W. Thompson: A prospective investigation into factors related to patient response to TENS. Eur. J. Pain 14: 1, 1993.

Kaplan, M., P. Dreyfuss, B. Halbrook, N. Bogduk: The ability of lumbar medical branch blocks to anesthetetize the zygapophysial joint. Spine, 23, 1847–1852, 1998.

Katz, W.: Pharmacology and clinical experience with tramadol in osteoarthritis. Drugs 51 (Suppl. 3): 39–47, 1996.

Keeser, W., E. Pöppel, P. Mitterhusen (Hrsg.): Schmerz. Urban & Schwarzenberg, München 1982.

Kehr, P., A. Jung: Die Chirurgie der A. vertebralis. In: *Gutmann, G.:* Die Halswirbelsäule. Fischer, Stuttgart 1985.

Kossak, H.C.: Hypnose. Psychologie-Verlags-Union, Weinheim 1993.

Krämer, J., H. Laubenthal: Spezielle Probleme der postoperativen Schmerzbehandlung in der Orthopädie, Anästhesiologie u. Intensivmedizin 34: 401–403, 1993.

Krämer, J.: Besonderheiten der orthopädischen Schmerztherapie bei Erkrankungen der Wirbelsäule. Der Schmerz 10: 269–275, 1996.

Krämer, J.: Bandscheibenbedingte Erkrankungen. 4. Auflage, Thieme, Stuttgart 1997.

Kröner-Herwig, B.: Die Schmerzpersönlichkeit – eine Fiktion? In: *Basler, H.D., C. Franz, B. Kröner-Herwig, H.P. Rehfisch, H. Seemann* (Hrsg.): Psychologische Schmerztherapie. Springer, Berlin 1996.

Kuhlendahl, H.: Über die Beziehungen zwischen anatomischer und funktioneller Läsion der lumbalen Zwischenwirbelscheiben. Ärztl. Wschr. 281, 1950.

Kuhlendahl, H., H. Richter: Morphologie und funktionelle Pathologie der Lendenbandscheiben. Langenbecks Arch. klin. Chir. 272: 519, 1952.

Kummer, B.: Anatomische Grundlagen zum zervikozephalen Syndrom. Z. Orthop. 122: 616, 1984.

Kursbuch Spezielle Schmerztherapie: Hrsg. Bundesärztekammer. Herbert Lewinstr. 1, 50931 Köln 1, ISSN 0945–1951, 1997.

Kuslich, S., C. Ulstrom: The origin of low back pain and sciatica: A microsurgical investigation. In: *Williams, R., J. McCulloch, P. Young:* Microsurgery of the Lumbar Spine. Aspen, Rockville/Maryl., 1990.

Kuslich S. et al.: The tissue origin of low pack pain and sciatica. Orthop. Clin. North Am. 22: 2, 1991.

Lang, J., W. Wachsmuth: Praktische Anatomie. Springer, Berlin 1972.

Laneuville, O., D.K. Breuer, D.L. Dewitt et al.: Differential inhibition of human prostaglandine endoperoxide H synthases-1 and -2 by nonsteroidal antiinflammatory drugs. J. Pharmacol. Exp. Ther. 271: 927–934, 1994.

Larocca, H.: Quebec task force on spinal disorders. Spine, 12, Supplement No. 1, 1987.

Law et al.: Clinical evaluation of intra-articular injection for lumbal facet joint pain. Med. J. Aus. 143: 23, 1985.

Lee, C.R., D. McTavish, E.M. Sorkin: Tramadol. A preliminary review of ist pharmacodynmic and pharmacokinetic properties, and therapeutic potential in acute and chronic pain states. Drugs 46 (2): 313–340, 1993.

Ludwig, J.; T. Radtke, St. Schröder: Epidemiologie Orthop. Erkrankungen, Z. Orthop., 1998.

Lüderitz, A., D. Windemuth, C.G. Nentwig, J. Krämer: Verhaltens und Kognitionen bei Patienten mit Postdiskotomiesyndrom. Zeitschrift für Allgemeinmedizin 71: 1259–1261, 1995.

Lynch, M.E.: Psychological aspects of reflex sympathetic dystrophy: A review of the adult and paediatric literature. Pain 49: 337–47, 1992.

Macnab, J., D. Dall: The blood supply of the lumbar spine and ist application to the technique of intertransverse lumbar fusion. J. Bone Jt. Surg. B53: 628, 1971.

Magnussen, H., M. Scheidt-Mackes: Pneumologie 46 (11): 560–568, 1992.

Main, C.J., P.L. Wood, S. Hollis, C.S. Spanswick, G. Waddel: The distress and risk assessment method. Spine 17: 42–52, 1992.

Malmivaara, A. et al.: The treatment of acute low back pain – bed rest, exercises, or normal activity? New England Journal of Medicine, 332: 351–5, 1995.

Mark, N., C. Bischoff (Hrsg.): Psychosomatische Grundversorgung. Deutscher Ärzte-Verlag, Köln 1994.

Maronna, U.: Psychosomatische Aspekte der Arbeitsfähigkeit bei Endoprothesenträgern. In: *Willert, H.G., G. Wetzel-Willert* (Hrsg.): Psychosomatik in der Orthopädie. Huber, Bern, 1991, S. 157–163.

Mayer, J., B. Donner: Nervenblockaden, Triggerpunktinfiltration, Neuraltherapie. In: *Lenz, M., Jurna I.:* Lehrbuch der Schmerztherapie, Wiss. Verl. Ges., Stuttgart 1993.

Mayer, T.G., R.J. Gatchel, H. Mayer, N.D. Kishoino, J. Keeley, V. Mooney: A prospective two-year study of functional restoration in industrial low back injury. JAMA 258: 1763–1767, 1987.

McCall, I.W., W.M. Pparlc, J.P. O'Brien: Induced pain referral from posterior lumbal elements in normal subjects. Spine 4: 441–446, 1979.

McCormack, K.: The spinal actions of nonsteroidal antiinflammatory drugs and the dissociation between their antiinflammatory and analgesic effects. Drugs 47 (Suppl. 5) 28–45, 1994.

Mc Cormack, K. Brune: Dissociation between the antinociceptive and anti-inflammatory effect of the nonsteroidal nati-inflammatory drugs. Drugs 41 (4): 533–547, 1991.

Meade, E.A., W.L. Smith, D.L. Dewitt: Differential inhibition of prostaglandine endoperoxide synthase (dyclooxygenase) isozym by aspirin and other non-steroidal antiinflammatory drugs. J. Biol. Chem. 268: 6610–6614, 1993.

Meichenbaum, D.: Cognitive-behavioral modification. New York: Plenum Press, 1977.

Melzack, R., P.D. Wall: Pain mechanisms: a new theory. Science: 150, 971–979, 1965.

Melzack, R.: Das Rätsel des Schmerzes. Stuttgart 1978.

Mendel, T., C. Wink, M. Zimmy: Neural elements in human cervical intervertebral discs. Spine 17: 132–135, 1992.

Mense, S.: Nervous outflow from skeletal muscle following chemical noxious stimulation. J. Physiol. (London) 267: 75–88, 1977.

Mense, S.: Sensitization of group IV muscle receptors to bradykinin by 5-hydroxytryptamine and prostaglandin E2. Brain Res. 225: 95–105, 1981.

Menzel, R.: Evaluation von Rückenschulprogramm: Eine Analyse zur Bestimmung der Wirksamkeit psychologischer Maßnahmen in orthopädischen Rückenschulen. Dissertation, Universität Duisburg. Cuvillier, Göttingen 1996.

Meßlinger, K.: Was ist ein Nozizeptor? Schmerz. 11: 353–336, 1997.

Miltner, W., Birbaumer, N., W.D. Gerber: Verhaltensmedizin. Springer, Berlin 1986.

Miltner, W.: Skoliose und Kyphose. In: *W. Miltner, N. Birbaumer & W.D. Gerber* (Hrsg.): Verhaltensmedizin. S. 334–344. Springer, Berlin 1986

Mitchell, J.A., P. Akarasereenont, C. Thiemermann, R.J. Flower, J.R. Vane: Selectivity of nonsteroidal antiinflammatory drugs as inhibitors of constitutive and inducible cyclooxygenase. Proc. Natl. Acad. Sci. USA 90: 11693–11697, 1994.

Mitchell, J.A., S. Larkin, T.J. Wiliams: Cyclooxygenase-2: Regulation and relevance in inflammation. Biochemical Pharmacology, 50 (10): 1535–1542, 1995.

Molsberger, A., G. Böwing: Akupunktur bei Schmerzen des Bewegungsapparates. Der Schmerz, 11: 24–29, 1997.

Mooney, V., J. Robertson: The facet syndrome. Clin. Orthop. 115: 149–156, 1976.

Moran, R., D. O'Connel, M.G. Walsh: The diagnostis value of facet injections. Spine 13: 1407–1410, 1988.

Münzenberg, J.: Beinschmerz. Edition Medizin, 1986.

Mulligan, J.H.: The innervation of the ligaments attached to the bodies of the ligaments attached to the bodies of the vertebrae. J. Anat. 91, 455, 1957.

Mutschler, E.: Arzneimittelwirkungen, Lehrbuch der Pharmakologie und Toxikologie. 7. Auflage, Wissenschaftl. Verlagsgesellschaft, Stuttgart 1996.

Nentwig, C.G.: Psychologische Ursachen für Wirbelsäulenbeschwerden. In: *Jerosch, U., U. Witting, D. Brunsmann* (Hrsg.): Berufsbedingte Erkrankungen der Wirbelsäulen. S. 18–26, Enke, Stuttgart 1996.

Nentwig, C.G.: Psychologische Faktoren bei Schmerzen nach HWS-Schleudertrauma. In: *Castro, W., Schröter, F., E. Ludolph (Hrsg.):* Das HWS-Schleudertrauma. Enke, Stuttgart 1998.

Nentwig, C.G., J. Krämer, C.H. Ullrich (Hrsg.): Die Rückenschule. Aufbau und Gestaltung eines Verhaltenstrainings für Wirbelsäulenpatienten. Enke, Stuttgart 1997.

Nentwig, C.G., R. Willburger, S. Zirke: Erwartungen von Schmerzpatienten an die orthopädische Behandlung. Der Schmerz, im Druck.

Nickel, B., V. Jakovlev, I. Szelenyi: Einfluß von Flupirtin, verschiedener Analgetika und Muskelrelaxantien auf den Skelettmuskeltonus wacher Ratten. Arneim.-Forsch./ Drug Res., 40 II (8): 909–911, 1990.

Niethard, F., J. Pfeil: Orthopädie Lehrbuch. 3. Auflage, Springer, Heidelberg 1994.

Noble, S., J.A. Balfour: Meloxicam. Drugs 51 (3): 424–430, 1996.

Olmarker, K., G. Byröd, S. Konno, B. Rydevik: Direct communications between epidural space and the microvessels of nerve roots. Spine 18: 1425–1430, 1993.

Olmarker, K., B. Rydevik: Biochemical influence of nucleus pulposus on cauda equina nerve roots. Spine 18: 1425–1432, 1993.

Orthopädie Memorandum: Storck-Verlag, Bruchsal 1996.

Orthopädie Memorandum: Storck-Verlag, Bruchsal 1998.

Pawlow, I.: Conditional Reflexes. London 1927.

Pert, C.B., S.H. Snyder: Opiat receptor: demonstration in nervous tissue. Science, 179: 1011–1014, 1973.

Peter, P., C. Kraiker (Hrsg.): Hypnose und Verhaltenstherapie. Huber, Bern 1991.

Pfaffenrath, V., W.D. Gerber: Chronische Kopfschmerzen. Kohlhammer, Stuttgart/Berlin/Köln 1992.

Plessow, J.: Spätschäden am Bewegungsapparat bei ehemaligen Leistungsfußballern. Med. Diss. Bochum, im Druck.

Pomeranz, B.: Wissenschaftliche Grundlagen der Akupunktur. In: Akupunkturlehrbuch und Atlas, Stux, Stiller, Pomeranz. Springer, Heidelberg/New York 1981.

Porter, R.W.: Measurement of the spinal canal by diagnostic ultrasound. In: *Jayson, M.:* The Lumbar Spine and Backpain. Pitman, London 1985.

Postaccini, F. et al.: Efficacy of various forms of conservative treatment in low back pain. A comparative study. Neuro-Orthopaedics, 6: 28–35, 1988.

Quebec Task Force on Spinal Disorders. Spine, 12, Suppl., 1987.

Rademacher, J., D. Jentsch, M.A. Scholl, T. Lustinetz, J.C. Frohlich: Diclofenac concentrations in synovial fluid and plasma after cutaneous application in inflammatory and degenerative joint disease. British Journal of Clinical Pharmacology 31 (5): 537–541, 1991.

Raspe, H.H., A. Wasmus, G. Greif, T. Kohlmann, P. Kindel, M. Mahrenholtz: Rückenschmerzen in Hannover. Aktuel. Rheumatol. 15: 32–37, 1990.

Raspe, H.H.: Back pain. In: *Silman A., M. Hochberg* (Hrsg.): Epidermiology of the rheumatic diseases. Oxford University Press, Oxford 1993, S. 330–365.

Reck, R.: Psychosomatische Aspekte bei orthopädischen Leiden. Z. Orthop. 134: 10, 1996.

Reck, R.: Chronische Schmerzen – Erkenntnisse über Entstehungsmechanismen und verhaltenstherapeutische Maßnahmen. Orthopädische Praxis, 32: 421–425, 1996.

Reischauer, F.: Zur Technik der lokalen Novocainbehandlung bei Lumbago-Ischias. Dtsch. med. Wschr. 78: 1373, 1953.

Reischauer, F.: Über die ambulante Novocain-Blockade des Ganglion stellatum und der Spinalwurzel beim Zervikalsyndrom. Dtsch. med. J. 9/10: 318, 1956.

Report of Quebek Task Force on Spinal Disorders: Scientific approach to the assessment and management of activity-related spinal disorders. A monograph for clinicians. Spine 12 (Suppl.), 1987.

Ridley, M.G., G.H. Kingsley, T. Gibson, R. Grahame et al.: Outpatient lumbal epidural corticosteroid injection in the management of sciatica. Br. J. Rheumatol. 27: 295–9, 1988.

Ripplinger, M.: Die zervikale Wurzelblockade nach Reischauer. Diss. Düsseldorf 1977.

Rydevik, B.: Etiology of sciatica. In: *Weinstein, J., S. Wiesel:* The Lumbar Spine. Saunders, Philadelphia 1990.

Saal, A., J. Saal: Nonoperative treatment of herniated lumbar intervertebral disc. Spine 14: 431, 1989.

Schleberger, R., T. Senge: Non-invasive treatment of long-bone pseudarthrosis by shock waves (ESWL). Arch. Orthop. Trauma Surg. 111: 224–227, 1992

Schmidt, R.F., G. Thews: Physiologie des Menschen. Springer, Heidelberg 1997.

Schwarz, M., F. Block, G. Pergande: N-methyl-D-aspartate (NMDA)-mediated muscle relaxant action of Flupirtin in rats. NeuroReport 5: 1981–1984, 1994.

Schwarz, M., M. Nolden-Koch, J. Purr, G. Pergande, F. Block: Antiparkinson effect of Flupirtin in nonoamine-depleted rats. J. Neural. Transmission 103: 581–590, 1996.

Simon, E.J., J.M. Hileer, I. Edelmann: Stereospecific binding of the potent narcotic analgesic (^{3}H) Etorphine to rat brain homogenate. Proc. Natl. Acad. Sci. (USA), 70: 1947–1949, 1973.

Skinner, B.F.: Die Funktion der Verstärkung in der Verhaltenswissenschaft. München: Kindler 1974.

Smith, M.J., V. Wright: Sciatica and the intervertebral disc. J. Bone Jt. Surg. A40: 1401, 1958.

Spangler, R.S.: Cyclooxygenase 1 and 2 in rheumatic disease: Implications for nonsteroidal anti-inflammatory drug therapy. Sem. Arthrit. Rheumat., 26 (1): 435–446, 1996.

Statistisches Jahrbuch 1996 für die Bundesrepublik Deutschland. Statistisches Bundesamt Wiesbaden, 1996, Bestell.-Nr.: 10101110–94700.

Stein, C., Mendl, G.: The German counterpart to the McGill Pain Questionnaire. Pain, 32: 251–255, 1988.

Stuppart, A.: Gesundheitsberichterstattung und Gesundheitszirkel BKK Bundesverband, Kronzprinzenstr. 6, 45128 Essen.

Stux, G.: In: Lehrbuch der Schmerztherapie. Wissenschaftliche Verlagsgesellschaft, Stuttgart 1993.

Sudeck, P.: Über die akute entzündliche Knochenatrophie. Arch. Klinik. Chir. 1900, 62: 147–156.

Szpalski, M, U.P. Hayez: How many days of bed rest for acute back pain? Objective assessment of trunk function. European Spine Journal, 1: 29–31, 1992.

Taylor, V., R. Deyo, D. Cherkin, W. Kreuter: Low Back Pain, Hospitalization Recent United States trands, Spin 19: 1207, 1994.

Terenius: I: Characteristics of the „receptor“ for narcotic analgesics in synaptic plasma membrane fraction form rat brain. Acta Pharmacol. Toxicol., 33: 377–384, 1973.

The Royal College of General Practitioners: National Low Back Pain clinical Guidelines, 1996.

Tilscher, H.: Moderne Techniken der manuellen Medizin. Mkurse ärztl. Fortbild. 33: 67, 1983.

Tilscher, H., M. Eder: Der Wirbelsäulenpatient. Rehabilitation – Ganzheitsmedizin, 3. Aufl. Springer, Berlin 1989.

Timmann, D., C. Plummer, M. Schwarz, H.C. Diener: Influence of Flupirtin on human lower limb reflexes. Electroencephalographie and clinical Neurophysiology, 97: 184–188, 1995.

Tölle, T.R., J. Schadrack, W. Zieglgänsberger: Immediate early genes in the central nervous system. Springer. Berlin/Heidelberg 1995.

Tress, W.: Psychosomatische Grundversorgung. Schattauer, Stuttgart 1997.

Tulder, M., B. Hoes, L. Bouter: Conservative treatment of acute and chronic low back pain. A systematic review of randomized controlled trials of the most common interventions. Spine, 22, 2128, 1997.

Vane, J.R.: Inhibition of prostaglandinsynthesis as a mechanism of action of aspirin-like drugs. Nature (New. Biol.) 231: 232–235, 1971.

Vane, J.R.: Mechanism of action of NSAIDs. Br. J. Rheumatologie, 35 (Suppl. 1), 1–3, 1996.

Ullrich, C.H.: Training ohne Reue. 2. Aufl., Zuckschwerdt 1994.

Waddel, G., J.A. McCulloch, E.D. Kummel, R.M. Venner: Non-organic physical sign in low back pain. Spine 5: 117–125, 1980.

Waddel, G., M. Newton, I. Henderson, D. Somerville, C.J. Main: A fear-avoidance beliefs questionnaire (FABQ). Pain 52: 157–168, 1993.

Waldvogel, H.H.: Analgetika, Antinozizeptiva; Adjuvanzien. Springer, Berlin/Heidelberg/New York 1996.

Wehling, P., C. Evans, G. Bandara: The effect of interleukin-1 and other chondrocyte activating factors on nerve formation. ISSLS Meeting, Kyoto 1989 (Abstracts).

Wehling, P.: Zum Stellenwert der analgetisch-medikamentösen Therapie bei Schmerzen des Bewegungsapparates. Orthop. Prax. 3: 170, 1993.

Wilkinson, M.J.B.: Does 48 hours bedrest influence the outcome of low back pain? British Journal of General Practice, 45: 481–4, 1995.

Willburger, R.: Langzeitverlauf des konservativ behandelten Postdiskotomiesyndroms. Orthop. Praxis 1998 (im Druck).

Wirth, J., M. Jäger: Praktische Orthopädie. 2. Aufl., Thieme, Stuttgart 1992.

Wittenberg, R., K. Greskoetter, R. Steffen, B. Schoenfeld: The Effects of Sodium Chloride, Solution on Disc Tissue. Z. Orthop. 128: 223–226, 1990.

Wood, P.N., E.M. Bodley: Epidermiology of back pain. In: *Jayson, M.:* The Lumbar Spine and Backpain. Pitman, London 1985.

Wörz, R., M. Lobisch, B. Schwittmann, M. Gessler, K.H. Grotemeyer, H.D. Langohr, V. Lüben, A. May, D. Nehrdich, M. Schabet, K. Sommer: Wirksamkeit von Flupirtin bei chronischem Spannungskopfschmerz. Fortsch. Med. 113 (32): 463–467, 1995(a).

Wörz, R., I. Jurn, I. Stroehmann, L. Zeuner, M. Zimmermann: Leitlinien der medikamentösen Therapie von Rückenschmerzen. Münchner Medizinische Wochenschrift 137 (12): 182–186, 1995(b).

Wörz, R., W. Bolten, B. Heller, J.-U. Krainick, G. Pergande: Flupirtin im Vergleich zu Chlormezanon und Plazebo bei chronischen muskuloskelettalen Rückenschmerzen. Fortsch. Med., 114 (35/36): 500–504, 1996.

Woolf, C.J.: A new strategy for the treatment of inflammatory pain. Prevention or elimination of central sensitation. Drugs, 47 (Suppl. 5): 1–9, 1994.

Wrete, M.: Über die Verbindung der Cervicalnerven mit den sympathischen Grenzsträngen beim Menschen. Z. mikr.-anat. Forsch. 1: 425, 1934.

Wurmthaler, C., Gerbershagen, H.U., Dietz, G., Korb, J. Nilges, P., S. Schillig: Chronifizierung Psychologischer Merkmale – Die Beziehung zwischen Chronifizierungsstadien bei Schmerz und psychophysischem Befinden. Zeitschrift für Gesundheitspsychologie, 4: 113–136, 1996.

Yabuki, S., Y. Kawagucki, K. Olmarker, S. Kirguchi, B. Rydevik: Effect of Lidocaine Infiltration in a Pig Herniated Nucleus Pulposus Model, Abstract ISSLS Burlington, 1996.

Young, K.H., A.I. King: Mechanism of facet load transmission as a hypothesis for low back pain. Spine 8: 327, 1983.

Zenz, M., J. Jurna: Lehrbuch der Schmerztherapie. Wiss. Verlagsgesellschaft, Stuttgart 1993.

Zieglgänsberger, W, T.R. Tölle: The pharmacology of pain signaliting. Curr. Opin. Neurobiol. 3: 611–618, 1993.

Zieglgänsberger, W.: Central control of nociception. In: Handbook of Physiology – The Nervous System IV, pp. 581–645. *V.B. Mountcastle, Bloom, F.E., Geiger, S.R.* (eds.). Wiliams & Wilkins, Baltimore 1986.

Zimmermann, M., H.D. Handwerker: Schmerzkonzepte und ärztliches Handeln. Springer, Berlin 1984.

Zimmermann, M., G.M. Koschorke, K. Sanders: Response characteristics of fibers in regenerated cutaneous nerves in cat and rat. In: *Effects of Injury on Trigeminal and Spinal Somatosensory Systems, pp. 93–106. Pubols L.M., B.J. Sessle* (eds.). Alan R. Liss, New York 1987.

Zimmermann, M.: Neurological mechanisms of fibromyalgia. In.: Generalisierte Tendomyopathie (Fibromyalgie), S. 163–174. *W. Müller* (Hrsg.). Steinkopf, Darmstadt 1991(b).

Zimmermann, M.: Physiologische Grundlagen des Schmerzes und der Schmerztherapie. In: *Zenz, M., J. Jurna* (Hrsg.) Lehrbuch der Schmerztherapie. S. 3–11. Wissenschaftliche Verlagsgesellschaft, Stuttgart, 1993.

Zimmermann, M., W. Zieglgänsberger: Neurophysiologie und Neuropharmakologie des Schmerzsystemes. In: *Rosenov, D., W. Winkelmüller, U. Thoden* (Hrsg): Therapie neurogener Schmerzen (im Druck).

Register